实用
消化内科常见病诊治

SHIYONG XIAOHUANEIKE CHANGJIANBING ZHENZHI

孙文慧　编著

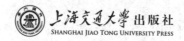
上海交通大学出版社
SHANGHAI JIAO TONG UNIVERSITY PRESS

内容提要

本书以消化系统常见病为主线，从专业的角度对消化系统疾病诊疗的知识进行了系统、条理的讲解。不仅介绍了本专业的基础知识，还详细叙述了多种消化系统疾病的诊断与治疗方案，并指出了疾病鉴别诊断的要点、难点，适合各级医疗机构的医师与医学院校学生阅读使用。

图书在版编目（CIP）数据

实用消化内科常见病诊治 / 孙文慧编著. --上海：
上海交通大学出版社，2023.12
ISBN 978-7-313-29408-1

Ⅰ.①实… Ⅱ.①孙… Ⅲ.①消化系统疾病－常见病
－诊疗 Ⅳ.①R57

中国国家版本馆CIP数据核字（2023）第169773号

实用消化内科常见病诊治
SHIYONG XIAOHUANEIKE CHANGJIANBING ZHENZHI

编　　著：孙文慧

出版发行：上海交通大学出版社　　　　地　　址：上海市番禺路951号
邮政编码：200030　　　　　　　　　　电　　话：021-64071208
印　　制：广东虎彩云印刷有限公司
开　　本：889mm×1194mm 1/32　　　经　　销：全国新华书店
字　　数：206千字　　　　　　　　　　印　　张：8.125
版　　次：2023年12月第1版　　　　　　插　　页：2
书　　号：ISBN 978-7-313-29408-1　　 印　　次：2023年12月第1次印刷
定　　价：198.00元

编者简介

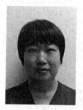

孙文慧

  毕业于潍坊医学院临床医学专业。现就职于山东省淄博市淄川区中医院，兼任淄博市中西医结合学会消化内镜专业委员会第一届委员会常务委员、淄博市医学会消化病学专业委员会青年学组委员、淄博市医学会消化道早癌诊断与治疗学组委员、淄博市医学会第二届消化病介入学专业委员会委员。擅长消化内科疾病的诊疗，对内镜下诊疗消化道早癌有深入研究。在2020年评为"优秀医师"；多次获得医院"先进工作者""五好家庭"的荣誉称号，2021年度考核优秀。

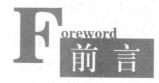

前言

　　消化系统是人体摄取能源以维持生命的重要系统,此系统的疾病主要指食管、胃、肠、肝、胆、胰腺等的器质性和功能性疾病,多为一些常见病、多发病,与遗传、环境、生活方式、社会-心理等诸多因素关系密切,严重危害人们的身体健康。但是,近年来多种新型药物及先进技术的应用,开辟了新的治疗途径,进一步提高了疗效,使消化内科疾病的治疗发生了质与量的变化。

　　随着生物-心理-社会医学模式的转变,医师对消化系统疾病的致病因素、发病机制、临床诊断、规范治疗以及医疗保健方面的认识也不断深入。面对日新月异的大量信息,临床医师需要一本涵盖较新研究成果、叙述简洁明了、实用性强的专业书籍,由此编写了《实用消化内科常见病诊治》一书,希望能够反映国内近年来在消化内科疾病治疗方面的进展。

　　本书从专业角度对消化内科疾病的诊疗进行了系统、

条理的讲解。首先,简要介绍了消化内科的基础知识;然后,较为详细地叙述了消化内镜的相关内容;最后,将近年的新理论、新技术融入具体疾病诊疗的讲解中,细致分析了消化系统各部位常见病的诊治。本书内容丰富,通俗易懂,适合广大消化内科医师阅读使用。

虽然编者在编写过程中做出了很多努力,但鉴于编写水平有限,加之时间仓促,书中难免存在疏漏之处,诚请各位读者提出宝贵意见,以便日后修正。

孙文慧

山东省淄博市淄川区中医院

2023 年 1 月

C目录

第一章

绪　论

第一节　消化系统的结构

一、食管

食管是一个前后扁平的肌性管,位于脊柱前方,上端在第 6 颈椎下缘平面与咽相续,下端续于胃的贲门,全长约 25 cm,是消化道各部中最狭窄的部分,依其行程可分为颈部、胸部和腹部三段。

(一)食管的特点

食管全程有 3 处狭窄,第一个狭窄位于食管和咽的连接处;第二个狭窄位于食管与左支气管交叉处;第三个狭窄为穿经膈食管裂孔处。3 个狭窄是食管异物易滞留和食管癌好发的部位。

(二)食管壁的结构

食管壁厚约 4 mm,具有消化管典型 4 层结构,食管壁从内到外由黏膜、黏膜下层、肌膜和外膜组成,但缺乏浆膜层。食管外膜由疏松结缔组织构成。

二、胃

胃是消化管最膨大的部分,容量约 1 500 mL。大部分位于上腹部的左季肋区。上连食管,下续十二指肠。

(一)胃的形态和分部

胃上端与食管连接处是胃的入口贲门,下端是连接十二指肠的出口幽门。贲门左侧食管末端左缘与胃底所形成的锐角称为贲门切迹。胃上缘凹向右上方叫胃小弯,其最低点弯度明显的折转处称角切迹,下缘凸向左下方叫胃大弯。胃分为4部,贲门附近的部分称贲门部,贲门平面以上向左上方膨出的部分叫胃底,胃底向下至角切迹处的中间部分称为胃体,胃体下界与幽门之间的部分叫幽门部。在幽门表面,由于幽门括约肌的存在,有一缩窄的环形沟,有幽门前静脉横过幽门前方,为幽门括约肌所在之处。在人体,幽门前方可见幽门前静脉,是手术时确认幽门的标志。

胃的形态和位置,因体形不同而差异较大,根据人体 X 射线钡餐透视,可将胃分成钩形胃、角形胃和长胃。

(二)胃壁的结构

胃壁共分 4 层,自内向外依次为黏膜层、黏膜下层、肌层和浆膜层。

胃黏膜柔软,血供丰富,呈橘红色,胃空虚时形成许多皱襞,充盈时变平坦。胃小弯、幽门部的黏膜较平滑,神经分布丰富,是酸性食糜必经之路,易受机械损伤及胃酸、消化酶的作用,所以易发生溃疡。临床上,胃黏膜皱襞的改变,常提示有病变的发生。

黏膜下层由疏松结缔组织和弹力纤维组成,起缓冲作用。当胃扩张或蠕动时,黏膜可伴随这种活动而伸展或移位。此层含有较大的血管、神经丛和淋巴管。胃黏膜炎或黏膜癌时可经黏膜下层扩散。

胃壁的肌层较厚,由 3 层平滑肌组成。外层为纵行肌,以大弯和小弯部分较发达;中层为环形肌,在贲门和幽门处变得很厚,形成贲门括约肌和幽门括约肌;内层为斜行肌,由贲门左侧沿胃底向胃体方向进行,以下渐渐分散变薄,以至不见。在环行肌与纵行肌之间,含有肌层神经丛。胃的各种生理运动主要靠肌层来完成。

胃壁的浆膜层是胃的外膜,实际上是腹膜覆盖在胃表面的部分。其覆盖主要是在胃的前上面和后下面,并在胃小弯和胃大弯处分别组成小网膜和大网膜。

三、小肠

小肠可分为十二指肠、空肠和回肠三部分。小肠是进行消化和吸收的重要器官,并具有某些内分泌的功能。

(一)十二指肠

十二指肠介于胃与空肠之间,相当于十二个横指并列的长度而得名。十二指肠呈"C"形,包绕胰头,可分上部、降部、水平部和升部4部。十二指肠降部的后内侧壁上有胆总管和胰腺管的共同开口,胆汁和胰液由此流入小肠。十二指肠上部近幽门约 2.5 cm 的一段肠管,壁较薄,黏膜面较光滑,没有或甚少环状襞,此段称十二指肠球部,是十二指肠溃疡的好发部位。

(二)空肠和回肠

空肠和回肠上端起自十二指肠空肠曲,下端接续盲肠,空肠和回肠一起被肠系膜悬系于腹后壁,合称为系膜小肠。有系膜附着的边缘称系膜缘,其相对缘称游离缘或对系膜缘。

空肠和回肠之间无明显分界,在形态和结构上的变化是逐渐改变的。

(三)小肠壁的结构

小肠由黏膜层、黏膜下层、肌层和浆膜层四层构成。约 2% 的成人,在距回肠末端 0.3~1.0 cm 的回肠对系膜缘上,有长 2~5 cm 的囊状突起,自肠壁向外突出,称 Meckel 憩室,是胚胎时期卵黄囊管未完全消失而形成的。Meckel 憩室易发炎或合并溃疡穿孔,并因其位置靠近阑尾,故症状与阑尾炎相似。

四、大肠

大肠是消化管的下段,起自右髂窝,全长 1.5 m,全程围绕于空、回肠的周围,可分为盲肠、阑尾、结肠、直肠和肛管 5 部分。

除直肠、肛管和阑尾外,结肠和盲肠具有 3 种特征性结构,即结肠带、结肠袋和肠脂垂。

(一)盲肠

盲肠是大肠的开始部,位于右髂窝内,左接回肠,上通升结肠,下端为盲端。

回肠末端向盲肠的开口,称回盲口。此处肠壁内的环形肌增厚,并覆以黏膜而形成上下两片半月形的皱襞称回盲瓣,可以阻止小肠内容物过快地流入大肠,利于食物在小肠内的消化吸收,并可防止盲肠内容物逆流入回肠。

(二)阑尾

在盲肠下端的后内侧壁伸出一条细长的阑尾,其末端游离,外形酷似蚯蚓,又称引突。长度因人而异,一般长 5~7 cm,内腔与盲肠相通。偶有长约 20 cm 或短至 1 cm 者,阑尾缺如者少见。通常与盲肠一起位于右髂窝内,少数情况可以出现高位阑尾、低位阑尾及左下腹阑尾等异位阑尾。成人阑尾的管径多在0.5~1.0 cm,并随着年龄增长而缩小,容易被肠石阻塞而导致阑尾炎。

阑尾的位置主要取决于盲肠的位置,阑尾根部的体表投影点,通常在右髂前上棘与脐连线的中、外1/3交点处,该点称阑尾麦氏点。

(三)结肠

结肠是介于盲肠与直肠之间的一段大肠,整体称"M"形,围绕在空回肠的周围,可分为升结肠、横结肠、降结肠和乙状结肠四部分。

结肠肠壁分为黏膜、黏膜下层、肌层和外膜。

(四)直肠

直肠是消化管位于盆腔下部的一段全长 10~14 cm,从第 3 骶椎前方起自乙状结肠后,沿骶、尾骨前面下行穿过盆膈移行于肛管。

(五)肛管

肛管的上界为直肠穿过盆膈的平面,下界为肛门,长约 4 cm。男性肛管前面与尿道及前列腺相毗邻,女性则为子宫及阴道,后为尾骨。肛管被肛门括约肌所包绕,平时处于收缩状态,有控制排便的功能。

肛柱内有直肠上动脉终末支和由直肠上静脉丛形成的同名静脉,内痔即由此静脉丛曲张、扩大而成。

五、肝

肝是人体中最大的腺体,也是最大的实质性脏器,主要位于右季肋部和上腹部。

(一)肝的形态

肝呈不规则的楔形,右端圆钝厚重,左端窄薄,有上、下两面,前后左右四缘。上面隆凸贴于膈,称为膈面,由矢状位的镰状韧带分为左、右两叶。肝左叶小而薄,肝右叶大而厚。膈面后部无腹膜被覆,直接与膈相贴的部分称裸区,裸区左侧部分有一较宽的沟,称为腔静脉沟,内有下腔静脉通过。肝下面略凹,邻接附近脏器,又称脏面。此面有略呈"H"形的左右纵沟及横沟,左侧的纵沟窄而深,沟的前部内有肝圆韧带通过,称肝圆韧带裂,右纵沟阔而浅,前部有胆囊窝容纳胆囊,后部容纳静脉韧带,称静脉韧带裂。横沟内有门静脉、肝动脉、肝管、神经及淋巴管出入,称为肝门。出入肝门的这些结构被结缔组织包绕,称肝蒂。肝蒂中主要结构的位置关系是:肝左、右管居前,肝固有动脉左、右支居中,肝门静脉左、右支居后。在腔静脉沟的上端处,有肝左、中、右静脉出肝后立即注入下腔静脉,临床上常称此处为第二肝门。

肝的脏面,借"H"形的沟、裂和窝将肝分为4叶:左叶位于肝圆韧带裂与静脉韧带裂的左侧,即左纵沟的左侧;右叶位于胆囊窝与静脉沟的右侧,即右纵沟的右侧;方叶位于肝门之前,肝圆韧带裂与胆囊窝之间;尾状叶位于肝门之后,静脉韧带裂与腔静脉沟之间。脏面的肝左叶与膈面一致。脏面的肝右叶、方叶和尾状叶一起,相当于膈面的肝右叶。

(二)肝外胆道系统

1.胆囊

胆囊为贮存和浓缩胆汁的囊状器官,呈长茄子状,位于肝脏脏面胆囊窝内,上面借疏松结缔组织与肝相连,其余各面均有腹膜包被。

2.肝管与肝总管

肝左、右管分别由左、右肝内的毛细胆管逐渐汇合而成,走出肝门之后即合成肝总管。肝总管长约3 cm,下行于肝十二指肠韧带内,在韧带内与胆囊管以锐角结合成胆总管。

3.胆总管

胆总管由肝总管与胆囊管汇合而成,管壁内含有大量的弹性纤维,有一定的收缩力。根据胆总管的经过,可将其分为十二指肠上段、十二指肠后段、胰腺段和十二指肠壁段。

六、胰腺

胰腺是人体的第二大消化腺,由外分泌部和内分泌部组成。由于胰腺的位置较深,前方有胃、横结肠和大网膜等遮盖,故胰腺病变时,体征常不明显。

胰腺可分为头、体、尾三部,各部之间无明显界限。头、颈部在腹中线右侧,体、尾部在腹中线左侧。胰腺的总输出管称胰管,从胰尾行向胰头,纵贯胰腺实质,与胆总管汇合后共同开口于十二指肠大乳头。

胰头为胰右端膨大的部分,位于第2腰椎体的右前方,其上、下方和右侧被十二指肠包绕。在胰头的下部有一向左后方的钩突,将肝门静脉起始部和肠系膜上动、静脉夹在胰头、胰颈与钩突之间。

胰颈是位于胰头与胰体之间的狭窄扁薄部分。其前上方邻接胃幽门,后面有肠系膜上静脉通过,并与脾静脉汇合成肝门静脉。

胰体位于胰颈与胰尾之间,占胰的大部分,略呈三棱柱形。胰体横位于第1腰椎体前方,故向前凸起。

胰尾较细,行向左上方至左季肋区,在脾门下方与脾的脏面相接触。

第二节　消化系统的功能

消化系统的功能是消化食物,吸收养料、水分和无机盐并排出残渣(粪便),包括物理性消化和化学性消化。物理性消化是指消化管对食物的机械作用,包括咀嚼、吞咽和各种形式的蠕动运动以磨碎食物,使消化液充分与食物混合,并推动食团或食糜下移等。化学性消化是指消化腺分泌的消化液对食物进行化学分解,如把蛋白质分解为氨基酸,淀粉分解为葡萄糖,脂肪分解为脂肪酸和甘油,这些分解后的营养物质被小肠(主要是空肠)吸收,进入血液和淋巴。通常这两种消化方式同时进行,相互配合。不能被消化和吸收的食物残渣,最终形成粪便,通过大肠排出体外。

一、消化系统分泌功能

(一)消化腺的分泌功能

人每天由各种消化腺分泌的消化液总量达 6～8 L,消化液的主要功能:①分解食物中的各种成分;②为各种消化酶提供适宜的 pH 环境;③保护消化道黏膜;④稀释食物,使其渗透压与血浆的渗透压相等。

消化液的分泌包括从血液中摄取原料,在细胞内合成分泌物,以及将分泌物排出等一系列复杂的过程。腺细胞的分泌活动受神经、体液的调节。

(二)消化道的内分泌功能

在消化道的黏膜下存在着数种内分泌细胞,合成和释放多种有生物活性的化学物质,统称为胃肠激素,如胰高血糖素、胰岛素和生长抑素等。

胃肠激素的主要作用是调节消化器官的功能,也可对体内的其他器官功能产生广泛的影响。

另外一些肽类物质,如胃泌素、胆囊收缩素和 P 物质等,既存在于中枢神经系统,也在消化系统中存在,具有双重分布的特点,称为脑-肠肽。

二、食管的消化功能

食管有两大功能,即食团从口腔转运至胃和控制胃-食管反流。

食团吞咽后由咽腔进入食管上端,食管肌肉即发生波形蠕动,使食团沿食管下行至胃。食管的蠕动波长 2～4 cm,其速度为每秒 2～5 cm。所以成年人自吞咽开始至蠕动波到达食管末端约需 9 秒。

食管上括约肌是食团进入食管的第一个关口,它有两个功能: 一是防止吸气时空气进入食管,并使呼吸的无效腔减至最低程度; 二是防止食物反流入咽腔,以免误入气管。食管下括约肌处的内压 较胃内压高,可防止胃内容物反流入食管。

三、胃的消化功能

胃是消化道中最膨大的部分,具有暂时贮存食物的功能。食物 在胃内完成胃液的化学性消化及胃壁肌肉运动的机械性消化。

(一)胃的分泌

胃黏膜是一个复杂的分泌器官,含有 3 种管状的外分泌腺和多种 内分泌细胞。贲门腺为黏液腺,分泌黏液;幽门腺,分泌碱性黏液的腺 体;泌酸腺,由壁细胞、主细胞和黏液颈细胞组成,分别分泌盐酸、胃蛋 白酶原和黏液。胃液为酸性液体,主要含有盐酸,H^+ 的分泌依靠壁细 胞顶膜上的质子泵实现。选择性干扰胃壁细胞的 H^+-ATP 或 K^+-ATP 酶的药物已被用来有效地抑制胃酸分泌,成为一代新型的 抗溃疡药物。

(二)胃液分泌的调节

胃液分泌受许多因素的影响,其中有的起兴奋性作用,有的则 起抑制性作用。进食是胃液分泌的自然刺激物,它通过神经和体液 因素调节胃液的分泌。

(1)刺激胃酸分泌的内源性物质、乙酰胆碱、胃泌素和组胺。

(2)消化期的胃液分泌:进食后胃液分泌的机制,一般按接受食 物刺激的部位,分成 3 个时期来分析,即头期、胃期和肠期。但必须 注意,3 个时期的划分是人为的,实际上 3 个时期几乎是同时开始、 相互重叠的。

头期胃液分泌:头期的胃液分泌是由进食动作引起的,因其传 入冲动均来自头部感受器(眼、耳、口腔、咽、食管等),故称为头期。

头期胃液分泌的量和酸度都很高,而胃蛋白酶的含量尤其高。资料表明,头期胃液分泌的大小与食欲有很大的关系。

胃期胃液分泌:食物入胃后,对胃产生机械性和化学性刺激,继续引起胃液分泌,其主要途径为:扩张刺激胃底、胃体部的感受器,通过迷走神经长反射和壁内神经丛的短反射,引起胃腺分泌;扩张刺激胃幽门部,通过壁内神经丛,作用于 G 细胞,引起胃泌素的释放;食物的化学成分直接作用于 G 细胞,引起胃泌素的释放。此期胃酸分泌的胃液酸度也很高,但胃蛋白酶含量却比头期分泌的胃液少。

肠期胃液分泌:将食糜提取液、蛋白胨液由瘘管直接注入十二指肠内,也可引起胃液分泌的轻度增加,说明当食物离开胃进入小肠后,还有继续刺激胃液分泌的作用。机械扩张游离的空肠襻,胃液分泌也增加。肠期胃液分泌的量不大,约占进食后胃液分泌总量的 1/10,这可能与食物在小肠内同时还产生许多对胃液起抑制性作用的调节有关。

胃液分泌的抑制性因素:正常消化期的胃液分泌还受到各种抑制性因素的调节,实际表现的胃液分泌正是兴奋和抑制性因素共同作用的结果。在消化期间内,抑制胃液分泌的因素除精神、情绪因素外,主要有盐酸、脂肪和高张溶液 3 种。

四、小肠的消化功能

小肠内消化是消化过程中最重要的阶段。在小肠内,食糜受到胰液、胆汁和小肠液的化学性消化及小肠运动的机械性消化。食物通过小肠后,消化过程基本完成,许多营养物质也在这一部位吸收,未被消化的食物残渣则从小肠进入大肠。食物在小肠内存留时间与食物的性质有关,一般为 3~8 小时。

小肠有三大功能,即消化吸收、分泌及运动功能,其中以吸收和分泌功能为主。

(一)小肠的消化吸收功能

在消化系统中,小肠是吸收的主要部位。食物在口腔和食管内不被吸收。人的小肠长 5～7 m,它的黏膜具有环状皱褶,并拥有大量指状突起的绒毛,因而使吸收面增大 30 倍,达 10 m²;食物在小肠内已被消化,适于吸收;食物在小肠内停留的时间也相当长。这些都是对于小肠吸收非常有利的条件。

(二)小肠的分泌功能

小肠的另一主要功能为分泌功能。小肠内有两种腺体:十二指肠腺和肠腺。十二指肠腺又称勃氏腺,是分布在十二指肠范围内的一种分支管泡状腺,位于黏膜下层内。其分泌碱性液体,内含黏蛋白,主要功能是保护十二指肠上皮不被胃酸侵蚀。肠腺分布于全部小肠的黏膜层内,肠腺的分泌液构成了小肠液的主要成分。

(三)小肠的运动功能

小肠的运动功能是靠肠壁的两层平滑肌完成的。肠壁的外层是纵行肌,内层是环行肌。

1.小肠的运动形式

小肠的运动形式包括紧张性收缩、分节运动和蠕动 3 种。

2.小肠运动的调节

(1)内在神经丛的作用:分布于纵行肌和环行肌之间的肌间神经丛对小肠运动起主要调节作用。当机械和化学刺激作用于肠壁感受器时,通过局部反射可引起平滑肌的蠕动运动。切断小肠的外来神经,小肠的蠕动仍可进行。

(2)外来神经的作用:一般来说,副交感神经的兴奋能加强肠运动,而交感神经兴奋则产生抑制作用。但上述效果还因肠肌当时的状态而定。如肠肌的紧张性高,则无论副交感或交感神经兴奋,都使之抑制;相反,如肠肌的紧张性低,则这两种神经兴奋都有增强其活动的作用。

(3)体液因素的作用:小肠壁内的神经丛和平滑肌对各种化学物质具有广泛的敏感性。除两种重要的神经递质乙酰胆碱和去甲肾上腺素外,还有一些肽类激素和胺,如 P 物质、脑啡肽和5-羟色胺,都有兴奋肠运动的作用。

小肠内容物向大肠的排放,除与回盲括约肌的活动有关外,还与食糜的流动性和回肠与结肠内的压力差有关;食糜越稀薄,通过回盲瓣也越容易;小肠腔内压力升高,也可迫使食糜通过括约肌。

五、大肠的消化功能

人类大肠内没有重要的消化活动,大肠的主要生理功能为:吸收水和电解质,参与机体对水、电解质平衡的调节;完成对食物残渣的加工,形成并贮存粪便;吸收由结肠内微生物产生的维生素 B 和维生素 K。此外,大肠壁尚有内分泌细胞,产生数种激素,并具有较强的免疫功能,如大肠的免疫组织接受肠道抗原刺激后可产生局部的免疫应答,其抗体主要有分泌型 IgA、IgM 和 IgG 等。

六、肝的功能

肝脏的主要功能是进行糖的分解、贮存糖原;参与蛋白质、脂肪、维生素和激素的代谢;解毒;分泌胆汁;吞噬、防御功能;制造凝血因子;调节血容量及水、电解质平衡;产生热量等。在胚胎时期,肝脏还有造血功能。

(一)肝脏与糖代谢

肝脏是调节血糖浓度的重要器官,维持血糖浓度的恒定。餐后血糖浓度升高时,肝脏利用血糖合成糖原(肝糖原约占肝重的 5%,占全身总量的 20%)。过多的糖在肝脏转变为脂肪以及加速磷酸戊糖循环等,从而降低血糖。相反,当血糖降低时,肝糖原分解及糖异生作用加强,生成葡萄糖送入血中,调节血糖浓度,使之不致过低。肝脏可将甘油、乳糖及生糖氨基酸等转化为葡萄糖或糖原,称为糖异生。严重肝病时,易出现空腹血糖降低,主要由于肝糖原贮存减少以及糖异生作用障碍的缘故。

肝细胞中葡萄糖经磷酸戊糖通路,还为脂肪酸及胆固醇合成提供所必需的烟酰胺腺嘌呤二核苷酸磷酸(nicotinamide adenine dinucleotide phosphate,NADPH),又称还原型辅酶Ⅱ。通过糖醛酸代谢生成 UDP-葡萄糖醛酸,参与肝脏生物转化作用。

(二)肝脏与脂类代谢

脂肪与类脂(磷脂、糖脂、胆固醇和胆固醇脂等)总称为脂类。

肝脏参与脂类的合成、贮存、转运和转化,故是脂类代谢的中心。肝脏是氧化分解脂肪酸的主要场所,也是人体内生成酮体的主要场所。

1.肝脏在脂类代谢中的作用

肝脏有合成脂肪酸的作用。乙酰辅酶 A 羧化酶是合成脂肪的加速酶,这个酶体系需要乙酰辅酶 A、二氧化碳、还原型辅酶 Ⅱ(NADPH)和生物素等参加。人类细胞质的脂肪酸合成酶系统是一个多酶复合体。肝脏不仅合成脂肪酸,同时又进行脂肪酸的氧化。

2.肝脏在胆固醇代谢中的作用

肝脏对胆固醇代谢有多方面的影响:合成内源性胆固醇,并使其酯化;分解和排泄胆固醇;将胆固醇转化为胆汁酸;调节血液的胆固醇浓度。

肝脏是体内合成胆固醇的主要脏器,肝脏平均每天合成胆固醇 $1.0 \sim 1.5$ g,胆固醇的去路包括:在肝内降解,形成胆汁酸;在肝内还原成为双氢胆固醇,可透过肠壁或随胆汁而排泄;胆固醇未经转化即从胆汁排出,一部分被小肠重吸收,另一部分受肠菌作用还原成类固醇,从粪便排出。

(三)肝脏与蛋白质代谢

肝脏是血浆蛋白的主要来源,肝细胞在微粒体上合成血浆蛋白,与粗面内质网结合并分泌进入血浆。肝脏合成清蛋白的能力很强,成人肝脏每天约合成 12 g 清蛋白,占肝脏合成蛋白质总量的 1/4。清蛋白在肝内合成与其他分泌蛋白相似,首先以前身物形式合成,即前清蛋白原,经剪切信号肽后转变为清蛋白原。再进一步修饰加工,成为成熟的清蛋白。相对分子质量 69×10^3,由 550 个氨基酸残基组成。

肝脏在血浆蛋白质分解代谢中亦起重要作用。肝细胞表面有特异性受体可识别某些血浆蛋白质(如铜蓝蛋白、α_1-抗胰蛋白酶等),经胞饮作用吞入肝细胞,被溶酶体水解酶降解。而蛋白所含的氨基酸可在肝脏进行转氨基、脱氨基及脱羧基等反应,进一步分解。严重肝病时,血浆中支链氨基酸与芳香族氨基酸的比值下降。

在蛋白质代谢中,肝脏还具有一个极为重要的功能:即将氨基酸代谢产生的有毒的氨通过鸟氨酸循环的特殊酶系合成尿素以解毒。鸟氨酸循环不仅解除氨的毒性,而且由于尿素合成中消耗了产生呼吸性 H^+ 的 CO_2,故在维持机体酸碱平衡中具有重要作用。

肝脏也是胺类物质解毒的重要器官,肠道细菌作用于氨基酸产生的芳香胺类等有毒物质被吸收入血,主要在肝细胞中进行转化以减少其毒性。当肝功能不全或门体侧支循环形成时,这些芳香胺可不经处理进入神经组织,进行 β-羟化生成苯乙醇胺和 β-多巴胺。它们的结构类似于儿茶酚胺类神经递质,并能抑制后者的功能,属于"假神经递质",与肝性脑病的发生有一定关系。

(四)肝脏与胆汁酸代谢

胆汁酸是胆汁内重要的组成之一,主要在肝脏合成。在肝内胆固醇经一系列羟化合成初级胆汁酸,包括胆酸和鹅脱氧胆酸。初级胆汁酸在肝内与甘氨酸或牛磺酸结合成胆盐,在肠道内经细菌作用形成二级胆汁酸的脱氧胆酸;在回肠末端重吸收入肝脏,在肝内形成三级胆汁酸的熊去氧胆酸。

(五)肝脏与胆红素代谢

胆红素是一种四吡咯色素,是血红蛋白的终末产物,这些游离胆红素是非极性、脂溶性的,不能溶在尿中,在血浆中以清蛋白为载体输送入肝。在肝细胞内,游离胆红素与谷胱甘肽 S-转移酶结合,转换为胆红素葡萄糖醛酸酯,即结合型胆红素,是极性、水溶性的。这一过程由葡萄糖醛酸转移酶催化,苯巴比妥可以诱导这一过程。结合胆红素由肝细胞向毛细胆管排泄。胆汁中的结合胆红素不能由小肠吸收,在结肠中由细菌的葡萄糖醛酸酶将其水解为游离型,而后还原为粪(尿)胆原,由粪(尿)排出。少量非极性的尿胆原和游离胆红素由小肠吸收,可进入肝脏再循环,称为胆红素的肠肝循环。

胎儿的葡萄糖醛酸转移酶活性较低,仅为成人的 1%,出生后迅速增长,14 周后达到成人水平。

七、胰腺的功能

胰腺是人体的第二大腺,由外分泌部和内分泌部两部分组成。

外分泌部由腺泡和导管构成,腺泡由锥体形的腺细胞围成。腺细胞分泌胰液,胰液内含多种消化酶,经各级导管流入胰管。内分泌部是指散在于外分泌部之间的细胞团,称为胰岛,它分泌胰岛素,直接进入血液和淋巴,主要参与糖代谢的调节。

(一)胰液的成分

胰液是无色无嗅的碱性液体,其中含有无机物和有机物。在无机成分中,碳酸氢盐的含量很高,它是由胰腺内小的导管细胞分泌的。除 HCO_3^- 外,占第二位的主要负离子是 Cl^-。Cl^- 的浓度随 HCO_3^- 的浓度变化而变化,当 HCO_3^- 浓度升高时,Cl^- 的浓度下降。胰液中的正离子有 Na^+、K^+ 和 Ca^{2+} 等,它们在胰液中的浓度与血浆中的浓度非常接近,不依赖于分泌的速度。

胰液中的有机物主要是蛋白质,含量 $0.7\% \sim 10\%$,多数为酶蛋白和前酶,其余为血浆蛋白质,胰蛋白酶抑制物和黏蛋白。蛋白质含量随分泌的速度不同而有所不同。胰液中的蛋白质主要由多种消化酶组成,它们是由腺泡细胞分泌的。胰液中的消化酶主要有:胰淀粉酶、胰脂肪酶、胰蛋白酶和糜蛋白酶。

正常胰液中还含有羧基肽酶、核糖核酸酶、脱氧核糖核酸酶等水解酶。羧基肽酶可作用于多肽末端的肽键,释放出具有自由羧基的氨基酸,后两种酶则可使相应的核酸部分地水解为单核苷酸。

(二)胰液分泌的调节

在非消化期,胰液几乎是不分泌或很少分泌的。进食开始后,胰液分泌即开始。所以,食物是兴奋胰腺的自然因素。进食时胰液受神经和体液双重控制,但以体液调节为主。

1.神经调节

胰腺受副交感神经和交感神经系统支配。副交感神经纤维直接从迷走神经到达胰腺,也间接地经腹腔神经节、内脏神经,可能还经十二指肠壁内的神经丛到达胰腺。节后胆碱能神经元在消化期的头相、胃相和肠相,调节胰酶和碳酸氢盐的分泌。胰腺的肾上腺素能神经支配主要经由内脏神经到达胰腺,多数神经纤维分布于血管,少数可至腺泡和胰管。

迷走神经兴奋引起胰液分泌,特点是:水分和碳酸氢盐含量很少,而酶的含量却很丰富。

内脏神经对胰液分泌的影响不明显。内脏神经中的胆碱能纤维可增加胰液分泌,但其肾上腺素能纤维则因使胰腺血管收缩,对胰液分泌产生抑制作用。

2.体液调节

调节胰液分泌的体液因素主要有促胰液素和胆囊收缩素。①促胰液素是最强有力的胰液和碳酸氢盐分泌的刺激物,其主要作用于胰腺小导管的上皮细胞,使其分泌大量的水分和碳酸氢盐,因而使胰液的分泌量大为增加,胰酶的含量却很低;②胆囊收缩素,这是小肠黏膜中Ⅰ细胞释放的一种肽类激素。引起胆囊收缩素释放的因素(由强至弱)为:蛋白质分解产物、脂酸钠、盐酸、脂肪。糖类没有引起胆囊收缩素释放的作用。

胆囊收缩素的一个重要作用是促进胰液中各种酶的分泌,因而也称促胰酶素;它的另一重要作用是促进胆囊强烈收缩,排出胆汁。另外,胆囊收缩素对胰腺组织还有营养作用,它促进胰组织蛋白质和核糖核酸的合成。

促胰液素和胆囊收缩素之间具有协同作用,即一种激素可加强另一种激素的作用。此外,迷走神经对促胰液素的作用也有加强作用,例如阻断迷走神经后,促胰液素引起的胰液分泌量将大大减少。激素之间,以及激素与神经之间的相互加强作用,对进餐时胰液的大量分泌具有重要意义。

第二章

消化内镜检查

第一节　胃镜检查

一、概述

胃镜检查是通过胃镜对食管、胃和十二指肠内腔进行观察,从而进行诊疗操作的方法。经过近一个世纪的发展,胃镜已经由最初的硬式内镜发展到软式电子胃镜,其临床应用也由简单的观察、诊断发展到精确诊断和微创治疗相结合,成为胃肠道疾病重要的诊疗手段。

目前临床应用的电子胃镜主要有以下 3 种类型。①普通型:插入部外径 10 mm 左右,活检钳道孔径为 2.8 mm,有效工作长度为 1 000 mm左右,弯曲部弯曲角度:向上 180°~210°,向下 90°,左右各 90°~100°,视野角 140°,景深 3~100 mm。②超细型:插入部外径 6~7 mm,活检钳道孔径为 2.0 mm,其余类同普通型电子胃镜。该类内镜由于镜身细小,适合于老人、儿童及有食管狭窄的患者检查。③手术电子胃镜:其特点是活检钳道孔径较大,便于通过各种治疗器械。其钳道孔径有 3.2 mm、4.2 mm 及 5.2 mm 等数种,并有单孔道、双孔道两类。由于钳道孔径较大,其镜身也较粗,操作时患者有不适感。

二、适应证及禁忌证

(一)适应证

(1)有消化道症状,怀疑食管、胃及十二指肠炎症、溃疡及肿瘤的患者。

(2)消化道出血,病因及部位不明。

(3)其他影像学检查怀疑上消化道病变,无法明确病变性质。

(4)上消化道肿瘤高危人群或有癌前病变及癌前疾病普查或复查。

(5)判断药物对溃疡、幽门螺杆菌感染等的疗效。

(二)禁忌证

1.绝对禁忌证

(1)严重心肺疾病,无法耐受内镜检查者。

(2)怀疑有休克、消化道穿孔等危重患者。

(3)患有精神疾病,不能配合内镜检查者。

(4)消化道急性炎症,尤其腐蚀性炎症患者。

(5)明显的胸腹主动脉瘤及脑卒中患者。

2.相对禁忌证

(1)心肺功能不全。

(2)消化道出血患者,血压波动较大或偏低。

(3)严重高血压患者,血压偏高。

(4)严重出血倾向,血红蛋白(hemoglobin)低于 50 g/L 或凝血酶原时间(prothrombin time,PT)延长 1.5 秒以上。

(5)高度脊柱畸形或巨大消化道憩室。

三、术前准备

(一)患者准备

1.一般准备

检查前首先核对患者姓名、性别、年龄及送检科室是否与申请单一致,电脑管理的胃镜室应核对上述相关项目。患者至少空腹6 小时,上午检查者,前一天晚餐后禁食,免早餐;下午检查者,清晨可吃清淡半流质,中午禁食。重症及体质虚弱者,术前应输液。

2.检查前宣教

对来检患者,登记室或术前准备室人员直接或通过录相形式向患者介绍有关内镜检查的内容,以消除患者对内镜检查的恐惧感,争取患者的配合,宣传要点如下。

(1)内镜检查能对可疑的病变取黏膜标本做病理检查,以明确诊断,黏膜活检对健康无害,但术后要进软食,防止出血。

(2)讲清检查前应取的体位及术前注意事项,如去除活动义齿、解开领扣及放松裤带等。

(3)告诉患者在插镜时配合做好吞咽动作,如遇强烈恶心、呕吐,可深呼吸。一般有充分准备的患者,检查中配合较好,反应亦较少;反之,则影响插镜及观察。

(4)对有高血压、冠心病以及心律失常的患者,术前应测量血压,并作心电图检查,若发现有禁忌证,则应暂缓检查;有严重幽门梗阻的患者,术前要充分洗胃;做上消化道钡剂检查的患者,应在2~3天后再行胃镜检查。检查前患者应避免吸烟。

(二)器械准备

准备任一型号电子胃镜及相应的诊疗操作附件,并按照以下步骤检查器械的工作状态。

(1)将胃镜与光源、吸引器、注水瓶连接好,注水瓶内应装有 1/2~2/3 的蒸馏水。

(2)检查胃镜角度控制旋钮,注气、注水、吸引器等功能及光源是否工作正常,将胃镜角度旋钮置于自由位置。

(3)观察镜面是否清晰,用拭镜纸蘸少许硅蜡将物镜擦拭干净或用 3∶1 乙醚酒精擦拭。

(4)电子胃镜应做白色平衡调节,白色是所有色彩的基本色,只有在纯白时,其他色彩才有可比的基础,因而电子胃镜都设有白色平衡系统。

(5)用乙醇溶液纱布将镜身、弯曲部及前端部擦拭一遍,弯曲部涂上润滑霜(可用麻醉霜代替)以利插镜。

（6）检查活检钳、细胞刷、清洗刷、照相系统等附件性能是否正常。

（7）治疗台上应备有 20 mL 注射器,抽好生理盐水备用,注射器应配好钝针头,以备检查中注水冲洗,清洁视野。

（8）其他:备有消毒过的口圈、弯盘、纱布及治疗巾等必须用品。

四、操作步骤

（一）检查体位

患者体位与胃镜插入成功率有一定的关系,因而插镜前必须先摆好患者的体位。

1.标准体位

通常取左侧卧位,轻度屈膝,头稍后仰,使咽部与食管几乎成直线,嘱患者轻轻咬住口圈,解开领带、衬衣上纽扣及腰带。此种体位插入胃镜与通过贲门、幽门均较方便,如图 2-1 所示。

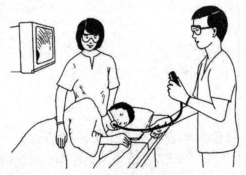

图 2-1 插镜时患者体位

2.平卧位

平卧位适用于昏迷、气管切开、脊柱畸形等无法作左侧卧位者,在平卧位时,应特别注意防止将内镜误插入气管内。

3.右侧卧位

在内脏反位时,为便于观察胃部表记,可取右侧卧位插入观察。

（二）前视式内镜的插入

内镜可分为前视式与侧视式两类,后者主要为十二指肠镜,主要用于检查十二指肠降段及水平段等病变或做逆行胰胆管造影用。插镜方式如下。

1.单手插镜法

操作者左手持内镜操作部,右手握住内镜硬性部(执笔式或握手式),调节上下弯角钮,使软管部略弯曲,以便使内镜纵轴与食管方向一致。内镜通过舌根后,即可见会厌软骨,偶尔可见声带。食管入口部通常呈闭合状态,一般从一侧的梨状窝插入(常用左侧较易插入)。如遇阻力可嘱患者做吞咽动作时再插入。插镜过程应在电视屏幕监视下进行。

2.双手插入法

少数患者在插镜时,由于过于紧张或吞咽动作不协调,造成食管上括约肌不能打开,故内镜插入困难,此时可用左手中、示指压住舌根,右手持镜,沿食、中两指间插镜。

(三)前视式内镜检查

1.食管、贲门的通过

内镜插入食管距门齿 15 cm 后,即可边注气、边通过胃镜,在距门齿 40 cm 左右,可见贲门及上方的齿状线,在贲门开启状态下将胃镜插入胃体。

2.胃体的通过

进入胃体腔后继续注气,使胃体张开,在胃体上部即可见一弧迹,其右上方为胃底穹隆部,左下方为胃体部。因而调节弯角钮向左(或向左转动镜身)、向下即可使内镜进入胃体,进入胃体后,向右旋转镜身,使内镜恢复常态,至胃体下部后调弯角钮向上,使胃镜进入胃窦部。

进入胃体是初学者第二个难点。若镜身未向左、向下,并及时注气扩张胃体,可使内镜进入胃底腔,并在该处反转。若在进镜过程中,看到黑色的镜身,表示胃镜已在胃底反转。此时可退镜至贲门下方,调整方向后再插入,不要在胃底部过多地反转,造成患者的不适。

3.胃窦部的通过

胃窦部的位置因胃的形态而异,如钩状胃,则胃窦与胃体几乎平行,此时必须强力调弯角钮向上,推送胃镜才能进入胃窦;在牛角胃,胃窦与胃体几乎是一直线,则进镜十分容易。进入胃窦后使幽门口保持在视野中央,以便推进内镜,进入球部。

4.幽门与十二指肠的通过

在幽门口处于开启状态及胃窦部蠕动正常情况下,只要对准幽门口,前视式内镜通过幽门应无困难;若幽门紧闭,胃窦蠕动又较剧烈,则进入球部较为困难。此时嘱患者平静呼吸,使内镜端部正面对准幽门口(可用调整角钮法),并尽量向幽门靠近,只要幽门无病变,在紧贴幽门口同时,幽门自然会开启。在幽门开放情况下,通过幽门时,术者会有"落空感"。进入幽门后若无视野(即看不到内腔),提示胃镜贴紧球部前壁,可稍稍退镜并注气或注水,即可看到球腔四壁。若欲通过十二指肠上角,可向右旋转镜身(顺时针转向),并调角钮向右及上,即可越过上角,进入十二指肠降段。

5.前视式内镜解剖定位观察法

在插镜过程中,为了不分散术者的精力,可仅做一般观察,并记住在食管、胃、十二指肠已发现的病变;在退镜过程中,再按十二指肠、幽门、胃窦、胃角切迹、胃体、胃底、贲门、食管的逆行顺序观察。为了能仔细观察各个部位的病变,必须充分利用内镜的机械性能及运用各种操作手法消除观察盲区,以取得良好的效果。在观察时,除注意腔内黏膜色泽、平坦与否等情况外,还须观察胃之运动情况。在胃壁肿瘤浸润时,胃的蠕动运动极差,亦可作为辅助诊断之一。

(1)十二指肠的观察分为十二指肠降段和十二指肠球部。

十二指肠降段:为环形皱襞,呈典型之小肠管腔结构,注意充分利用调整弯角钮及注气等方法,避免镜面贴壁使视野不清。在常规情况下,上消化道内镜检查之终点为十二指肠降段,若疑有乳头病变,前视镜亦可观察到乳头之侧面像,但若观察不满意,可更换用十二指肠镜检查。

十二指肠球部:将内镜退至幽门缘,稍稍注气,球部前壁即在视野中,调节角钮向上及向右,分别观察球部小弯与后壁,球部下方即大弯,可在幽门口进行观察。球部四壁的命名同胃部,即前壁(视野左侧)、后壁(视野右侧)、小弯(视野上方)及大弯(视野下方)。

(2)胃部观察包括胃窦、胃角、胃体、胃底与贲门部、食管与贲门部。

胃窦:以幽门为中心,调节弯角钮分别观察胃窦四壁(视野之上、下、左、右分别为胃窦之小弯、大弯、前壁及后壁),若小弯无法全部窥视,可将内镜沿大弯侧作反转观察。方法是将弯角钮向上,推进胃镜,即可反转。在观察胃窦时,应注意观察幽门启闭运动及有否十二指肠液反流等。

胃角:胃角是前视式内镜观察难点之一,它是由小弯折叠而成,在胃窦部可用低位反转法,观察方法是尽量使弯角钮向上,推进胃镜,即可见两个腔,上方为胃体腔(可见镜身),下方为胃窦(可见幽门口),交界之弧迹即为胃角切迹,视野左侧为前壁,右侧为后壁,胃角处为小弯,对侧为大弯,前后壁间距成人为 5 cm 左右。当胃镜退至胃体中下部时,可对胃角作正面观察,可见一桥拱状弧迹,即为胃角。

胃体:胃体腔类似隧道,下方大弯侧黏膜皱襞较粗,纵向行走呈脑回状,上方小弯为胃角延续部,左右分别为胃体前后壁。因胃体较大,可分为三部分,分别称为胃体上、中、下部,中部又称垂直部。由于后壁与镜轴面呈切线关系,因而易遗漏病变。在疑及该区有病变时,可调弯角钮向右仔细观察。

胃底与贲门观察:在左侧卧位时,胃底与胃体上部交界处位于胃内最低部位,此时有胃液贮留,称为黏液湖。要观察胃底(穹隆部)需要做反转观察,方法如下。①低位反转法:即在胃窦反转观察胃角后,继续推进胃镜,镜面即转向胃体腔,远远可见贲门,提拉胃镜,使镜面接近贲门处,即可观察胃底及贲门。②高位反转法:将胃镜退至胃体上部时,转动镜身向右同时,调弯角钮向上,继续推送胃镜,此时胃镜紧贴在贲门口处反转,调整角钮,仔细观察贲门。在反转观察时,胃镜下方为小弯,上方为大弯,左侧为后壁,右侧为前壁,与正常正好相反,应予注意。

(3)食管与贲门观察:结束胃部观察后,应吸尽胃内气体(可减少术后腹胀),将胃镜退至食管下方,正面观察贲门口,并注意贲门启闭运动情况。食管全长 20 cm 左右,等分为上、中、下 3 段。食管下段是食管炎及食管癌的好发部位,应仔细观察,白色齿状线,呈犬牙交错状,是胃部的腺上皮与食管鳞状上皮交接部。食管中段有左心房压迹,并可见搏动运动,亦可见支气管压迹。中部是食管憩室好发部位,应予注意。由于食管为一直行之管道,因而食管壁定位与胃及十二指肠稍有不同,视野上方为右侧壁,下方为左侧壁,左右侧仍分别为前壁、后壁。

(四)上消化道的黏膜与运动

内镜诊断中,除观察黏膜有否隆起、凹陷等病变之外,观察黏膜色泽改变与消化管道运动变化亦是诊断中的一个重要方法。要弄清什么是异常,首先要了解正常消化管黏膜的情况。

1.正常食管

(1)黏膜:组织学上由黏膜、黏膜下层、肌层及纤维膜四层所组成。食管黏膜上皮较薄(0.10～0.25 mm),接近透明,故可见到黏膜的血管。

正常食管黏膜呈淡红色、淡黄色或淡黄白色,与橘红色的胃黏膜相比它的色调要淡得多,且无光泽。食管黏膜色彩与所用的内镜性能及光源的明暗有很大关系。不同部位的食管黏膜色调亦略有差异,颈部食管稍呈红色,胸部食管偏白,腹段偏黄。若某一部位血管增多,则黏膜色调亦偏红。

(2)血管:食管黏膜有比较明显的毛细血管网,有时还能见到位于肌层稍粗的血管。正常食管的血管走向是:上段呈纵行,中段呈树枝状,下段又呈纵行。食管下段的血管排列较密,因而在内镜检查中可以根据血管形态及排列方向的变化来作为诊断的一个指标。

在食管胃连接部,淡红色的食管黏膜与橘红色的胃黏膜有明确的分界线,两者互相交错,构成所谓齿状线。在内镜下,齿状线呈比较规则的圆弧状,但也可呈不规则蝶型、锯齿型、半岛型及升降型等。在正常情况下,也可见到橘红色胃黏膜异位于食管黏膜上(异位胃黏膜岛),少数可见到食管黏膜异位于胃黏膜处。

(3)运动:食管的蠕动运动在下段较明显,收缩时可见到几条纵行走向的黏膜纹,在中段以下还可见到环状收缩轮。

在食管的 3 个生理性狭窄中,以左侧支气管压迹较为明显,在充分注气时,类似一堤坝样隆起,因该处有大血管,故还可见明显的搏动。

2.正常胃黏膜

(1)胃黏膜色泽:正常胃黏膜呈橘红色,表面光滑,上面附有清洁透明的黏液,湿润而光泽,有反光。可以影响胃黏膜色泽改变的因素很多,如光源种类和光亮度强弱、物镜与胃壁距离以及胃内充气量的不同等,都可以影响胃黏膜的色泽。患者的情绪状态也可以影响胃黏膜色泽,激动、愤怒时胃黏膜充血发红;恐怖、悲伤时胃黏膜较苍白。胃分泌功能亢进时(如注射组胺或咖啡因后)胃黏膜发红;贫血则使胃黏膜颜色苍白。

(2)胃壁血管:一般认为,在适量充气的情况下,正常胃黏膜除胃底部及贲门区可以透见黏膜下血管外,其他部位无论年龄大小,都不应见到。但应注意的是,在大量充气使胃内压高达一定程度时,胃的其他部位可以见到红色网状的黏膜下小血管。

(3)胃小区:胃黏膜表面有无数肉眼可见的小隆起,称胃小区。隆起间的凹陷称胃小凹。采用一般内镜从斜方向接近黏膜面,在胃壁紧张度适宜的情况下比较容易看清。若作染色法观察,则更清晰。采用放大胃镜接近胃黏膜观察时,可以清楚地见到其表面的胃小凹形态。胃小区的大小、形态和排列方式不一,小者 2 mm 以下,大者 2 mm 以上,形态可呈粗糙、圆形、多角形、不规则形、长形、混合形及平坦形等多种,排列方式也有密集、稀疏、疏密不均等不同。观察正常胃黏膜表面细微结构的变化,有助于对 Ⅱ_b 型早期胃癌和慢性胃炎等浅表胃黏膜病变的诊断以及开展胃黏膜放大观察的研究。

(4)胃的运动:胃镜检查中可以观察胃的各种运动,如胃本身的蠕动、随呼吸运动的移动以及从大血管传来的搏动等。胃的蠕动在

X线下始于胃体中部,但在胃镜检查充气后,胃体中部很少见到活跃的蠕动波。蠕动波似始于胃体下部远端,并向幽门推进。胃镜刚插入时,胃蠕动可暂时被抑制,等待片刻后,蠕动即可出现。微弱的蠕动波始于胃窦入口附近的大弯侧,开始呈浅弧形,在幽门推进的过程中逐渐形成浅环形,最后消失在幽门前区附近,幽门及幽门前区处于静止状态,幽门始终处于开放状态;中等强度的蠕动波开始即呈较明显的环形向幽门推进,到达幽门前区环形蠕动波消失,幽门前区出现放射状黏膜皱襞,幽门收缩呈星芒状;强烈的蠕动波则形成极明显的收缩环,收缩上有很多纵行细皱襞,蠕动波到达幽门前区附近时,形成所谓假幽门,并继续向幽门推进,此时在幽门前区出现一团杂乱的菊花样的黏膜皱襞翻向窦腔,随着蠕动的消失黏膜皱襞亦渐消失,此时见幽门呈关闭状态。胃蠕动的强度与术前是否用抗乙酰胆碱药物、检查对胃部刺激的大小、观察时相的不同,以及个体的差异性等因素有关,青年人、较敏感的人蠕动一般亦较强烈。

胃可随呼吸运动而有轻微的移动,胃镜所见为胃黏膜随呼吸运动在镜下有柔和的滑动,患者屏气时这种运动消失。

胃的搏动除胃窦部外,其他部位几乎都能见到。心脏的搏动可以通过横膈传至胃底部,胃体后壁的搏动则来源于脾动脉。

此外,腹肌收缩引起腹内压的改变,也可反映到镜相中来(如恶心时)。胃壁紧张度的改变可以影响胃黏膜相,如高张力胃可形成粗大的黏膜皱襞并不易因充气而消失;低张力胃则相反。

(5)胃内分泌物:正常胃内可见到一些分泌物,主要是胃本身分泌的稀薄而透明的黏液,它除广泛散布在胃黏膜表面外,当患者取左侧卧位时,这种黏液集中在胃近端的大弯侧,形成黏液湖,当患者仰卧位时,胃底后倒,黏液湖亦移向胃底部。此外,常见的分泌物是被吞下的唾液和呼吸道分泌物,呈白色或混浊灰白色,含多量小泡,附着并高出黏膜面,有时还可见到反流入胃的十二指肠液及胆汁,含多量气泡。这些分泌物均可移动。

3.十二指肠黏膜

正常十二指肠球部在内镜检查注气时扩张良好,呈无角的袋状,在扩张的情况下无黏膜皱襞可见。黏膜色泽比胃黏膜略淡,有时被胆汁染色而略发黄,接近观察呈微细颗粒状(天鹅绒状),此即十二指肠绒毛,有时可见几个散在的小颗粒状隆起,有时可透见毛细血管。正常球部黏膜可以透见毛细血管,球部透见毛细血管是否提示黏膜有萎缩性变化则尚有待进一步研究。正常球部无血液或食物残渣。球部远端的后壁近大弯处有一类似胃角状的屈曲即十二指肠上角,纤微镜越过十二指肠上角即可到达降部。有时十二指肠上角不明显,从球部直接能看到降部的上段。

正常十二指肠降部呈管状,有环形皱襞,色泽与球部相同,接近观察,黏膜亦呈天鹅绒状。降部肠管并非笔直而多少有些弯曲,注气时肠管扩张良好而皱襞并不消失。正常降部无血液或食物残渣,若见有血液,在排除检查操作等人为的因素后,提示有溃疡或恶性肿瘤存在。

正常十二指肠水平部与上升部的黏膜色泽、形态与降部相同。

(五)上消化道黏膜活组织

1.活检钳选择

一般性活检可用普通活检钳;如欲保护活检标本的完整性不受挤压破坏,可选用钳瓣有窗孔的活检钳;如遇在侧壁上易滑动的部位或息肉样病变,可选用钳瓣中间带针型的活检钳;如遇较硬肿瘤,可使用带牙的鳄鱼嘴形活检钳;如遇严重狭窄内镜不能通过时,则可选用向一侧开放的活检钳。

2.活检部位

活检组织的部位也很重要,不同病变对活检组织部位的选择亦不同,如选择恰当,可大大提高活检的阳性率,否则往往造成假阴性。一般隆起性病灶,应重点于隆起顶端取材,其次也要在基底部取材;顶部有糜烂溃疡的病变,也要在糜烂或溃疡边缘取材;对于黏膜下肿瘤,由于表面覆盖正常黏膜,必要时可使用高频电烧灼法在肿瘤表面制造一人工溃疡,然后再活检,或使用旋转或大钳瓣的活检钳进行挖洞式活检。浅凹陷性病变主要在基底部取材,有环堤的溃疡应在环堤内缘四周取材。另外要格外重视第一块活检标本的取材部位,发现病变后,首先应仔细观察其全貌,选择病变最显著、最典型或最可疑的部位作为第一块取材的活检部位,尤其当病变尚处于早期,其范围很小时更应注意这一点。活检时还应注意不应集中在一处,分散取材获得阳性率的机会较多,有时临床上为了进一步研究某一疾病的性质、分布、范围及程度,还可采用多处定位活检法。在不同部位作活检时,根据部位高低,先在低处活检,后在高处活检,这样避免血液流至低处遮盖病灶。

3.活检方法

无论使用何种活检钳均应采用一人一钳法。助手选好活检钳后站在术者的右后侧,术者接过活检钳后缓缓插入活检阀门口,如遇阻力,切勿猛插,以免损伤器械管道,必要时可在钳头涂一些润滑剂。活检钳从活检孔插出约 2.0 cm 做活检较为适宜,如侧视型十二指肠镜,活检钳插出活检管道后抬起抬钳器方可进入视野。然后调整内镜的插入深度和角度,尽量获得病变的正面图像,并使活检钳尽可能垂直地指向活检部位。如遇溃疡性病变,通过旋转活检钳手柄和金属螺旋管,使张开的钳瓣与溃疡边缘垂直,稍稍用力,确切地夹住组织,最后稍猛一拉,将活检钳退出活检管道。若为侧视镜,先放下抬钳器再退出活检钳,以保证获得最满意的标本并保护好活检钳。理想的组织块应当包括黏膜肌层在内,才适合病理学诊断。当呼吸影响活检时可令患者暂时屏住呼吸,如患部有蠕动时可稍等片刻蠕动过后再活检,如蠕动过频者可肌内注射山莨菪碱 20 mg。另外,夹取的组织标本要及时地放在盛有 10% 甲醛溶液的小瓶内,并在小瓶的标签上写明患者姓名、瓶号、活检部位与块数。

活检一定要在直视下进行,当遇血迹或黏液较多掩盖病灶时,要冲洗或吸引,待看清病灶及钳瓣时再活检。同时一定要避开血管,避开出血灶,以免引起或加重出血。疑及静脉曲张或静脉瘤时,禁止活检,一般也不要在溃疡中心最深处活检,以防穿孔。

为了进一步提高活检阳性率,必要时可进行染色,通过染色黏膜表面的细小凹凸变化,隆起灶病变表面的性状、起始部的形态,凹陷性病变的溃疡边缘黏膜等都能更清楚地显示出来,这对于鉴别良恶性病变指导活检具有重要意义。

主要的染色方法包括复方碘溶液染色法、亚甲蓝染色法、甲苯胺蓝染色法、天青蓝染色法、靛胭脂染色法、刚果红染色法及利用两种性能的染料的复合染色法和荧光染色法。通过在消化道黏膜喷洒各种染料或经静脉或动脉注射染料色素将有助于判断病变的良恶性、能显示普通内镜检查不易发现的病灶,尤其对平坦型病变,特别是Ⅱa型早期胃癌的诊断较为实用,还能观察癌肿病灶浸润范围及深度,从而有助于术前决定采用何种手术方式,而其中荧光色素检查主要用于观察黏膜血流情况,根据荧光出现时间差异为判断各种疾病提供重要依据。

大块黏膜活检又称内镜黏膜切除术是在内镜下应用局部注射和切除息肉的方法,切除足够大的黏膜组织,以达到诊断和治疗的目的。

五、注意事项

(一)插镜

插镜是内镜检查的第一步,亦是患者最感不适所在,因而插镜是否顺利是内镜检查技术优良的重要判断标准之一,因而术者必须细心钻研掌握要领,以顺利插镜。插镜时,医师常有一个误区,即在插镜同时,即嘱患者吞咽。从生理角度来分析,吞咽时,软腭上抬,封闭鼻咽部;舌根后倾,使会厌覆盖喉头口,咽肌自上而下地依次收缩,如中咽缩性收缩时,下咽缩肌松弛,呈瓦叠状收缩运动,使食物通过。若过早嘱患者做吞咽动作,则松弛的咽缩肌又开始收缩,此时无法插入内镜。因而插镜时无须嘱患者做吞咽动作。上述握镜方式为"通常"方式,若为"左"撇子,可相反握镜。

(二)活检

内镜下活检组织检查一般说是比较安全的,活检时除患者有轻度虫咬感及延长了检查时间外,一般并不增加患者痛苦,但若不按操作规程办事,或视野不清,也会发生一些并发症。

六、术后处理

术后常规禁食,如未作活检,2 小时后可进流质饮食,1 天后恢复正常饮食;如活检则应在 4 小时后考虑进食冷流质,根据实际情况决定是否恢复正常饮食。如行无痛内镜检查,术后 24 小时内应有专人陪同,并避免驾车及从事危险性操作。

七、发症及处理

(一)出血

虽然每次活检都会引起少量渗血,但活检后便会自行停止,如在出血部位活检,或有食管胃底静脉曲张误取血管或存在出血性疾病及凝血功能障碍,亦可发生出血。出血量多时可引起黑便或呕血。预防措施:术前应询问病史,有出血倾向或静脉曲张可疑者应尽量避免活检,必要时术前检查出凝血时间、血小板计数及凝血酶原时间。活检时一定要保持视野清晰,看清病灶,避开血管,活检结束发现出血要及时采取止血措施,包括喷洒冰盐水、去甲肾上腺素溶液,注射 1∶10 000 肾上腺素溶液或硬化剂,血管性出血必要时可用金属止血夹子止血,一定要观察到出血停止后再退镜。

(二)穿孔

发生原因主要由于活检取材过深或撕拉过甚,或在较深的溃疡底部活检,一旦发生穿孔,可根据情况试用金属钛夹封闭或行 X 线透视观察膈下是否有游离气体以确诊,必要时请外科医师协助处理。

(三)感染

正常人咽喉部及消化道均有细菌存在,乙型肝炎患者的血液、唾液及胃液内均能检测出 HBsAg,活检钳是损伤胃肠道黏膜的器械,其杆部又是弹簧式环绕结构,因此活组织检查有引起交叉感染导致菌血症及传播乙型肝炎病毒和幽门螺杆菌、艾滋病病毒的可能性。据报道经内镜检查传播的最常见病原菌为沙门菌、假单胞菌以及分枝杆菌属。

(四)其他

少见的有下颌关节脱臼、腮腺肿胀、喉头及支气管痉挛、非穿透性气腹等。

第二节　经内镜逆行胆胰管造影检查

1968 年，McCune 首先开展经内镜逆行胆胰管造影（endoscopic retrograde cholangiopancreatography，ERCP），之后高木、大井等相继开展，采用的是推进法（Push 法），1973 年 Cotton 开创拉直法（Pull 法），内镜直线化使胆管造影成功率提高，ERCP 在方法学上有了新进展。由于 EST 等治疗技术的开展，使 ERCP 成为治疗胆胰疾病的重要手段。ERCP 基本技术包括十二指肠镜操作，胆胰管插管、造影和读片，这些是开展治疗性 ERCP 必须掌握的。

一、术前准备

（一）器械准备

1.内镜

ERCP 常用的十二指肠镜侧视镜有多种型号，内镜工作管道 3.2～4.2 mm。大孔道内镜在附件通过的同时可以吸引，也可同时通过 2 根导丝操作，可使用外径粗的碎石器（BML-3Q）或置入大口径塑料支架（≥10 F），并方便使用金属夹等特殊操作。目前，常用的有 OlympusJF260V（工作管道 3.7 mm），TJF-240、260V（工作管道 4.2 mm），FujifilmED-530XT（工作管道 4.2 mm）等电子十二指肠镜。4.2 mm工作管道十二指肠镜除有上述功能外，尚可用于子母胆管镜和 SpyGlass 胆管镜。

消化道重建毕Ⅱ式胃大部切除术后可选择十二指肠镜，前方斜视镜或前视镜，Rouxen-Y 术后或胃全切术后可选用气囊辅助小肠镜（单气囊或双气囊）。3 岁以下婴幼儿使用小儿专用十二指肠镜。

2.附件

准备主乳头或副乳头插管用的造影导管和乳头切开刀，针状切开刀，可造影的球囊导管，直径 0.0457～0.0889 cm 导丝，ERCP 用胆胰管活检钳、细胞刷，取石网篮，鼻胆胰引流管，胆胰管支架，包括预防胰腺炎的 3～5 F 直径胰管支架。

以上内镜及非一次性使用附件应按照国家软式内镜清洗消毒技术操作标准严格进行消毒或灭菌处理。

3.X 线设备及防护用具

C 形臂或数字胃肠 X 线机,操作台最好有升降、向 2 个方向倾斜及管球旋转等功能。具有高辨析率及数据转换性能的 X 线设备,能够将影像等信息传入电脑工作站或硬件系统。工作人员安全防护用的铅衣、铅围脖等。铅衣最好是前后身遮挡的双面铅衣。从事 ERCP 人员应配置 X 线剂量监测卡。

4.造影剂和其他用具或器械

(1)造影剂首选非离子型,如碘普罗胺、碘海醇,也可用离子型造影剂(60％泛影葡胺等),通常用生理盐水稀释 1 倍。

(2)造影用 10～20 mL 注射器,生理盐水等。

(3)高频电装置。

(4)麻醉机。

5.监护及急救设备配置

(1)具有监测心电、脉搏、血压、呼吸、血氧饱和度功能的监护仪。

(2)吸氧、吸痰装置。

(3)必要的急救药品、麻醉剂拮抗药物。呼吸机和除颤仪等急救设备。

(二)患者准备

1.签署知情同意书

ERCP 是有风险的复杂内镜操作,操作前应向患者告知 ERCP 的必要性,拟采用的诊疗方案和效果;术中和术后可能发生的并发症,取得患者及其亲属同意后方可进行。

2.患者自身准备

上午检查者前日晚餐后禁食,下午检查者,早晨少量流质(空腹 6 小时以上),可不必停用必需的口服药(如降压药、抗心律失常药等)。

3.必要的术前准备

(1)过敏体质者应行碘过敏试验、抗生素过敏试验。

(2)血常规、血型、血淀粉酶、肝肾功能和血糖,以及心电图、胸腹 X 射线片和腹部超声等必要的常规检查。

(3)凝血功能异常者术前给予纠正,长期服用阿司匹林等抗血小板药物者术前应停药 1 周以上;服用华法林者可改用低分子肝素或普通肝素。

(4)去除患者身上影响造影的金属物品或衣物。

(5)右上肢前臂建立静脉通路。

(6)对胆道感染或胆道梗阻有感染风险的患者建议用广谱抗生素。

4.镇静与麻醉

(1)镇静/麻醉:由麻醉医师术前评估患者情况,并准备所需药品(常用镇静/麻醉药品有丙泊酚、芬太尼、咪达唑仑等)。由麻醉医师具体掌握和实施,术中监测患者血氧饱和度、心电、血压及呼吸等指标。

(2)镇静镇痛下操作者咽部麻醉与胃镜检查相同,术前静推丁溴莨菪碱 20 mg,肌内注射地西泮 5～10 mg、盐酸哌替啶 25～50 mg。以上药物术中根据情况可适当追加剂量。根据病情必要时也应给予监护和吸氧。

5.患者体位

患者采取俯卧位或半俯卧位,左手臂置于背后,头部转向右侧朝向操作者,非静脉麻醉者可让患者先采取左侧卧位,内镜进入十二指肠后转为俯卧位。有脊柱弯曲或状态不佳的患者急诊操作也可采取左侧卧位。

二、操作方法

(一)进镜达十二指肠

ERCP 使用的十二指肠侧视镜与前视胃镜不同,不能直视前方,即观察的方向与十二指肠镜头端方向不一致。初学 ERCP 的医师应充分掌握上消化道解剖结构特点,观察胃腔要上推大旋钮(内镜前端下弯),内镜前进时下压大旋钮(内镜前端上弯)。

1.通过咽部

内镜先端略向上弯曲,方向顺应口腔和食管轴线,术者持镜左手放低,使十二指肠镜平行于检查床,经口腔轻轻插镜越过舌根到达咽部进入食管。进入食管时内镜前端弯曲角度不宜过大,否则容易进入气管。如果患者俯卧位内镜通过有困难,不可暴力插镜。此时,调整至左侧卧位或让助手协助抬起患者右肩,或轻轻上推大旋钮有助于进入食管。

2.通过食管到达贲门

进入食管后大旋钮复位,内镜呈直线状态缓慢进镜,可轻轻地向上推大旋钮使内镜前端向下弯曲可观察食管腔。见到食管末端栅栏状血管像或齿状线时,提示内镜到达贲门。

3.进入胃内并到达幽门

越过贲门后少量注气,镜轴向左旋转,此时内镜前端应向上弯曲进镜,以免进入胃底导致方向错误。下弯内镜前端可观察到大弯侧或部分胃底皱襞,吸净胃内液体防止误吸。顺行沿皱襞方向下压大旋钮,边向右侧转镜轴边进镜,同时逐步抬高左手回到垂直位置,即可由胃体到达胃窦部。上推大旋钮容易看到幽门,接近幽门使其位于视野下方中央呈"落日征",注意镜身要与胃小弯轴线相平行。

4.通过幽门

下压大旋钮使内镜前端上抬同时轻轻推送内镜,"落日"(幽门)逐渐下沉直至消失,内镜即进入十二指肠球部。如内镜在幽门处滑脱,上推大旋钮也可通过幽门。如果幽门位置偏,患者转为左侧位有助于内镜通过(可抬高患者右肩并屈曲患者右膝)。

5.到达十二指肠降部

进入球部后上推大旋钮可以看到十二指肠黏膜。观察球部有无溃疡、狭窄等异常表现,向右转镜轴可见到进入降部的正确走向,内镜前端上弯进镜即可到达降部。

6.十二指肠镜直线化

通常上旋大钮和右旋小钮同时使用(可锁住右旋钮),并右旋镜轴,缓慢向外拉镜,此时会观察到内镜先端滑入十二指肠深部,内镜直线化,此方法即 Pull 法。直线化内镜透视下呈 L 型,其前端距门齿 55～65 cm。

少数患者胃十二指肠结构特殊,或由于伴胰胆疾病致十二指肠僵硬,拉直镜身时不能稳定在十二指肠(反复脱出)或不能接近十二指肠乳头,此时不适合 Pull 法,可采用弯曲镜身操作,即 Push 法,此方法也是必须掌握的方法。Push 法时患者左侧卧位,内镜到达降部后乳头位于视野左侧,要调整乳头呈正面像位置,方法同 Pull 法,通常插管时镜轴朝向左侧。此方法有镜身遮挡胰管及侧位胰管像显示不佳等不足。

注意在插镜过程中尽量少注气,胃腔膨胀后内镜在腔内容易弯曲,力量向前传导不佳,不利于插镜。注气过多导致肠蠕动,给插管带来困难,最好使用 CO_2。

7.寻找主乳头并调整好位置

内镜拉直后缓慢退镜即可观察到主乳头,乳头开口上方有纵行的口侧隆起(胆总管末端穿过肠壁形成的隆起),表面有数条横行皱襞,邻近乳头开口的横行皱襞为缠头皱襞,在乳头肛侧有纵行皱襞形成的小带,是寻找乳头的重要标志。乳头形态多数呈乳头型,其次为半球型及扁平型,少数可有特殊变异。副乳头通常位于主乳头右上方,相距约 2 cm,较主乳头小,通常无横行皱襞和小带。

在降部如果观察不到主乳头,应注意仔细寻找。短小无皱襞的乳头常被十二指肠皱襞遮盖,适当注气或用导管或切开刀挑起可疑的皱襞寻找。如果降部有憩室,乳头通常在憩室邻近,也可位于憩室缘上或憩室内,注意仔细寻找。肠内泡沫或黏液多时会影响辨认乳头,需要注水冲洗。

寻找到乳头后先不要急于插管,摆正乳头位置,开口与导管轴线一致是插管成功至关重要的第一步,也是后续诊疗成功的基本条件。可通过调整内镜上下左右旋钮,旋转镜身、推进或回拉内镜摆正乳头位置。调整好乳头位置后锁住内镜角度旋钮。

（二）乳头开口形态

大井将乳头开口形态分为 5 型。绒毛形:开口处由较粗的绒毛组成,开口不明显;颗粒型:开口部绒毛粗大,活动较频繁,常有色调改变;裂口型:开口呈裂口状;纵口型:开口呈纵形线状,有时呈条沟样;单孔型:开口呈小孔状,硬而固定。

胰胆管汇合形式分型。①分离型:又分为分别开口型和洋葱型。分别开口型在乳头表面可见到胆管和胰管分别开口,胆管开口位于左上方,胰管开口位于右下方(图 2-2A1);洋葱型开口部呈同心圆形构造,胆管在中心部,开口较小,胰管开口在两侧或下方(图 2-2A2);②隔壁型:胆管开口在上方,胰管开口在下方,中间有一层薄的隔壁(图 2-2B);③共同管型:最常见(图 2-2C),又分短共同管型和长共同管型,前者常见。

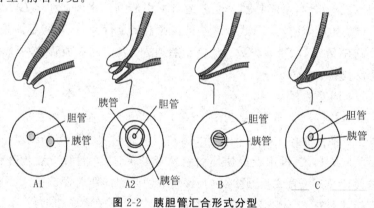

图 2-2　胰胆管汇合形式分型

A1.分别开口型;A2.洋葱型;B.隔壁型;C.共同管型

（三）胆胰管插管

将切开刀或导管经内镜工作管道插入,锁住抬钳器,待导管插入遇到阻力后放下抬钳器,推出导管准备插管。乳头插管主要采取导丝引导插管(WGC)、深插管和造影插管方法。多数研究认为WGC 可降低 ERCP 术后胰腺炎(PEP)风险。此外可避免胆道梗阻患者胆管内注入造影剂,但最终插管没有成功而发生胆管炎。

WGC通常用乳头切开刀和头端柔软的超滑导丝插管。切开刀插入乳头开口几毫米深度,用导丝插管;也可将导管先端靠近乳头开口不插入,单独用导丝插。插导丝要轻柔,最好由术者操作,以便更好感觉和控制导丝,不断调整方向,而不是让助手盲目插。导丝进入胆胰管时有阻力消失感,此时X线透视观察导丝沿胆管和胰管走行提示插入胆胰管。

深插管通常用切开刀经乳头沿胆管方向深插入,进入胆管后再插入导丝或造影,胆管深插管需要有一定的操作经验,尽量避免反复进入胰管。

造影法插管是在乳头切开刀或造影导管插入乳头开口后注入少量造影剂,在胆管或胰管末端显影后沿其走行方向插管或插入导丝。在乳头部位试造影时,不要用力推导管,易使括约肌变形或前端位置不正确,造成黏膜下注射造影剂引起局部水肿。在WGC法尝试失败时,注少量造影剂观察胆胰管末端走行方向,有利于插管,所以在WGC困难或失败后经常会追加造影法。造影插管要尽量避免反复胰管显影。

1.胆管插管

选择性胆管插管:沿11～12点方位由下向上插管(图2-3)。胆管括约肌是先向上再水平走行,切开刀插管时要收紧切割钢丝,呈弓状向上插入,再用上旋钮使内镜接近乳头,进入胆管口后松开钢丝使切开刀呈直线状,此时插入导丝或切开刀向胆管深部插入。胆管括约肌有N形和反L形,这两种走行插入导丝或导管困难,需要注入少量造影剂,按其走行插入导丝。口侧隆起的方位标志着胆管括约肌走行方向,隆起的皱襞长、扭曲或乳头插管移动性大时插管困难。要利用内镜上下左右旋钮,旋转镜轴及使用抬钳器等方法精细调整导管,以口侧隆起为方向进行插管。常规胆管插管不成功,可采用胰管留置导丝胆管插管,针状刀切开或胰胆管间隔切开等预切开方法。

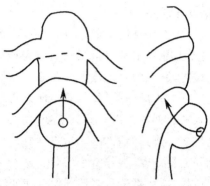

图 2-3 胆管插管方向

2.胰管插管

胰管插管在乳头开口垂直方向沿 1～2 点方位插管(图 2-4)。胰管插管时内镜先端弯曲角度小或接近平直状态,距离乳头近有利于胰管插管。插管不顺利时可以轻微改变方向和位置。用切开刀插管时几乎不需要拉紧切割钢丝。乳头开口向下不利于水平插管时,可在导管先端接触乳头开口时利用抬钳器有利于顺应胰管轴向插管。

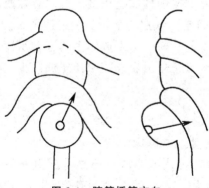

图 2-4 胰管插管方向

三、造影及摄片

造影前摄以胆胰为中心平片,以备需要时做对照。有时在 X 线平片可见到胆管或胰腺区域阳性结石、胰腺钙化、胆道气体等表现。

(一)胆管造影与摄片

插管成功后,导管内充满造影剂(排出气泡)在乳头开口处缓慢注入,透视仔细观察胆总管末端包括括约肌有无狭窄或结石等异常所见,要防止结石进入肝内胆管造成取石困难。在胆管近端(肝侧)注造影剂可防止结石进入肝内胆管,但观察胆总管远端小结石或括约肌效果差。注入造影剂的量以观察到病变为目的,不宜过多注入造影剂。造影剂量多会遮盖结石等病变,发生"淹没"现象。造影可显示胆管狭窄或隆起性病变,根据其形态特征进行诊断。发现病变应及时影像采集或摄片,怀疑镜身遮挡部位有病变时要调整 C 型臂投射角度或移动镜身,以免漏诊。

对化脓性胆管炎者胆管减压后再少量缓慢注入造影剂,重症胆管炎尽量不造影,先 ENBD 为上策,必要时可注入气体观察胆管情况。肝门部胆管或肝内胆管狭窄者应在导管越过狭窄并抽出胆汁减压后再行造影,之后要进行胆管引流。

(二)胰管造影与摄片

诊断性胰管影像应该显示胰尾部主胰管和二级分支胰管,因胰管腔小,应在透视下缓慢推注造影剂。要注意控制注射压力,压力大可引起分支过度充盈或腺泡显影。注射压力大,速度快,量多,反复造影,都容易发生 PEP。如果造影主胰管显示短小,不要盲目加压造影,应考虑到胰腺分裂症或胰腺体尾部缺损的可能,必要时行副乳头造影。

四、影像阅读

(一)胆管胆囊正常影像

良好的胆道系统造影能清楚地显示肝内外胆管、胆囊管和胆囊。正常胆管影像管腔光滑,过渡自然,无狭窄、扩张,无充盈缺损等异常所见。大藤标准正常胆总管、肝总管直径 $4 \sim 9$ mm,右肝管 $3 \sim 6$ mm,左肝管 $4 \sim 7$ mm,胆囊管直径 $2 \sim 5$ mm。因造影剂压力的影响,通常胆总管 $\geqslant 12$ mm 为扩张。

胆囊从胆囊管移行部到胆囊底部的纵轴线上垂直分为 3 等份,

划分为颈、体和底部,胆囊大小可受造影剂压力的影响。胆囊管呈螺旋状,肝总管与其汇合为胆总管,此部位称三管汇合部。胆囊是否显影受造影压力的影响,胆管扩张明显者一般剂量造影剂胆囊可以不显影。如果肝内三级分支胆管显影而胆囊未显影,提示胆囊管闭塞。

(二)胰管正常影像

主胰管(Wirsung 管)分头、体及尾部,正常主胰管影像管壁光滑,从头部至尾部逐渐光滑变细,可显示胰管分支像,胰头部主胰管分出副胰管,开口于副乳头。主胰管一般从胰头部至尾部向左上方走行,分上升型、水平型、Sigma 型、逆 Z 字形及下行型等,上升型多见,占 60% 左右。主胰管直径正常上限值头部 5 mm,体部 4 mm,尾部 2 mm;副胰管直径<2 mm,分支胰管<1 mm。尾侧主胰管直径超过头侧胰管,即使直径在正常范围内也属异常。造影时胰头部与尾部主胰管分支容易显影,体部分支少。造影压力大时腺泡可显影,此时在胰腺区域呈现云雾状影,因为容易发生胰腺炎,应避免这种情况发生。

(三)胆管异常影像

1.胆管充盈缺损

(1)胆管壁充盈缺损像:充盈缺损像固定、不移动,胆管壁不连续。可见于胆管癌或腺瘤(图 2-5),常伴胆管狭窄。

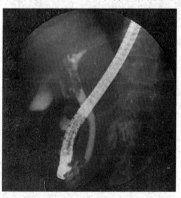

图 2-5　胆管腺瘤,肝总管充盈缺损

（2）可移动的充盈缺损：如结石、血凝块、黏液、寄生虫、瘤栓和气泡。

结石：形态呈圆形、椭圆形及多边形等，轮廓清晰，多数可移动（图 2-6）。

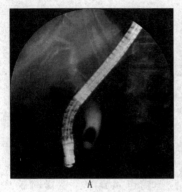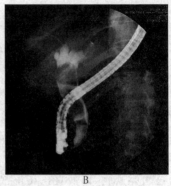

图 2-6　胆总管结石

A.胆总管单发结石；B.胆总管多发结石

血凝块：多为不规则形状，大的血凝块可充满胆管，有移动性及形态变化，可有血性液流出，用器械取出可证实，疾病致胆管内血凝块常伴肿瘤。

黏液：为管腔内形态不固定的充盈缺损像，边界模糊不清，如"云雾状"，见于胆管内黏液性乳头状瘤（图 2-7）。

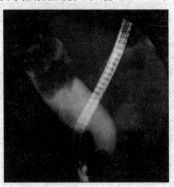

图 2-7　胆管内黏液性乳头状瘤，黏液形成充盈缺损

寄生虫：蛔虫为条状的、边界清楚光滑的充盈缺损，也可盘曲成团。肝吸虫虫体汇聚成团时可在胆管内形成棉絮样充盈缺损，存在肝内胆管时胆管壁可类似串珠样不光整。

瘤栓：多位于肝门部胆管，形态不规则，边缘清楚，质软，触之可轻度变形。

气泡：可单一或成串、成簇，圆形或椭圆形，易变形，并可见分裂、融合等形态变化，向高处移动。

2.胆管狭窄、中断和扩张像

狭窄可发生于胆管系统任何部位，常见壶腹部～肝门部胆管，肝内胆管狭窄少见。胆管中断像为严重狭窄的结果，即造影剂不能通过狭窄，也可为损伤造成的胆管完全中断（图 2-8）。胆管狭窄通常都伴有胆管扩张。狭窄主要见于恶性疾病，良性狭窄相对少见，狭窄可来源于胆管或胆管周围病变。

恶性狭窄多有狭窄段不整、僵硬感，也可呈细线状或偏心性狭窄，常伴胆管突然扩张（图 2-9）。恶性疾病所致胆管中断常为突然截断，也可呈鼠尾样或不整形中断。恶性狭窄主要见于胆管癌、胰腺癌、肝癌、胆囊癌、胆管旁转移癌等，肝门部胆管恶性狭窄见于胆管癌、胆囊癌及肝癌；肝内胆管恶性狭窄见于肝内胆管癌和肝癌等。

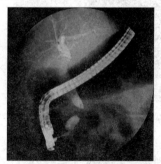

图 2-8　胆切术后胆管损伤，胆管中断

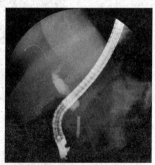

图 2-9　胆管癌

胆管良性狭窄光滑，伴缓慢胆管扩张，或局限型环周狭窄及多发狭窄。主要见于胆道损伤，慢性胰腺炎（图 2-10），肝移植术后，炎性狭窄及硬化性胆管炎等(图 2-11)。

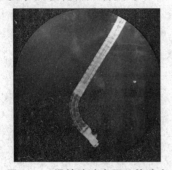

图 2-10　慢性胰腺炎胆总管狭窄

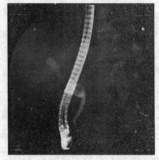

图 2-11　胆总管结石,继发性硬化
性胆管炎,胆总管狭窄

　　胆管狭窄伴胆管囊状扩张见于胆总管囊肿(图 2-12),肝门部或肝内胆管良性狭窄见于肝内胆管结石和 Caroli 病。结石所致狭窄或中断见于结石嵌顿或 Mirizzi 综合征。

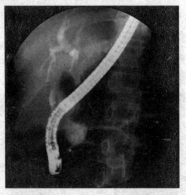

图 2-12　先天性胆总管囊肿Ⅰ型
胆总管远端狭窄,胆总管囊状扩张

　　肝外胆管全程扩张至胆总管远端提示病变在乳头部位,可见于乳头癌,Oddi 括约肌功能障碍(SOD)或乳头狭窄。乳头癌常伴有胰管扩张,呈双管征,常有胆总管远端不整或隆起,ERCP 时镜下所见加活检可确定诊断。SOD 或乳头狭窄造影显示括约肌扭曲、狭窄,括约肌压力测定(SOM)常有基础压力升高>5.3 kPa(40 mmHg)。

胆总管结石有时胆管全程扩张,可能为伴有 SOD。肝内胆管扩张常见于肝门部胆管肿瘤,肝内胆管结石,Caroli 病,手术损伤性狭窄等。胆管显著扩张主要见于胆总管囊肿和胆管黏液性乳头状瘤。

3.其他异常所见

(1)胆管受压和移位:胆管周围病变如肿瘤、囊肿外压或浸润病变可使胆管发生移位。在胰管狭窄病变水平胆总管向胰腺方向成角移位(伴胆管狭窄和扩张)是胰头癌特征性所见。肝总管局限型光滑的压迫像主要为周围血管或淋巴结所致。

(2)造影剂外溢:见于胆管漏(瘘),造影剂从胆管外溢,多见于医源性胆道损伤和胆道外伤。

(3)胰胆管汇合形态异常:胆胰管在十二指肠壁外汇合称为胰胆管汇合异常,通常共同管长度>15 mm。但共同管长度取决于胆总管穿入十二指肠的角度,有时汇合异常共同管长度可<10 mm。要注意转动患者体位,观察清楚汇合位置,以免胆胰管影像重叠造成假象。胰胆管汇合异常分为 3 型:①B-P 型,胆管汇入胰管,常伴有胆总管囊肿;②P-B 型,胰管汇入胆管;③复杂型,汇合结构特殊或复杂,不能判定分型。

(四)胆囊异常影像

胆囊异常影像主要是充盈缺损像,其次是胆囊形态和胆囊管异常。

胆囊内单发至多发可移动的充盈缺损是结石的特征,结石大小不等,甚至充满胆囊。立位胆囊内造影剂上方结石漂浮带见于胆囊泥沙结石。

胆囊壁上固定的充盈缺损像常见息肉,主要为胆固醇性息肉,可单发或多发,单发的多数有蒂,呈桑葚状或草莓状。单发广基底或分叶状常为腺瘤,观察息肉形态薄层造影或转换体位在切线位可观察到息肉基底部情况。息肉>1.0 cm 恶性可能性大,通常需要胆囊切除。胆囊壁上充盈缺损像形态不整、广基底及>2 cm 常提示为胆囊癌。

平片胆囊壁全周钙化为瓷器样胆囊,胆囊癌发生率高。胆囊明显增大或萎缩见于胆道梗阻或胆囊炎,胆囊形态异常如呈葫芦形为先天性变异;胆囊有时移动性大为游离胆囊,少数可发生胆囊扭转。显影的胆囊区域外呈囊状或小憩室状向胆囊轮廓外突出[壁内囊泡状扩张的罗阿窦(RAS)内造影剂潴留]为弥漫型胆囊腺肌瘤病的特征。

胆囊管的异常像有胆囊管低位汇合或胆囊管扩张,胆囊管阻塞胆囊不显影常见于胆囊颈、管结石或胆囊癌。

(五)胰管异常影像

1.胰管狭窄

主胰管狭窄常见于慢性胰腺炎、胰腺癌及自身免疫性胰腺炎。狭窄通常伴胰管扩张,狭窄处光滑或不整以及狭窄段长短难以鉴别良恶性。恶性狭窄多为单发、突然狭窄,狭窄远端(下游)胰管正常,狭窄处分支胰管像消失,伴尾侧端胰管均匀扩张。良性狭窄炎症常为多发,缓慢狭窄,狭窄下游主胰管或分支胰管扩张,狭窄处可见分支胰管,尾侧端胰管不规则扩张。自身免疫性胰腺炎主胰管细,狭窄段长,狭窄处见胰管分支像,狭窄的尾侧端多数胰管扩张不显著,常伴胆管狭窄。

2.胰管中断

主胰管中断是非常重要的所见,首先考虑胰腺癌,其次可见于慢性胰腺炎,胰石,胰腺囊肿等,另外先天性胰管变异、气泡等其他因素也可引起中断像,需要鉴别。判定胰管中断至少二级分支胰管显影是必要的条件。胰管变细后笔尖样中断或突然断裂主要见于胰腺癌;中断处呈杯口状为胰石或空气所致;胰管突然中断伴造影剂外溢见于胰腺外伤。

造影剂剂量不足、胰管逆 Z 走行、胰胆管汇合异常等也可呈"中断像",但中断处显影不清楚有助于鉴别。胰腺分裂症、胰腺体尾部缺损或发育不全时主胰管短,末梢呈树枝状或马尾状,应注意鉴别。

3.胰管扩张

(1)主胰管扩张:主胰管扩张有不规整扩张、均匀性扩张。其中不规整扩张反映胰腺实质细胞破坏和间质纤维化,是慢性胰腺炎特征性所见。均匀性扩张或呈串珠状是狭窄基础上尾侧胰管高压所致表现,可见于乳头部肿瘤和胰腺癌。主胰管高度扩张,其内有不整形充盈缺损像提示导管内乳头状黏液性肿瘤(IPMN),乳头开口有黏液流出对诊断更有意义。

(2)分支胰管扩张:分支胰管呈小囊状不规则扩张是诊断慢性胰腺炎的主要依据。分支胰管显著扩张见于分支型或混合型IPMN。

4.胰管内充盈缺损像

胰管内充盈缺损像见于胰石、黏液性物质、隆起性病变和空气等。

5.造影剂异常积聚

造影剂从胰管溢出形成囊性积聚主要见于胰腺囊肿及囊性肿瘤。外伤胰漏时可见造影剂从胰管溢出,无固定形态。

6.胰管形态变异

经主乳头造影主胰管短,末梢呈树枝状或马尾状,副胰管显影为先天性胰腺体尾部发育不全,或不完全性胰腺分裂(主副胰管之间有交通),如果不显影见于完全性胰腺分裂症和胰腺体尾部缺损。此时经副乳头造影,如背侧胰管达胰尾部可诊断为胰腺分裂症。头部主胰管或其分支向十二指肠方向呈环形伸出,完全或部分包绕十二指肠降部提示为环形胰腺。

第三节　结肠镜检查

一、概述

电子结肠镜检查是目前诊断大肠疾病特别是大肠癌及癌前病变的首选方法。它可以清楚观察大肠黏膜的细微变化,如炎症、糜烂、溃疡、出血、色素沉着、息肉、癌症、血管瘤、憩室等病变,其图像清晰、逼真。此外,随着内镜技术的进步和相关配件的研发,既可以通过肠镜的器械通道送入活检钳,取标本组织进行病理检查,也可进行镜下息肉切除、止血、病灶标志物定位和特殊染色处理等。

由于结肠是弯曲的管道,乙状结肠-降结肠移行部、脾曲、肝曲弯度陡急,乙状结肠以及横结肠系膜较长,富于弯曲又有很大的伸展性,因此,结肠镜检查的难点在于插镜。目前,结肠镜插入技术分为两种,一种是在我国广泛采用的双人操作法;另一种为单人操作法,由美国学者 Waye,Shinya 于 20 世纪 70 年代后期先后创立的方法,也是近年来在国外被广泛采用的结肠镜检查技术。单人操作法在对患者进行结肠镜检查过程中,检查者为一个人,左手控制角度、送气/水和吸引,同时右手插入及旋转内镜,遵照不使肠管过度伸展的原则,通常是一边进行肠管的短缩化,一边插镜。单人操作法历经20 余年的实践,不断改进并逐步完善了操作理论及技巧,操作方法已臻成熟。目前在欧美国家早已全面推广;在日本,20 世纪 80 年代初在几位单人操作法先驱者的推广下,克服各种阻力,目前近 95%的内镜医师采用此法;在我国,随着近年来国际及国内内镜会议上越来越多的单人操作法演示推广,广大内镜医师尤其是青年医师已认识到该法的优越性,在普及率较高的广东地区,2013 年调查表明采用单人操作法的医师人数占 86%。目前该法在全国范围已得到了广泛采用。本章主要介绍结肠镜单人操作法。

二、适应证与禁忌证

(一)适应证

(1)原因不明的腹泻、腹痛、便血、黑便、大便检查潜血阳性、大便习惯改变、腹部包块、消瘦、贫血,怀疑有结肠、直肠、末段回肠病变者。

(2)钡灌肠发现有肠腔有狭窄、溃疡、息肉、癌肿、憩室等病变,需取活检进一步明确病变性质者。

(3)原因不明低位肠梗阻。

(4)转移性腺癌,寻找原发病灶者。

(5)溃疡性结肠炎、克罗恩等病的诊断与随访。

(6)需要行内镜下治疗者。

(7)大肠癌高危人群普查。

(8)大肠癌及大肠息肉术后复查等。

(二)禁忌证

结肠镜检查禁忌证很少,多属相对禁忌证。患者如有以下禁忌证,但如有临床需求,在充分评估病情,与患者及家属沟通并做好知情同意后,在做好严密监护和急救准备预防措施情况下,仍可进行检查。

(1)肛门、直肠严重狭窄、肛周脓肿、肛裂。

(2)急性重度结肠炎,重度放射性肠炎。

(3)腹腔内广泛粘连者。

(4)癌症晚期伴有腹腔内广泛转移者。

(5)急性弥漫性腹膜炎怀疑消化道穿孔者。

(6)严重腹水、妊娠妇女。

(7)严重心肺功能衰竭、严重高血压、脑血管病病变、精神异常及昏迷患者。

三、术前准备

(一)肠道准备

肠道准备的好坏,在很大程度上决定了结肠镜检查的成败。良好的肠道准备,应从饮食以及清洁肠道两个环节进行。

1.饮食准备

检查前嘱患者进食低脂、细软、少渣的半流质以及流质饮食,避免进食青菜、水果等富含纤维素不易消化食物。检查当日早餐应禁食,如不耐饥饿者可饮糖水或静脉注射50%葡萄糖。

2.清洁肠道

目前国内肠道准备方法和药物众多,存在地区差异,根据中华医学会消化内镜学分会大肠学组制订的《中国消化内镜诊疗相关肠道准备共识意见》,建议采取如下方式进行肠道准备。

(1)聚乙二醇电解质散(PEG):国内外目前最推荐的肠道清洁剂。用法:在内镜检查前4～6小时,服用2～3 L PEG等渗溶液,每10分钟服用250 mL,2小时内服完,直至排出清水样便,可以不再继续服用。如排便性状达不到上述要求,可加服PEG溶液。对于无法耐受一次性大剂量PEG清肠的患者,可考虑分次服用方法。

(2)硫酸镁:国内常用制剂,由医院配制。具有饮用水量少、依从性好、价格便宜的优点,在国内应用较普遍。用法:在内镜检查前4～6小时,硫酸镁50 g稀释后1次性服用,同时饮水约2 000 mL,大多数患者可以完成充分的肠道准备。建议患者在清水样便时,可以不再继续饮水。注意硫酸镁浓度过高有导致脱水、高镁血症的等风险。

(3)磷酸钠盐口服液:具有饮水量少、患者依从性好等特点。方法:分2次服用,每次间隔12小时,可在内镜检查前一天晚上6点和内镜检查当天早上6点各服一次,每次标准剂量为45 mL,用750 mL水稀释。建议患者在可耐受的情况下多饮水,直至出现清洁水样大便。但应注意患者可能出现的不良反应:低血容量、电解质紊乱、磷酸盐相关肾病等。

(4)中药:国内常用制剂为番泻叶或蓖麻油,在某些单位尚作为肠镜前的肠道清洁药物。番泻叶引起腹痛、腹胀等不良反应较常见,而且有时会导致肠黏膜的炎症改变。方法:检查前晚用番泻叶20 g＋400 mL开水浸泡30分钟饮服,也可以加番泻叶20倍水量,80 ℃水温浸泡1小时;蓖麻油一般于检查前6～8小时服用,一般在服药后0.5～1.0小时开始腹泻,持续2～3小时。

(5)其他肠道清洁剂:复方匹可硫酸钠属刺激性泻药,直接作用于肠黏膜而促进肠道平滑肌的收缩,并增加肠腔内液体分泌,产生温和的缓泻效果,与镁盐组成复方制剂可用于肠道准备。既往甘露醇溶液也用于结肠镜前的肠道准备,属高渗性泻剂,可于30分钟内口服10％甘露醇溶液1 000 mL,但因肠镜下电凝或电切会引起气体爆炸风险,目前已不建议用于结肠镜治疗。

(二)操作者准备

(1)术者应详细了解病史,认真阅读既往相关检查报告。

(2)向患者说明诊疗目的以及整个诊疗过程,消除患者恐惧心理,取得患者配合。

(3)了解肠道准备过程中患者饮食状况,了解肠道准备后的排便状况,以患者排除淡黄色透明水样便为准,方可进行结肠镜诊疗。

(4)严格掌握适应证和禁忌证,对有相对禁忌证的患者必须做结肠镜诊疗的情况下,应请心血管专科以及麻醉科医师会诊,协助做好临床监护。

(三)器械准备

在结肠镜诊疗前,调试好内镜设备图像,注气注水是否通畅,内镜弯脚钮是否可到达正常位置,检查相关诊疗配件如活检钳、圈套器、染料是否配齐、高频电设备是否运转正常等。

四、操作技巧及步骤

(一)结肠镜检查基本技术

结肠镜单人操作法要求术者在操作过程中使手部动作能够准确无误地传递到内镜的前端,随心所欲地进行操作并观察到肠腔内每一个部位。另外,只有能够随意地控制病变处与内镜之间的距离,并保持适当的间距,才能够进行充分并仔细地观察病变,并能对准病变拍摄清晰的照片。在腺管开口类型放大观察时,如果无法保持适当的距离则对不准焦点,得不到准确信息。另外,在内镜治疗过程中,如果不能随意地控制内镜的前端,让其毫无阻碍地接近病变,那么这种内镜的治疗本身就存在着危险性。因此,熟练的技巧极为重要,技巧总结如下。

1.缩短肠管与取直镜身

在内镜插入过程中,保持内镜镜身呈相对直线状态,避免使肠管伸展,在缩短肠管的同时推进内镜,这是结肠镜得以顺利插入的基本要领。如果能够保持内镜镜身的直线状态,就可以直接将手部动作传递到内镜的前端而无需任何多余动作。一般来说,这种边保持直线镜身和缩短肠管,边插入镜身软管的"镜身取直缩短肠管法",是可能完全控制内镜的大肠插入法的基础。将内镜插入弯曲的肠道,内镜镜身会出现一些暂时的偏离现象,必须不断地将偏离的镜身纠正到直线状态。尽可能避免在镜身偏离状态下继续插入。

为了让肠道缩短后再插入内镜,最重要的一点在于随时随地拉回内镜。在弯曲处,如果用力推入内镜,可以使肠管伸展成襻,如果继续向前推进,患者势必疼痛明显,而且在下一个弯曲处会比上一次更疼。而镜身不断地在偏离状态下推进会使插入越来越困难。在弯曲处适当地调节肠腔内气体量(气体要少)和退镜操作,易使角度直线化(锐角转钝角)。在结肠镜插入时,弯曲的消除方法是操作成功的重要因素之一。在弯曲处,按照镜身取直缩短法的原则,将伸展的肠管缩短到最短程度,并保持镜身的直线状态,尤其是在肠道容易弯曲、伸展的乙状结肠和横结肠处更应如此。

2.内镜的自由感

内镜操作的自由感是指在肠镜操作过程中,当右手的动作准确地传递到内镜前端时的一种内镜操作时的感觉,通过内镜的自由感可以确认镜身是否保持了直线状态。具体地说,如果右手将内镜推进 1 cm 则前端向前 1 cm,如果退出 1 cm 则内镜的前端就倒退 1 cm,如果旋转 10°角则前端就旋转 10°,这是一种完全没有阻碍感觉的状态。如果形成襻曲,则自由感就会消失。另外,即使没有襻,如果有扭曲的现象,也会导致同样的后果。

3.Jiggling 技术(快速往返进退内镜)

通过轻微地前后移动来确认内镜的自由感,同时还可以调整一些轻度弯曲和扭曲。而运用 Jiggling 技术可以使冗长的肠管缩短和直线化。操作要领:将内镜退回数厘米,消除肠管的过度伸展,在这种状态下,前后迅速移动内镜,通过反复操作使肠管得以收缩套叠在取直的镜身上。此方法适用于任何将肠管缩短、直线化的情况,但必须抽出肠内过多的气体,使肠管恢复柔软和收缩功能。

4.回转复位

无论需要多大角度,如果将镜身向右方旋转180°,再向左方旋转180°,按道理应该是能够覆盖360°的范围。而实际上也很少需要如此大的角度,由于旋转度与角度操作相配合,即使再大的弯儿也能越过。旋转操作就好像操作汽车方向盘一样,需要注意的是旋转后要立刻转回一些。

5.右手握持内镜距离适当

握持镜身的位置距肛门不宜过近。应保持在距肛门20～30cm的地方,这样便于保持镜身的直线状态。另外,还有一个好处就是可以以肛门为支点利用杠杆原理,这样不需要用很大的力,就可以轻松地移动内镜的前端。如果握持内镜的位置距离肛门过近,内镜则难以旋转。

(二)单人操作法的插入技巧

1.保持适当距离

适当保持肠管壁与内镜前端之间的距离极为重要。如果距离太近,则眼前一片模糊,不知是身在何处,但如果过度退镜又会把内镜拔出来。遇到这种情况,应保持一定的距离,应缓慢退镜至前端不退出的位置,保持足够的距离,再慢慢地一点一点地推进内镜。当穿过肠壁的皱褶后,向管腔走行的方向稍稍旋转内镜,即可插入前方的肠管。由此可以看出保持适当的距离是内镜插入的先决条件。

2.旋转镜身与角度的协调操作

内镜向左右方向的转动,主要由右手转动内镜镜身软管来完成。调角度钮使内镜前端向上或向下,如果再加上旋转镜身,前端便可以左右转动。当插入到乙状结肠,肠管处于弯曲状态,看不见前方肠腔时,应向上打角度并向右旋转镜身,再稍稍向后拉便可看见肠腔。当然除此以外,还存在着其他的组合方式,但是,尽可能采取这种基本方式。从脾曲部向横结肠插入时,因肠腔位于左侧,其基本方式与此正相反,即向上调角度并向左旋转镜身,再稍稍后拉。

旋转度与角度的关系:让患者朝左侧卧,插入内镜后,如果不旋转内镜镜身只是向上打角度,则前端会转向患者的右侧。如果向右侧旋转内镜,则前端会经过腹壁侧转向患者的左侧。相反,如果向左旋转则前端就会从背部转向左侧。例如直肠-乙状结肠交界部(直乙交界部),肠道的走势一旦从直肠转到背部然后通向患者的左侧,则此处的插入手法是从中间状态向上打角度并向左旋转90°,便进入直乙交界部,如果再向左转90°,则丝毫不使直乙交界部伸展,内镜就能够插入乙状结肠。通常在检查中要求医师们按照大肠的走势来协调转度与角度的操作。

3.吸引

当插入内镜时通过吸引来减少肠腔的气体量,常使肠管向肛侧收缩,形成相对地插入是重要的操作之一。抽出肠内气体,伸长的肠管便会自然收缩,像手风琴风箱样套叠在镜身上,视野中可见内镜向肠腔深处推进;从而不仅使内镜的相对插入成为可能,而且是贯穿观察、处理、检查等方方面面都有着重要意义的操作。通过吸气收缩肠管使内镜前端接近要通过的皱褶处,并穿越急峻的弯曲部位,是镜身取直缩短法重要的操作之一。当内镜前进到脾曲、肝曲已看见内腔却难以前进时,通常通过吸气使肠管缩短,过锐的弯角变为钝角,可以较容易地推进内镜。

在操作过程中应尽可能避免过多充气,过多的空气将会使肠管伸展,而出现了锐角弯曲。所以首先应在弯曲处的肛侧充分地吸气。由于吸气而使内腔彼此靠拢。与此同时肠管短缩并相对变直,从而取得了与推进内镜相同的效果。

4.变换体位与手法推压

多数情况下,患者始终以左侧卧位姿势将内镜插到盲肠。但是,如果乙状结肠-降结肠交界部(乙降交界部)、脾曲、肝曲等部位的弯曲程度很锐时,更换患者的卧姿常会十分奏效。它可以利用重力作用改变肠管的走行方向,使内镜的插入操作顺利进行。哪个方向的卧姿能使肠管弯曲部的角度增大(锐角变为钝角),就取哪个方向。内镜到达各部位时患者应采取的体位一般是到达脾曲之前保持左侧卧位;脾曲至横结肠中央部改为右侧卧位;自横结肠中央部至升结肠末段取左侧卧位;从升结肠末段到盲肠之间选择左侧卧位或仰卧姿势是最合理的体位。但基本上保持左侧卧位的姿势就足够了,更换卧姿的方法对肠管较长且弯曲过度的患者是极为有效的方法之一。

少数肠管过于迂曲、冗长,或有肠粘连时,变更体位也很难使锐角弯曲转为钝角,此时由助手在受检者腹部相应部位进行推顶按压手法常能立竿见影,顺利通过。然而,这种防襻、解襻的手法是凭经验、手感操作的,常要花费很大力气、很长时间才可能成功;这种手法如在荧光透视下进行,可在较短时间内轻松地完成;但有受曝 X 线的危害。

(三)大肠不同部位的通过方法

1.直肠-乙状结肠交界部(直乙)的通过方法

于直乙部调角度向上,再向左旋转镜身多可越过皱褶,随即于右侧发现第二个皱褶,此时向右旋转进镜便可进入乙状结肠。

于直乙部位推进结肠镜将其前端送入乙状结肠后,会使乙状结肠伸长,导致插入困难。通常是在内镜进入乙状结肠前的直乙部位就开始进行缩短肠管,充分抽出空气,退拉结肠镜,并进行镜身取直缩短的操作。

如因肠粘连等原因难以通过直乙部位时,可变换成仰卧位以改变肠管的走行和肠内积气的位置,使结肠镜容易插入。一旦遇到充分退拉内镜并在抽出肠内气体后仍不能越过直乙部位时,可以在确认肠管走行方向,看清黏膜的前提下弯曲的内镜前端在肠壁黏膜上滑进。此种滑进技术有一定危险性,应谨慎操作。

2.乙状结肠、乙降交界的通过方法及要领

(1)回转穿行术:采用角度操作、旋镜和抽吸空气法通过弯曲明显的部位后,下一皱褶通常位于相反的方向。因此,在越过一个弯曲部后立即采取调角度和旋镜操作,并有节奏地对准其反方向,就能高效率地越过皱褶部分。这种方法是在管腔中接近直线地曲线推进,走最短距离,将皱褶一一推开前进,也称之为回转穿行技术(或蛇行通过技术)。同时注意肠道气体量的调节,并保持内镜与黏膜间的最佳距离,即内镜前端不要碰到弯曲部正面的肠壁,且同时能越过时,要抽出肠内气体,使弯曲的肠管缩短变直,退镜时内镜又呈直线状态。然后在下一段管腔出现之前开始调角度、转动镜身,反复回转穿行技术操作,便可通过乙状结肠。角度操作及旋镜操作都应小心轻柔,勿用力过大过猛。

(2)右旋短缩技术:右旋短缩技术是指一边有意识地退拉内镜一边右旋内镜,使乙状结肠缩短直线化过程中插入结肠镜。在不断地右旋内镜的同时不断退镜,可以在乙状结肠几乎不伸展的状态下到达乙降交界部,顺利插入降结肠,尤其是部分医师在刚开始进行肠镜单人操作时,如不注意右旋短缩技术,将会在乙状结肠形成襻曲,而此时则应采用右旋镜身,并同时向后退镜,可将绝大部分的乙状结肠襻曲解除并形成镜身相对直线状态。

在稍微用力把内镜的前端推至乙降交界尽头的状态下,向右旋转内镜,缩短乙状结肠并使之直线化。这种方法总称为右旋技术。这种方法在多数情况下采用字面所表示的右旋方式实现结肠缩短和直线化,但有时也在内镜镜身形成襻曲的状态下利用左旋方式将肠管变直,有时还可根据具体情况采用右旋、左旋交相使用的方式。

在肠镜插入过程中,尤其在乙状结肠通过后或脾曲通过后,约有60%的插入结襻,而右旋缩短技术在此时的应用极为重要,通过右旋镜身及向后退镜,可使绝大部分结襻消除并取直镜身。

(3)脾曲通过方法:内镜达脾曲时的直线长度一般为40 cm。这时,可从内镜镜身的自由感,实行肠缩短操作时内镜插入的长度确认是否已深入脾曲。然后,尽量抽吸肠管内的空气吸住右侧的内腔,并立即左旋内镜。横结肠的内腔呈三角形,如能确定那是一个无皱褶交叠的年轮状直线状清晰的内腔,就可以认定是横结肠。

如果横结肠的内腔清晰可见,但无论怎样推进内镜也不能使其接近横结肠,或退回很远的时候,可以试行以下各种方法:①充分向后拉内镜以免乙状结肠打弯或形成襻曲,使肠管伸直,缩短;②让患者变换体位,仰卧较之左侧卧,右侧卧较之仰卧更易插入;③请助手协助按压患者腹部,这是为了防止乙状结肠打弯,通常从患者右下腹部向脐下部按压;④有条件选用可变镜身软管硬度的电子结肠镜,防止过脾曲时乙状结肠段镜身弯曲。

(4)横结肠通过方法:横结肠的内腔呈三角形。在这个部位上,大多数情况下只要推进内镜其前端便不断前进,或采用相对插入法,即一边抽吸肠内气体内镜便可自动前进。如果过长,常因横结肠下垂在中央部形成锐角的弯曲。可采取左旋内镜同时向后退镜的操作。

(5)肝曲通过方法:肝曲部可以通过肝脏透过肠管壁显现出来的所谓的"蓝斑"来确认。内镜头端到达肝曲后,最重要的就是抽气和充分地退镜操作。通过抽气使肠管充分缩短并退镜,在肠管发生缩短后,调整角度和旋转操作。多数情况下,调角度向上并右旋镜身,或者调角度钮向下,勾住升结肠回拉内镜,即可以插入升结肠。如因乙状结肠或横结肠弯曲结襻,致内镜的前端无法前进时,请助手按压患者腹壁是比较奏效的方法。通常按压的部位是脐部,或从脐部向剑突、肋弓方向推顶。以抵御结肠的下垂,减轻下垂角和肝曲的锐角。

(6)升结肠至盲肠:通过肝曲之后,多数情况是内镜的前端刚一出现在升结肠,很快就会到达盲肠。如果在升结肠的途中只差一步就到达盲肠而不能前进时,尽量抽出升结肠内的气体,常常会逐渐靠近盲肠。另外,和通过肝曲一样,按压患者腹壁也是非常奏效的。如果在通过肝曲时,患者是仰卧位的话,让患者改成左侧卧位,内镜多半会顺利到达盲肠。

确认内镜是否到达盲肠,必须看到回盲瓣和阑尾的开口。内镜前端到达盲肠后,让患者换成仰卧位。可以使积存在盲肠部分的液体流向升结肠,使之容易确认回盲瓣和阑尾开口,从而能够清楚地观察盲肠的整体形态,也利于进入回肠。

(7)通过回盲瓣口进入回肠:为了观察回肠末段必须通过回盲瓣口。主要要领包括拉直镜身(距肛门 70 cm 左右);看清瓣口(口朝侧壁或微朝肛侧),对准进镜,若反复不进,助手推挡于盲肠部;看不见瓣口(多口朝盲端),调头端≥90°,从阑尾口贴着肠壁退向回盲瓣中部,往往可以跻进瓣口,在逐渐放松头端角度的同时,推进镜身便可进入回肠,但常需反复多次。

五、注意事项

(一)送气和吸引

在插入过程中应始终记住送气不要过量,送气过量会使肠过度扩张,导致肠管弯曲的部位形成锐角,并且送气过多会引起肠管扩张给患者带来痛苦,致使肠管缩短操作困难。当肠管急峻弯曲插入困难时,为了寻找肠腔而不断送气,常常会导致深部的肠管发生更为强烈的弯曲和扭曲。送气过量会使患者的肠管像一只吹足了气又被扭曲的气球。最后使操作医师陷入难以操作进镜的地步。送气量只要能达到使医师从黏膜皱襞方向判断出肠管的走向的程度即可。在操作不顺利时,反倒应该多使用空气抽吸法和向后退镜法,或者用手按压腹部和变换患者体位的方法为好。但送气量过少,对整个肠管的弯曲程度和正确的走向是难以判断的。

(二)旋转和角度的协调操作

右手旋转(旋转操作)、进退内镜与左手的角度操作之间的协调非常重要,犹如驾驶汽车进行右转弯时,向右转方向盘后随即向左转回是非常重要的。例如,通过直乙和乙降交界部之间的肠管时,就应该将内镜镜身与肛门至左前方乙降交界部之间的肠管轴保持一致,并且在右旋内镜的同时缩短肠管。但不可过分右旋内镜,以免造成偏离肠管轴。必须有这样的概念,应在不知不觉中旋回中间状态。

（三）肠缩短操作

就旋镜与角度操作的协调过程而言，与上消化道内镜的操作有相同之外，但与以推进内镜为主的上消化道内镜插入法不同的是，退镜操作十分重要。对初学者来说这一概念必须牢记心头。正确的做法是，向后退镜的同时缩短肠管。如果在容易伸长的肠管内只是一味向前插入的话，就很容易形成弯曲或襻曲，内镜将难以插入。

（四）推进操作的位置确认

对于初级者来说，推进内镜时机的掌握和对肠管内阻力程度的正确判断是比较困难的。但是，如果强行插入的话，不仅给患者带来痛苦，而且有造成黏膜损伤或穿孔的危险。特别是在使用质地较硬且较粗的放大型电子内镜时，更要注意这一点。为了避免内镜插入体内过长，应事先拟定插入的极限长度。例如：内镜在通过乙降交界部时的插入长度不要超过 50 cm。这样，可预先避免肠管形成襻曲。

（五）请高级医师接替操作的时机

在患者向医师表示疼痛较强烈时，或当医师感到内镜操作难以顺利进行之际，应立即请高水平的医师接替操作，并向其学习正确的处理方法。特别是在推进过程中感到有很强的阻力时，或者越是插入，皱襞越远离视野，出现矛盾动作时，或者向后退镜想重新恢复镜身的方向而不能取得自由感时，可以认为此时内镜镜身发生了偏离。也就是说，形成了襻曲或者视野中的肠管处于伸展状态。一旦意识到自己的水平不能准确保持镜身的正确方向，无法胜任以下操作时，请上级医师接替操作是迅速提高自身技术水平的捷径。如检查时间超过 10 分钟，应请教高水平医师判断其原因，并让其接替操作。

六、术后处理

（一）术后观察

一般诊断性检查，肠内气体不多不需观察，检查后即可离院或返回病房。如术中痛苦较重者，除取出肠镜前吸出肠内气体外，术后应留观1~2小时,确认无意外后方可允许离院。术中腹胀、腹痛较剧,腹部膨隆,抽气后不见明显缩小而不能排除穿孔时,应立即做立位腹部 X 线透视;如仍不能排除穿孔或可能发生浆膜撕裂者应留院观察。术中活检出血,曾经局部止血处理,仍有再出血可能者应留院观察;术中发生心血管意外及肺部并发症者必须留院观察。

(二)交代事项

1.检查结果及建议

良性病变可直接告诉患者,恶性病变应告知陪同人员。但对于术后预后良好的恶性疾病也可向本人说明。如需等待病理结果方能确诊者,只做估计性介绍以及发放临时报告,带病理结果出来后在进一步补充介绍并发最终报告。对于无内镜下切除适应证的病变或不适于内科保守治疗的良性疾病,如肠梗阻、克罗恩病等应建议手术。发现病变不能确诊又有手术探查指征可建议剖腹探查,不属于以上情况可建议其他方式及实验室明确诊断。

2.复查时间告知

需要复查者,应告知复查时间。

3.术后注意事项

(1)如肠道内积气较多一时不能排出者,2~3小时内少活动,暂勿进食以避免加重腹胀。活检以及切肉切除术后肠内积气过多易致迟发性穿孔,应注意观察。

(2)术后如无不适,亦未做活检者可进普通饮食。如术中疼痛较重或取活检组织者应少活动,进流质或半流质少渣不产气食物1~2天。

(3)活检时渗血较多者,为防止出血,应服用止血药物1~2天。

(4)如腹胀、腹痛加剧或便血等应速来院急诊,并和内镜室联系。应主动告诉急诊医师,患者曾做结肠镜检查并告知有无活检和行内镜下治疗等。

七、并发症及处理

结肠镜是诊断大肠疾病和大肠息肉治疗的简单、安全、有效的方法,但是如果使用不当,也会有一定并发症,并可造成死亡。并发症的发生原因在于适应证选择不当、术前准备不充分、术者对器械的使用原理了解不够、经验不足、操作粗暴等。

(一)肠壁穿孔

肠壁穿孔是常见的并发症之一,发生率为 0.17％～0.90％,在诊断性结肠镜以及治疗性结肠镜检查时均可发生,最常见发生部位为乙状结肠。肠壁穿孔一旦确诊,原则上应立即手术。如穿孔较小边缘整齐,肠道清洁并无肠液外漏,可立刻在内镜下金属夹闭合。如果确认闭合成功,可采取保守治疗,进食、静脉补液,应用抗生素。但以上措施必须慎重考虑并取得患者及家属知情同意,仅限在内镜治疗水平较高的医院开展,不宜作为常规治疗方法推广。

(二)肠道出血

肠道出血也是结肠镜诊治常见的并发症之一,发生率平均为0.55％～2.00％,较肠壁穿孔常见,多发生在内镜治疗术后,大部分患者能保守治疗成功,危害性较穿孔小。出血量少可无需治疗,出血量大即需处理。即刻出血可行肠镜下止血术。如检查内镜下治疗术后发生早期或迟发性出血可再次插入肠镜行止血术。如内镜下止血失败,出血量大,则应行手术止血。如手术时出血部位不易找到,可当即插入结肠镜帮助寻找。

(三)肠系膜、浆膜撕裂及脾破裂

肠系膜、浆膜撕裂是插镜过程中肠襻不断扩大,肠管过度伸展,使浆膜和系膜紧张,加之注入太多空气使肠腔内压力升高超过系膜以及浆膜的承受限度所致。脾破裂则发生在结肠镜插过脾曲或手法解除乙状结肠襻时发生,因手法牵引力过强,超过脾结肠韧带承受负荷使附着处脾包膜撕裂所致。发生以上并发症,如果有腹腔内出血者,一旦确诊,应立即手术。如无腹腔内出血者行保守治疗,观察数天即可。

(四)肠绞痛

可能原因为插镜过程中注入太多空气或行内镜下治疗引起浆膜炎或透壁性炎症引起局限性腹膜炎所致。轻者可对症处理,严重者禁食、胃肠减压、静脉补液以及应用抗生素即可。

(五)心血管系统

结肠镜检查对心血管系统功能影响是很轻微的,一般无临床意义,发生原因均由于检查前用药过度或由于插镜时疼痛、肠系膜过度紧张牵拉产生血管迷走神经反应所致。一般情况下,患者出现心跳加快或减慢、低血压等,立即停止检查即可恢复。如原有心血管基础疾病者,在诊疗时一旦出现心搏骤停和呼吸抑制,应立即实施心肺复苏,纠正电解质紊乱和心电监护等。

(六)浆膜炎

浆膜炎多发生在内镜下治疗操作后,虽无穿孔,但因其局部浆膜炎症反应。轻者一般3～5天能自愈。如果出现发热、白细胞计数增高,则需使用抗生素,3～5天即可痊愈。

第四节 超声内镜检查

一、概述

超声内镜检查术(endoscopic ultrasonography,EUS)是将微型高频超声探头安置在内镜顶端,当内镜插入体腔后,通过内镜直接观察腔内的形态,同时又可进行实时超声扫描,以获得管道层次的组织学特征及周围邻近脏器的超声图像,从而进一步提高内镜和超声的诊断水平。由于插入探头接近病变,缩短了声路而降低声衰减,并采用高频技术,可明显提高图像分辨力,发现微小病灶。这些性能在常规超声检查中是无法达到的。目前,超声内镜已广泛用于消化道及胆胰病变的诊断及治疗。

二、适应证与禁忌证

(一)适应证

1.确定消化道黏膜下肿瘤的起源与性质

超声内镜可将消化道壁分成 5 层(与其解剖结构相对应),可轻易分辨出壁内肿瘤的生长层次,5 层结构中任一层次的中断及异常变化可判断肿瘤浸润的深度。对于食管、胃、十二指肠及结直肠生长的黏膜下肿瘤,超声内镜是诊断消化道黏膜下肿瘤的金标准,可以通过肿瘤起源层次、大小、回声特点等初步判定肿瘤性质,可以鉴别消化道的隆起是否因黏膜下肿瘤或壁外病变压迫所致。

2.判断消化系肿瘤的侵犯深度及外科手术切除的可能性

超声内镜可应用于食管癌、胃癌、结直肠癌的术前分期,并可较准确的诊断消化道早期癌,为早期癌的内镜下切除提供保障。对于进展期的消化道癌可进行较准确的术前 TNM 分期,以便于制订手术方案或进行术前新辅助放化学治疗(以下简称化疗)。超声内镜对于肿瘤浸润深度的判断及壁外淋巴结的肿大诊断较准确,优于腹部 CT 等影像学检查。

3.胰胆系统肿瘤

超声内镜可紧贴胃壁或十二指肠壁进行扫描,与胰腺、胆道仅一壁之隔,可清晰的显示全部胰腺组织、胆管全长及胆囊。对于发现胰腺小的肿瘤、胆管末端肿瘤或十二指肠乳头部肿瘤有不可替代的作用。对于超声内镜诊断胰腺、胆道肿瘤浸润大血管或周围重要脏器的可靠性较高,可避免不必要的开腹手术探查。

4.慢性胰腺炎

目前,所有的诊断慢性胰腺炎的实验室检查或影像学检查都难以判断早期胰腺炎,尚无诊断慢性胰腺炎的金标准。超声内镜可清晰的显示胰腺的实质结构和胰管的细小改变,如胰腺实质内高回声、腺体呈小叶样结构、囊性变、钙化、胰管扩张、胰管结石等征象。超声内镜是诊断慢性胰腺炎的敏感工具。

5.其他适应证

十二指肠壶腹部肿瘤的鉴别诊断、纵隔病变、判断食管静脉曲张程度与栓塞治疗的效果。

(二)禁忌证

消化道超声内镜检查的禁忌证基本上与一般内镜检查相同。

1.绝对禁忌证

(1)严重心肺疾病,无法耐受内镜检查。

(2)上消化道大出血处于休克等危重状态者。

(3)怀疑消化道穿孔患者。

(4)精神病患者或严重智力障碍而不能配合内镜检查者。

(5)腐蚀性食管炎、胃炎的急性期患者。

(6)明显的胸腹主动脉瘤患者。

(7)脑卒中急性期患者。

2.相对禁忌证

(1)心肺功能不全。

(2)高血压患者,血压未得到控制。

(3)凝血机制障碍及出血倾向患者。

(4)高度脊柱畸形。

(5)巨大食管憩室、重度食管静脉曲张者。

三、术前准备

(一)器械准备

1.内镜系统

电子超声内镜、纤维超声内镜预检、调试和连接同普通内镜。

2.水囊的安装和调试

安装水囊之前,应仔细检查水囊有无破损、膨胀及变色等橡胶老化现象;将水囊置于专用推送器中,使其大孔径一端橡皮圈翻折覆盖于推送器边缘,卡在其凹槽内;将水囊推送器套在超声内镜前端,使翻折橡皮圈套在超声内镜前端的大凹槽内;拔出推送器,将水囊小孔径一端橡皮圈卡到超声内镜前端的小凹槽内;安装完毕,按压注水阀门,向囊内注脱气水,可调整水囊位置,如发现漏水,应重新更换。对于新型线阵扫描超声内镜上的水囊只有一端是开口的,水囊的安装相对简单。水囊注水后发现明显偏心状态,用手指轻轻按压校正,注意水囊内有无气泡存在,若有气泡,可将超声内镜头端部朝下,反复吸引注水使囊内气泡吸尽。特别应注意的是,在检查每一例患者前,均需重新检查水囊是否密封,以防插入后才发现水囊漏水,无法得到满意的超声图像。

3.超声系统

开启超声发生器及超声监视器电源,调整超声画面清晰度。检查超声图像及内镜图像的切换是否完好。术者应熟悉操纵部各功能键的作用。

4.超声微探头连接与调试

在活检管道口安装微探头专用注水接口及阀门或采用双钳道内镜检查。将微探头末端连接部上标志性固顶键向上、平直地插入超声驱动装置。注意避免微探头顶端朝上。将微探头置于脱气水中,启动超声装置,观察发出超声波形是否正常。有时因微探头顶端有气体致图像无法显示,此时可将探头顶端向下,捏住探头下段轻轻摔动,常可排除故障。

(二)患者准备

超声内镜检查术前准备基本同内镜检查,术前查肝功能及HBsAg。

(1)患者需空腹 4 小时以上,检查前一天晚饭吃少渣易消化的食物。

(2)检查医师必须熟练掌握一般消化道内镜的操作技术和十二指肠镜的操作要点,并具有一定的体表超声经验和超声解剖知识,检查前要了解病史、检查目的、有无内镜禁忌证等。

(3)向患者讲清检查目的、必要性、相关风险及配合检查须注意的事项,消除患者的顾虑。术前签写知情同意书。

(4)用药:术前 15～30 分钟口服祛泡剂;肌内注射东莨菪碱 20 mg;精神紧张者可肌内注射或缓慢静脉注射地西泮 5～10 mg,行上消化道检查者需要含服利多卡因胶浆局部麻醉及润滑。如需行穿刺活检的患者,术前应进行血常规及凝血功能检查,如口服阿司匹林等抗凝作用药物的患者,需停药 1 周才能进行。部分患者可在丙泊酚静脉麻醉下进行,减少患者检查中的痛苦,但需在心电监护及麻醉医师的配合下进行。

(5)上消化道超声内镜通常患者取左侧卧位,双下肢微屈,解开衣领,放松腰带,头稍后仰。

(6)行结肠超声内镜检查者,术前应清洁肠道准备。

肠镜检查的成败,肠道的清洁度是关键因素之一。如果检查时肠道仍有许多粪便,就会影响进镜和观察,甚至不能完成全大肠检查。因此,检查前肠道的清洁准备十分重要。口腹泻药是临床上最常用、最可靠和最安全的方法之一。由于绝大多数门诊患者都在家里进行肠道准备,因此,如何在家里进行安全有效的肠道准备是患者及家属非常关注的一个问题。

清肠方法:①肠镜检查前一天进流质(无渣饮食,禁食乳制品),检查当天早餐禁食。②服用泻药,不同的泻药要求不同,但注意嘱患者多饮水。③服用期间,嘱患者来回走动,轻揉腹部,加快排泄速度。④观察终点:清水样便。⑤清肠后应严格禁食。

注意要点:①肠道清洁的方法很多,每个医院都不一样,应按医嘱进行肠道准备。②检查前3天饮食宜清淡,前一天不要吃富含纤维的蔬果,检查当日禁食。③服药后如排出物含有粪便或粪水样液体,应及时告诉肠镜检查医护人员,以做进一步的肠道处理。④检查前认真听取医师介绍检查的过程,解除思想顾虑。⑤肠镜检查存在一定风险,为了患者的安全,60岁以上老人应行心电图检查。⑥肠检查术后如有明显腹痛、腹胀、头晕等症状应及时告诉医师以便进一步处理。

四、操作步骤

(一)超声探查方式

1.直接接触法

将内镜顶端超声探头外水囊的空气抽尽后,直接接触消化道黏膜进行扫描。

2.水囊法

经注水管道向探头外水囊注入 3～5 mL 脱气水,使其接触消化道壁以显示壁的层次及消化道以外相应的器官,该法最常用。根据需要调节注入水囊内的水量以适合不同病变的检查。

3.浸泡法(脱气水充盈法)

向消化管腔内注入脱气水,使病变淹没在水中,探头在水中靠近病变并探查。一般注入 300～500 mL 脱气水,然后进行吸引,将消化管腔内的气体抽尽,利于病灶浸没在水中。

4.水囊法＋脱气水充盈法

超声胃镜插至检查部位后,先抽尽胃内空气,再注入脱气水300～500 mL,使已充水的水囊浸泡在水中。该法适于胃底、胃体中上部及胃邻近脏器的检查,持续注水时也可用于十二指肠病变的检查。

(二)超声内镜检查方法

1.环扫式超声内镜检查

扫描方向与内镜镜轴相垂直,图像与 CT 相近。是利用直流电机驱动旋转位于内镜顶端的超声换能器或声学反射镜,从而获得与内镜镜轴相垂直的超声扫描图像,其扫描范围广(环形 360°),能迅速地对胃肠道大片区域进行扫描。在进行超声内镜检查前,均应先行常规内镜检查,以确定病变的部位、大小,对于食管病变特别应注意距门齿距离。各型超声内镜前端均有一超声探头,但其前端不可弯曲部分较普通内镜为长,其内镜部分的物镜视野较小(为前斜视式),所以操作起来类似十二指肠镜,甚至更困难。在插镜过程中,以通过咽喉部和幽门部最为困难。插镜时可先将内镜头端稍弯曲,这样便于通过舌根,然后将弯曲钮放松,轻推镜身,有时还需使患者头部稍后仰,右手轻柔插镜,左手微调弯角钮,一般能顺利进入食管。切忌在插镜困难时用力过猛。在超声内镜检查时,根据病变的性质和部位的不同,要求插镜到达的位置也不同。一般来说,如病变位于胃或食管,超声内镜不必通过幽门;如病变位于胆管或胰腺,必须插镜至十二指肠降段。

2.线阵式超声内镜检查

扫描方向与内镜镜轴相平行。是利用一组沿内镜长轴方向排列的换能器、电子触发进行线型扫描。但其扫描范围有限（90°～120°），主要对位于胃壁内及远离胃壁的靶器官病变进行超声内镜引导下的细针吸引活检（EUS-FNA）以及肿瘤注射治疗、胰腺囊肿穿刺引流手术、腹腔神经丛阻滞术治疗胰腺癌癌痛等。这种内镜前端有一凸型探头，使其不可弯曲部分比环扫式超声内镜的更长，视野也是前斜视，因此操作较为困难。这种内镜插镜方法与前面介绍的相似，但扫查的要领有很大的差别，其中最主要的是在检查时必须不断向左或向右旋转镜身，以探测病灶，避免漏诊。

3.微型超声探头检查

微型超声探头检查是将微小的超声探头通过常规内镜活检通道送入消化道管腔内，在直视下对病变进行检查。其优点为可与常规内镜检查同时进行超声扫描，且可通过狭窄部位，并可通过内镜活检通道直接插入胆总管，对胆管内病变进行扫描。由于消化道蠕动，脱气水可很快排空，而且插入超声探头后，追加注水也比较困难，因此，可采用双钳道治疗内镜，一个孔道插入超声探头，一个孔道注水，较易显示病变，但会增加患者的不适。

4.三维超声探头的操作

超声内镜应用于消化道疾病的诊断已有相当时日，对黏膜下肿瘤、恶性肿瘤及消化性溃疡均有很高的鉴别诊断价值，但常规（二维）超声检查仅能提供平面图像，难以对病变，尤其是不规则病变形成立体构象。20世纪90年代起，新型的三维探头逐渐被应用于超声内镜，称为三维超声内镜（3D-EUS）。目前，三维超声内镜技术不断成熟，三维超声内镜是建立在二维超声内镜基础上的超声影像技术，是计算机软件技术进一步发展的产物。其不仅能够提供病灶的立体结构，还可显示冠状、矢状及横断面的扫描图像，并可进一步测定病灶的体积，从而提高了诊断准确率，在胃肠道疾病的临床诊断方面有较高的价值。三维超声内镜能清楚显示病变与周围器官和血管的空间关系，更能计算肿瘤体积。基本方法同普通超声探头。

在超声内镜主机上接上三维超声内镜探头驱动器就可进行目前最先进的扫描技术——同步双平面重建,只要启动旋转扫描模式,就能同时显示环扫图像和线阵扫描图像,使超声图像更容易理解。

(三)超声胃镜的操作

通常情况下,疑及消化道病变而未做过常规胃镜检查者,超声胃镜术前均应作胃镜检查。具体操作方法有两种。

(1)观察消化道局部病变,可直接经水囊法或水充盈法将探头靠近病灶,进行超声扫描。

(2)观察消化道邻近脏器时,可将探头置于下述部位进行显示:①胰腺、胰头部(十二指肠降部)、胰体和尾部(胃窦胃体后壁);②胆道下段(十二指肠降部)和中段(胃窦部);③胆囊(十二指肠壶腹或胃窦近幽门区);④肝右叶(十二指肠、胃窦部)、肝左叶(贲门部、胃体上部);⑤脾脏(胃体上部)。

不断改变探头的位置和方向可以获得不同切面的超声图像。常用方法:①调节内镜角度旋钮,改变探头的方向;②通过插镜或拔镜调节探头的位置;③通过旋转镜身寻找病灶进行超声扫描;④改变患者的体位;⑤胃底和胃体部还可用内镜镜头倒转手法。

(四)微型超声探头的操作

微型超声探头的基本组成是外鞘和换能器芯。探头的直径为$1.7\sim3.4$ mm,长约 200 cm。工作频率常用为 $7.5\sim30.0$ MHz。但目前已开发出 60 MHz 的超高频微超声探头。声束与导管长轴垂直线呈 $10°$ 角发射和接收,扫描范围 $360°$,轴向分辨率 0.1 mm,穿透深度 $2\sim3$ mm,其测量系统采用数字化电子计算机系统。

1.导入方式

微型超声探头的导入方式依被插入器官的不同而异。

(1)上消化道:采用经胃镜活检孔导入法(TEMP)或经胃管导入法。

(2)胆管:采用经乳头的胆管内超声检查(TPBS)、经胆道镜导入法和经 PTCD 导入法。

(3)胆囊:采用经乳头的胆囊内超声检查(TPCCS)。

(4)胰管:采用经乳头导入法或直接暴露胰管导入法。

(5)下消化道:采用经结肠镜活检孔导入法,肛管检查可直接经肛门插入。

2.显示方法

微型超声探头的超声图像显示方法依被检查器官的不同而异。

(1)食管:食管上段采用直接接触法;食管中下段采用持续水注法。

(2)胃:贲门部采用持续水注法,胃底及胃体上部采用水浸法;胃体中下部、胃角和胃窦采用持续水注法。

(3)十二指肠乳头:采用直接接触法。

(4)胆管和胰管:采用直接接触法。

(5)下消化道:多采用水浸法,高位病灶也可采用持续水注法;肛管采用直接接触法。超声探头检查过程中,通常需变化患者体位,以获得最佳图像。

(五)超声肠镜操作

检查方法与普通电子肠镜相似。探头插入足够深度后,向水囊内注入 3～5 mL 脱气水,然后边退镜边进行实时超声扫描,对可疑部位可通过插镜与拔镜重复检查。

(六)多普勒超声内镜

超声内镜具有超声多普勒功能者称之为多普勒超声内镜。目前比较新而又实用的系统是彩色多普勒超声内镜(ECDUS)。ECDUS具有彩色多普勒(CD)的功能,即能够检测血流速度和血流量并能显示血流方向。临床主要用于检查以下疾病。

1.食管、胃底静脉曲张

(1)显示血管:ECDUS 能清楚显示食管静脉的血流、胃左静脉和食管曲张静脉的连续性及奇静脉和上腔静脉等。

(2)预测硬化治疗后静脉曲张的复发:曲张静脉经硬化治疗后如食管壁内外的静脉血流、供给这些血流的胃左静脉和胃短静脉的血流消失或即使供给存在而作为侧支的食管旁静脉变得很清楚,那么曲张静脉就不易复发。

（3）ECDUS引导下作硬化治疗：本法的最大优点是注射针能直接而确切地穿刺到静脉上，并注入硬化剂，同时用彩色多普勒观察血流变化，可大致估计硬化剂注入量。

2.胆囊疾病

当胆囊隆起性病变的最大径超过 10 mm 时，ECDUS 对其的血流显示达 73％，通过对最高血流速度、血流方向及有无异常血流的检测，可以鉴别胆囊癌与息肉。

3.胰腺肿瘤

ECDUS 具有超声内镜及彩色多普勒的双重优点，因此，不仅能清楚显示胰腺及胰腺肿瘤，而且在胰腺癌的血管浸润，特别是门静脉的完全闭塞和高度狭窄等的诊断方面具有较高的价值。通过对胰腺肿瘤血流的分析，ECDUS 能够对胰腺癌和胰腺其他良性占位病变进行鉴别，尤其是对小胰癌的诊断更具价值。

（七）超声图像的调节方法

（1）检查任何部位均先用低倍圆图，发现病灶后再逐渐放大。

（2）显示局部病灶可取放大半圆图。

（3）频率切换，观察消化道或其邻近器官时选用 7.5 MHz 显示病灶实质回声较好；12 MHz 显示消化道壁或病灶的边界较好。

五、注意事项

（一）食管扫查

食管超声内镜检查法类似于常规内镜检查法。但由于超声内镜是侧视光学系统，通常应先行内镜检查以确定所需超声扫描的病变部位。若无狭窄病变时，超声内镜可直接越过病变部位。若遇狭窄时切不可暴力盲目穿过。超声探头应尽可能靠近靶器官。为避免其间的干扰通常采用水囊法，即在探头上覆盖一个被脱气水充盈的囊，以达到清晰的影像。但过分充盈水囊可导致病变组织和正常壁层结构被压缩，妨碍正确的诊断。超声内镜检查通常从食管的远端开始逐渐地移向近端。患者常取左侧卧位，在远端食管超声影像中主动脉常位于 5～6 点位置。

(二)胃扫查

对于胃病变,在明确病变位置后,吸尽胃内空气,通过注入脱气水,使胃腔充满或掩盖病灶后,开始超声观察,只有少数情况用水囊法。如需观察胃整体结构或胃腔全周,至少需注入 500 mL 脱气水;对于局限性病变,可注入 100~200 mL 脱气水,只要病变被水淹盖即可。对于胃内小病变,由于超声内镜为前斜视式,因此,除非能在内镜下见到,否则单用超声寻找有时很困难,此时,需要先行普通内镜检查明确后再行超声内镜进一步检查。

(三)十二指肠扫查

由于体位及十二指肠蠕动较快,注入的脱气水常很快被排空,可在扫查时先充盈水囊,吸出肠腔内气体,再向十二指肠腔内注入脱气水,并可不断补充注水,以得到清晰的声像图,也可术前注射解痉药,减少肠蠕动。

六、术后处理

超声胃镜检查术后处理同普通胃镜检查,无须特殊处理。一般仅要求术后 2 小时内禁食、禁饮即可,超声肠镜检查术后处理同普通肠镜检查。

七、术后并发症及处理

消化道超声内镜检查较安全,一般无严重并发症。其可能发生的并发症有误吸、出血、消化道穿孔、心血管意外等。窒息发生率极低,主要由于胃内注水过多时变动患者体位所致。避免方法即注水≤500 mL,术中变动体位前抽尽胃内注入水。吸入性肺炎较少发生,常为患者术中误吸胃内液体或注入水量过多所致。器械损伤:咽喉部损伤、食管穿孔、胃穿孔、消化道管壁擦伤。

第三章

消化内镜的治疗应用

第一节 静脉曲张性上消化道出血的内镜治疗

食管胃底静脉曲张破裂出血是门脉高压症的并发症,各种原因导致的门脉高压皆可造成食管胃底静脉曲张,其中95％因各种原因的肝硬化所致,其他可见于肝癌、门静脉闭塞、脾静脉血栓及肿瘤压迫、各部位的动-门静脉瘘、Budd-Chiar 综合征、缩窄性心包炎等。

静脉曲张破裂出血病情凶险,急性大量出血病死率高,短期内可再发出血,造成肝功能迅速衰竭,对手术耐受性小,所以急性出血很少考虑外科手术止血,传统的内科药物治疗和三腔二囊压迫止血仅能暂时控制出血,早期再出血率高,目前内镜治疗是最合适的选择。

一、静脉曲张分类

(一)食管静脉曲张

食管静脉曲张(elsophageal varices,EV)位于贲门齿状线以上的食管黏膜下的静脉曲张。

(二)胃底静脉曲张

反转内镜所观察到的贲门周围、胃底部黏膜下的静脉曲张。

(三)接合部静脉曲张

接合部静脉曲张位于贲门齿状线以下即胃-食管黏膜移行接合部黏膜下的静脉曲张。

二、静脉曲张分度

（1）根据静脉曲张的严重程度，Soehendra 将曲张静脉分为3度，此分类法较简单明了，便于掌握（表 3-1）。

表 3-1　Soehendra 食管、胃底曲张静脉分度法

分度	食管	胃底
一度	扩张的静脉直径<5 mm，直径延伸，且局限于食管下段	扩张的静脉直径<5 mm，与黏膜皱襞几乎无法区别
二度	扩张的静脉直径 5～10 mm，蛇行状稠密分布，延伸至食管中段	扩张的静脉直径 5～10 mm，呈单发状或片状
三度	扩大的静脉直径>10 mm，丰满、密集、并排、簇状，伴有薄壁红色征（樱桃红征）	扩大的静脉直径>10 mm，多为大而多的薄壁串珠样混合物

（2）国内将食管静脉曲张采用较简单并实用的分度方法为轻、中、重 3 度；轻度指曲张静脉直径<3 mm，局限于食管下段，呈蛇行扩张；中度为曲张静脉直径 3～6 mm，范围不超过食管中段，呈扭曲的结节状隆起；重度是曲张静脉直径>6 mm，范围延伸至食管上段，呈明显的结节状隆起以致阻塞部分食管腔。

（3）胃静脉曲张（gastric varices，GV）大多伴有食管静脉曲张，少数不伴有食管静脉曲张，称为孤立性胃静脉曲张（IGV），内镜下 GV 的分类方法尚无一致意见。

三、结扎治疗术

1986 年，Stiegmann 等首次报道了对食管静脉曲张患者成功地实施了经内镜结扎治疗（endoscopic variceal ligation，EVL），这一方法日益受到各国学者的注意。

（一）适应证

原则上各种原因所致肝硬化门静脉高压症引起的食管静脉曲张出血和可能发生出血的病例均为内镜结扎术的对象。

（1）食管静脉曲张急性出血时的紧急止血，即内镜结扎距离出血发作时间在 8～72 小时，在积极复苏、输血、输液、应用加压素等治疗的同时,尽早予以 EVL 术。

(2)食管静脉曲张急性出血时的延迟止血,即非手术方法使出血得以暂时停止,病情初步稳定,此后逐渐恢复稳态水平,约需 3 个月,这段时间往往为时甚短而复发出血,因而在这个相对稳定的时间内施行延迟性 EVL 术很有必要。

(3)应用 EVL 术行食管静脉曲张根治性治疗后,为预防静脉曲张复发,可重复行 EVL 术。因为在结扎根治性治疗的终结时,总有部分静脉太小,以致不能被结扎器所抽吸,因而有小的静脉曲张复发出血率 5.6%,强调根治后定期强制性复查内镜,若发现静脉曲张复发即同时再予以结扎,这样始终维持患者为根治状态。

(4)外科手术再出血,因首次出血的病死率是 30%~50%,EVL 术由于并发症发生率低,疗效肯定,在对预防 EV 首次出血中的作用和地位受到越来越多的学者的重视。尤其是对出血高危患者预防首次出血时,可采用 EVL 术。对肝硬化食管静脉曲张首次出血的高危人群,一般先给予药物治疗,如普萘洛尔、硝酸异山梨酯。但在下列情况下应及时进行 EVL 术:①对 β 受体阻滞剂有反指征或有明显不良反应者;②对药物治疗不能耐受者;③对药物疗法反应不佳,用药后肝静脉压力梯度(HVPG)≥1.6 kPa(12 mmHg)者。目前,EVL 术主要应用于未经内镜硬化治疗的食管静脉曲张曾有出血史或正在出血的患者。

(二)禁忌证

(1)以往曾经进行过栓塞、硬化治疗的急性再发出血和再发曲张静脉形成,由于食管壁纤维化使结扎难以完成。

(2)食管狭窄扭曲,食管憩室者。

(3)2 度以上胃底静脉曲张(出血或无出血)。

(4)凝血功能严重障碍,结扎 4 天橡皮圈脱落后,有早期再发大出血的可能者。

(5)循环不稳定的患者。

(6)对乳胶过敏的患者。

(三)结扎器的使用方法

结扎器分单环发和多环发两大类。由于单环发在使用过程中需提前在食管内插入直径为 2 cm 外套管,患者不易耐受,故临床已很少应用。目前多使用连发结扎器,连发结扎器套柱上备有结扎橡胶圈 4～8 个不等,由于橡胶圈太多,外套柱加长,给操作带来不便,常用五连发或六连发结扎器。

1.连发结扎器由 3 部分组成

(1)透明外套柱:使用时插入胃镜前端,其上备有多个橡胶圈。

(2)牵拉线:有丝线和金属线两种。

(3)操作手柄:安放在胃镜活检插孔内。旋转手柄,通过牵拉线作用于外套柱上的橡胶圈使其释放。

2.操作方法

将安装好结扎器的胃镜送入食管齿状线附近,确定结扎部位,将内镜对准曲张静脉持续负压吸引,将曲张静脉吸入外套柱内,待视野一片红时旋转手柄释放圈套。套圈脱落后牢牢地将曲张静脉结扎为饱满球形,旋转退镜,重复上述操作,完成对所有曲张静脉结扎治疗。

3.EVL 注意事项

(1)结扎区域以齿状线上 1～5 cm 区域为宜。

(2)结扎力求完全、彻底,结扎时一定要持续吸引待视野完全红时释放套圈。套扎不完全会导致橡胶圈早脱,影响疗效,甚至会导致出血。

(3)每条曲张静脉结扎 1～2 点即可。

(4)如遇到红色征或黏膜表面有糜烂,尽量避开,在其远端结扎,否则宜导致术后出血。

(5)如遇到吸引不利,视野不能变红往往是由于外套柱贴黏膜壁过紧,此时适当退镜或调整内镜前端方向可见视野突然变红,便于理想结扎。

(6)密集结扎术:即在每条曲张静脉套扎 3～4 点以获得较高的曲张静脉消失率。溃疡发生率增多,但曲张静脉消失率有所提高。

(7)低蛋白血症及血糖持续居高不下者,应择期治疗,否则术后近期出血率高。

(8)伴有重度胃底曲张静脉破裂出血者,不宜单纯进行食管静脉曲张结扎治疗,应采用联合治疗。

(9)硬化治疗术后患者及残存细小静脉曲张者,不宜首选结扎治疗。

(四)疗效判断

1.活动性出血控制的判断

内镜结扎术后,吸尽食管腔内的血液,见无持续出血,术后72小时内无新的上消化道出血证据,表示活动性出血已控制。

2.食管静脉曲张根治的判断

食管末端5 cm内及胃近端1～2 cm内无曲张静脉残留者,可判断为根治。

3.远期疗效

采用内镜结扎治疗食管静脉曲张出血进行较长期的追踪,对再出血的频率、静脉曲张的复发和存活率进行研究已受到重视。EVL术后静脉曲张复发率较高,达35%～47%,故往往需要2～3次结扎治疗方才可达到曲张静脉消失的目的。有少数患者即使连续3～5次治疗,亦很难达到曲张静脉消失之目的。

曲张静脉回缩情况以术后第3周最佳,侧支循环于术后4周开始建立,12周时程度最重。所有EVL术后静脉消失不理想或术后复发率高的患者,大多是由于食管壁内深层静脉扩张或交通支的缘故。

术后单纯用胃镜复查食管静脉曲张之变化,判断治疗效果及预后有一定的局限性。看不到食管壁内深层静脉曲张的情况。对伴有食管壁深层静脉扩张或伴有交通支形成的患者单纯结扎治疗效果不理想。应改用食管静脉曲张硬化疗法或硬化与结扎并用联合治疗可收到良好的效果。微探头超声胃镜在食管静脉曲张治疗的临床应用,对选择食管静脉曲张的治疗方案及判断预后有一定的指导意义。

(五)并发症

并发症动物实验及临床研究表明,由于结扎术后食管肌层是完整的,因而该治疗是安全的,并发症发生率较低。

1.会咽-食管保护管置放相关并发症

此并发症主要包括食管撕裂伤及出血,挤压伤、食管静脉破裂出血及食管穿孔。导致食管静脉破裂出血的原因有两种:①保护管置入过程中直接损伤;②咽道管插入食管上段后,压迫曲张静脉使食管中段曲张静脉回流受阻,压力升高,导致破裂出血。使用扩张器置放保护管,较经内镜置放可以降低上述并发症的发生率,使用多连发结扎器则无此类并发症。一旦发生食管黏膜下损伤和食管穿孔,应终止进行内镜结扎治疗,必要时进行对比剂的食管造影,进一步证实有无黏膜下损伤,有无对比剂渗入纵隔现象,及有无纵隔气肿和颈部皮下组织积气。否则,应立即禁食、输液、抗生素治疗,并严密观察,必要时请胸科会诊,以便及时手术处理。

2.结扎治疗相关并发症

此并发症主要包括以下几种。①胸痛:发生于术后 2～3 天,持续 2～3 天后自行缓解,一般不需特殊处理;②急性食管梗阻或出血:因结扎的曲张静脉阻塞食管腔而致狭窄,过早进非流质食物使结扎球过早脱落致出血;③食管瘢痕狭窄:因反复结扎脱落形成溃疡,愈合后瘢痕形成,导致食管狭窄。

(六)术后处理

(1)术后严密检测患者血压、脉搏及一般情况。术后不用鼻胃导管。

(2)术后禁食 72 小时,以防结扎圈因进食过早脱落致大出血,禁食期间予以补液静脉营养支持。72 小时后可进流质,逐渐过渡到软食。

(3)结扎术后患者可出现短时间的胸骨后疼痛和吞咽不适,持续 2～3 天可自行缓解,一般不需特殊处理。

(4)并发曲张静脉破裂出血,应改行硬化止血或栓塞止血。

(5)食管撕裂及出血可试用金属夹子钳夹止血。

(6)食管狭窄采用内镜扩张术或 Savary-Gilliard 扩张器扩张。

(7)食管穿孔可采用手术或保守治疗。

(8)结扎团块 4～10 天开始坏死,随后坏死组织腐脱、橡皮圈脱落,遗留基底部白色深 1～2 mm直径 10～12 mm 的圆或椭圆的浅溃疡,2～3 周后覆盖上皮组织修复。故结扎后应休息12～14 天再行下一次结扎,直至曲张静脉根治,如经过 4 次结扎治疗仍见到二度曲张静脉,则应改换或联合使用硬化术。曲张静脉根治 1～2 年内应每 3 个月复查一次内镜,若有静脉曲张复发,即予以再结扎直至根治,随后 6～12 个月内镜随访一次,3 年后终身内镜随访,每年一次,只要发现食管曲张静脉就进入根治性结扎治疗,使之终身内镜随访。

四、硬化治疗

内镜下静脉曲张硬化疗法(endoscopic variceal sclerosis,EVS)的原理是使用注射局部黏膜和曲张的静脉发生化学性炎症,曲张的静脉内血栓形成,2 周后肉芽组织逐渐取代血栓,3 个月后肉芽组织逐渐机化,静脉周围黏膜凝固坏死形成纤维化,增强静脉的覆盖层,从而防止曲张静脉破裂出血,同时可以消除已经出现的曲张静脉。

(一)适应证

(1)急性食管及结合部曲张静脉出血,须立即止血。

(2)食管静脉曲张出血的间歇期。

(3)既往曾接受分流术或脾切除术后再出血。

(4)重度食管静脉曲张,有出血史者,全身情况不能耐受外科手术。

(5)结扎治疗术中并发大出血,可以快速盲目的再结扎,但成功率低,如再结扎失败,应立即改为硬化治疗。

(6)既往无曲张静脉出血史的患者,预防性内镜硬化治疗是相对适应证。

(二)禁忌证

(1)二度以上胃底静脉曲张。

(2)长期用三腔二囊管压迫可能造成较广泛的溃疡及坏死,EVS疗效常不满意。

(三)手术方法

1.硬化剂

有关硬化剂的选择和用量目前尚无统一规范,理想的硬化剂应是组织反应轻,黏度小并能迅速形成血栓,能收缩血管,引起无菌性组织坏死。常用的如下。

(1)1%乙氧硬化醇:本品较为理想,其特点是硬化剂效果可靠,局部及系统不良反应小,本品每点注射1~2 mL,一次总量为每点4~6 mL,一次总量不超过20 mL。

(2)5%鱼肝油酸钠:使用也较为普遍,注射量为每点4~6 mL,一次总量不超过20 mL。

(3)5%油酸氨基乙醇:本品刺激性较小,目前也较广泛采用,注射量每点2~3 mL,一次总量不超过25 mL。

(4)0.5%~1.5%硫酸(STD)。每点注射5 mL左右,本品注射5 mL左右,本品组织损伤较大,已较少使用。

2.注射方法

注射方法有3种:曲张静脉内注射、曲张静脉旁注射和联合注射。对小的曲张静脉作血管内注射,对大的曲张静脉采取联合注射法,即先注射在曲张静脉旁,以压迫曲张静脉使其管腔缩小,随后再行静脉腔内直接注射使之闭塞,因为纯静脉内较大量注入硬化剂可能导致系统不良反应,而只产生有限的局部作用。具体操作方法根据曲张静脉程度选择。

(1)曲张静脉硬化法:①常规内镜检查上消化道,排除其他病灶出血,记录食管静脉曲张的程度及范围,内镜对准食管-胃接合部以上2 cm的食管下段曲张静脉;②插入内镜注射针(针头处于套管内)并伸出镜端约1.0 cm,使其前端对准待硬化的曲张静脉;③伸出注射针头,直接穿刺静脉,采用"运动注射法",即在注射过程中不断做注射针的小幅度出入运动,目的是使硬化剂能够渗入静脉周围,高压快速推入2~3 mL。

（2）二度至三度曲张静脉硬化法：①前两步同一度曲张静脉硬化法；②使食管腔足够充气，直视下伸出针头并迅速穿刺入曲张静脉旁的黏膜下；③采用"进针注射法"，即针头浅刺黏膜后即同时注射硬化剂，一边穿刺进针，一边缓慢推注硬化剂，注射量以使局部在镜下出现灰白色黏膜隆起为准，一般每点注射1～2 mL，同样手法注射曲张静脉的另一侧；④在已被硬化的曲张静脉两旁注射针眼之间，直接穿刺曲张的静脉，在静脉腔内注入1%乙氧硬化醇。

（3）食管壁硬化法：每次曲张静脉硬化治疗后，对可见的食管下段静脉柱之间的黏膜采用"进针注射法"硬化食管壁。使镜下见灰色隆起。此法对提高治疗的长期效果、预防新生曲张静脉的形成和出血是十分必要的。

（4）镜下柱状出血硬化止血法：首先从出血点的远侧（胃腔侧）开始，环绕出血点静脉内、静脉旁注射止血是十分必要的。

（5）择期重复内镜硬化治疗：重复EVS治疗操作简单，损伤较小，且不影响肝功能，虽不一定能改善远期生存，但确能根除食管曲张静脉。是出血间歇期预防再出血的唯一有效途径。曲张静脉是通过连续多次的注射才能完全消失。重复治疗应在1～2周后施行，直至曲张之静脉完全消失或只留白色硬索状血管为止，这一点至关重要，实验及临床报告，多次注射者，病理性炎症及血栓明显，但不宜过频（<1周），间期过短止血效果不佳，不良反应发生的频度和严重不良反应的发生都要多。多数病例施行3～5次治疗可以使可见曲张静脉根除，第一次复查胃镜应在根除后4周，此后1～2年内每3个月内镜随访一次，随后6～12个月内镜随访一次，3年后终生内镜随访每年一次，每次随访内镜只要有可见的曲张静脉消失，长期系统内镜随访是硬化治疗的基本环节，其目的在于通过反复注射完全消除可见的曲张静脉，使食管黏膜下层组织纤维化，从而降低晚期再发出血率。

（四）疗效判断

近10年来的前瞻性对照观察，EVS急诊止血疗效为75%～94%。经过重复治疗的病例，再出血率明显减少，硬化组再出血率为 8%～43%,对照组为 27%～75%。大约 10%的患者曲张静脉未根除之前持续出血,对于这些 EVS 无效的患者应及时采取其他的治疗反复,通常推荐外科分流或断流手术。

影响疗效的因素如下。①硬化剂注射次数:多数认为注射 4 次以上疗效好;②硬化治疗的时机:食管静脉曲张出血尤其是大出血的患者择期 EVS 术较紧急 EVS 术效果好,且较安全;③肝病的严重程度:Sauerbruch 报道 96 例 EVS 术前瞻性研究证明预后与肝病严重程度密切相关,硬化剂治疗后 1 年生存率 ChildA 级患者 100%,B 级 82%,而 C 级 38%。

EVS 术存在的主要问题是门脉高压症持续存在,曲张静脉终将复发或再出血,患者需终身随访、重复内镜检查或硬化治疗。

(五)并发症

并发症发生率为 10%～33%。其中 1/3 为严重并发症,病死率为 0～2.3%。

1.出血

对穿刺点渗血,可用镜身或肾上腺素棉球压迫,一般就可止血,注射后几日再出血,主要是穿刺痂皮脱落,黏膜糜烂溃疡所致,溃疡引起出血大部分为渗血,用热凝、电凝等方法有时难以控制,常用止血夹子来控制出血。持续较大的出血来源于破裂的曲张静脉,最好的办法是使用组织黏合剂栓塞静脉,或再次行 EVS 术以控制出血。气囊压迫止血可使穿孔危险增大,应尽量减少使用。

2.溃疡

溃疡发生率为 22%～78%,有浅溃疡和深溃疡两类,一般多无症状,可在 3～4 周内自愈。发生原因与硬化剂的刺激性、注射次数、硬化剂黏膜下泄漏程度有关,大而深的溃疡可能并发出血,可予抗溃疡及止血药物治疗。

3.穿孔

穿孔发生率通常很低,<1%,可因注射针头过粗或过长、过深注射使硬化剂引起食管肌层广泛坏死而穿孔。一旦发生,应立即胃肠引流,必要时胸腔引流,全胃肠外营养和抗生素联合保守治疗,小

穿孔可以愈合,大穿孔病死率高达 75%～100%,操作中应高度重视。

4.狭窄

狭窄发生率为 3%,主要见于长期重复注射治疗的患者,血管旁注射法更易发生,是食管壁坏死过深的结果。早期在坏死愈合后,狭窄形成前,采用每周两次的单纯内镜扩张术,可以防止狭窄发生,后期对于已形成的狭窄可使用 Savary-Gilliard 扩张器进行扩张治疗,但最大扩张不宜超过 12.8 mm,无须外科治疗。

5.其他

如胸骨后疼痛、吞咽哽噎感、发热等较为常见,一般在术后 2～3 天内自行消失,无须处理。此外尚可发生菌血症、吸入性肺炎、胸腔积液、脓胸、颈部气肿、纵隔炎、食管旁脓肿等。尽量用短的注射针(<5 mm)、尽量采用血管内注射法、及时应用抗生素可预防此类并发症的发生。

(六)术后处理

(1)密切检测患者的血压、脉搏及一般情况。

(2)禁食、补液 1 天,此后温流质饮食 2 天,一周内半流质,逐渐在 8～10 天内过渡到软食。

(3)术后卧床休息 1～2 天,然后可起床进行轻微的活动,原则上还是多卧床少活动,更忌做下蹲、屈身弯腰等较大的活动。

(4)酌情使用抗生素。特别是对一般状况差,有重要全身疾病和/或有吸入可能者。

(5)口服黏膜保护剂。

五、栓塞治疗术

1981 年,Gotlib 首先使用了组织黏合剂(Histoacryl)行内镜下栓塞治疗术。组织黏合剂即 N-J 基-α-腈基丙烯酸酯(N-buutyl-2,cyanoacrylate)是一种快速固化的水溶性制剂,静脉注射后与血液接触能在几秒钟内发生聚合反应、硬化,迅速堵住出血的食管曲张静脉或胃曲张静脉。目前有学者认为栓塞疗法为食管静脉曲张活动性出血首选方法,也是胃静脉曲张出血内镜治疗唯一可选择的有效措施。

(一)适应证

组织黏合剂注射法的原理与硬化疗法是相似的,因而其适应证也基本相同,且可用于胃底静脉曲张的治疗,故较硬化治疗适应证更为广泛。

(1)急性活动性食管和胃底曲张静脉出血期,有人主张作为首选。

(2)三度红色征(+)的食管静脉曲张。

(3)二度以上的胃底静脉曲张。

(4)结扎治疗和硬化治疗术中并发大出血者。

(二)禁忌证

同一般内镜检查的禁忌证。

(三)术前器械准备

1.内镜

选择同硬化治疗,为了预防黏合剂与内镜前端黏合造成内镜损害,使用硅油涂抹内镜前端蛇骨管部位及镜面,形成硅油保护层。工作通道也应吸入硅油,使工作通道腔面内面形成硅油保护膜。

2.注射针

不同于硬化治疗,适用于栓塞治疗的注射针头工作长度为 7 mm,直径 0.7 mm,注射针内芯塑料管长度 180 cm,直径为 4 F,过长的内芯导管将明显增加栓塞剂注射过程的难度。胃底曲张静脉栓塞时,针头可略长出 1～2 mm。注射前先用蒸馏水检查注射针是否通畅,同时计量注射针内芯容量,通常长 180 cm,外径为 4 F 的塑料导管内芯容量为 0.7 mL。检查注射针确实通畅后向内注入少许脂溶性碘剂(Lipiodol),然后将其排出,目的是使 Liplodol 在针芯内层管壁形成一层膜,以防止组织黏合剂过快凝固。

3.栓塞剂

目前广泛使用的栓塞剂为组织黏合剂——组织丙烯酸酯是氰基丙烯酸类高分子化合物的一种,由于其具有长烷基链的特点,因而组织毒性低,少量使用不会造成人体中毒反应。其为水溶性液体,空气中生理盐水环境下,20 秒完全固化,遇血则立即发生固化,因此限量情况下,将其直接注射到局部曲张静脉栓塞,不至于产生系统静脉栓塞的不良反应。为防止 Histoacryl 在注射针内芯导管内很快固化,而黏堵住管腔,无法注射到曲张的静脉腔内,临床应用时主要采用两种方法。①稀释法:将 histoacryl 与 lipiodol 以 0.5 mL:0.8 mL 比例的注射器内混合备用,总量为 1.3 mL,其聚合时间可延长至 20 秒;②"三明治夹心法":生理盐水 1 mL,histoacry 10.5 mL,生理盐水 0.5 mL,稀释的目的在于可以减缓组织黏合剂过快凝固,混合脂溶性碘剂可便于进行 X 线透视及拍片。与 Histoacryl 不同的是 D-TH 液采用"原液法"(即不作任何稀释注射),操作方便。目前临床上多采用稀释法。

4.其他准备

装有混合液的注射器和备好的注射针分别放置于工作台备用,另备数个 2 mL 注射器,抽满蒸馏水,用于冲刷掉注射针管内残余的黏合剂及冲洗注射针。由于组织黏合剂的黏合性很强,每个操作者都应戴上保护眼镜,以防高压推注时不慎溅入眼睛。

(四)术前患者准备

患者的眼睛应采取保护措施,余同结扎治疗术。

(五)操作方法

(1)常规内镜检查确定排除其他原因出血,寻找合适的注射部位,出血间歇期选曲张静脉最隆起点为注射部位,出血活动期注射部位以曲张静脉的部位不同而不同,食管曲张静脉尽可能于出血点或其近侧(近贲门侧)注射,结合部曲张静脉接近贲门出血点注射,当出血点直接注射困难时,可在出血点旁最容易注射处进针,胃底曲张静脉尽可能接近出血点注射,如不可能,可在出血点旁穿刺破裂出血的血管。

(2)插入备好内镜注射针(此时针头退入外管内)用注射针外管前端触探静脉,以判定确实为曲张静脉,并最后确定针头穿刺部位。

(3)将备好黏合剂混合液的注射器与注射针尾相连。

(4)注射针外管前端恰好接触注射部位,伸出针头并使之穿刺入血管腔内,应尽可能避免静脉旁过深注射至食管肌层,因为静脉旁组织黏合剂注射将会导致严重的局部黏膜深溃疡。

(5)快速、强力推入黏合剂混合液。三度食管曲张静脉从贲门到食管中段,每点注射0.5 mL,最大量不超过1.0 mL,一度胃底曲张静脉每点注射0.5 mL,二度至三度胃底曲张静脉每点注射1.0 mL,每根曲张静脉注射2～3点。于选择的被穿刺部位准确地进行静脉腔内注射组织黏合剂是栓塞技术的关键,如静脉旁黏膜下注射则出现蓝灰色黏膜隆起,而准确注入静脉腔内则无此现象,应尽可能绝对避免静脉旁注射,以免导致严重的局部黏膜深溃疡。

(6)快速更换注射器,注入0.7～1.0 mL蒸馏水(内镜注射针内芯容量),以确保所有黏合剂完全注入曲张静脉内,随即可见活动性出血立即停止。

(7)然后迅速将注射针头退入注射针外管内,并使整个注射针前端于食管腔中央向前插入,使针端远离镜面,以确保内镜镜面不被粘住。一次注射后至少20秒内避免吸引,以防从充血点注射部位漏出的未凝固的黏合剂被吸入内镜工作通道造成管腔阻塞。已经凝固的黏膜如被吸入工作通道,需要立即退出内镜,使用内镜刷清除。

(8)20秒之后再以相同的方法进行其他部位的栓塞治疗。

(9)制订栓塞治疗计划:①食管曲张静脉出血急性期栓塞止血后,对其他可见的曲张静脉同时进行硬化治疗或结扎治疗,并进入根除治疗计划。三度红色征时,局部栓塞后,小的曲张静脉同时进入根除治疗计划。②接合部曲张静脉出血急性期栓塞治疗止血后,第4天随访,如有曲张静脉,可进行再次栓塞或配合硬化治疗。③胃底曲张静脉出血急性期栓塞止血后,对其他的曲张静脉也同时进行栓塞,术后第4天进行第一次内镜随访,确保是否有未被栓塞硬化的曲张静脉,如有则再次栓塞治疗,此后每周复查内镜一次,并视情况决定是否栓塞治疗,直到所有曲张静脉被完全栓塞。

(六)并发症

1.大出血、食管狭窄、溃疡及穿孔

主要原因是栓塞技术错误和用量过大,技术的关键是掌握快速准确的静脉腔内阻塞,静脉旁、黏膜下或过深食管肌层注射及过量注射,是造成上述并发症的根本原因。一旦发生,同硬化剂并发症的治疗。

2.异位栓塞

如单次注射组织黏合剂混合液的量不超过 1.0 mL,则无造成系统栓塞的危险。

(七)术后处理

(1)术后常规处理同硬化剂治疗。

(2)栓塞治疗期间应停止使用所有制酸剂,因为胃内低酸环境易诱发感染。

(3)注入的组织黏合剂本是一种异物,但在食管或胃壁内存在一至数天而不会造成任何出血或其他不良反应,以后逐渐被排入食管、胃腔内,必要时可以通过内镜异物取出方法加以取除。

第二节　非静脉曲张性上消化道出血的内镜治疗

非静脉曲张性上消化道出血是临床上常见的类型,原因众多,常见的有溃疡、炎症、黏膜病变、黏膜撕裂、肿瘤及内镜治疗后出血,其中以消化性溃疡最常见。

一、分类

(1)根据临床表现分类分为活动性出血、自限性出血和慢性出血。

(2)内镜下表现分类:目前世界范围内较为广泛应用的是改良Forrest 分类法。

Forrest Ⅰ:活动性出血。

Ⅰa:喷射性活动性出血(动脉性)。

Ⅰb:渗出性活动性出血(静脉性或微小动脉性)。

Forrest Ⅱ：近期出血性病灶（黑色基底血块附着,突起血管）。

Ⅱa：有"可见血管残端"。

Ⅱb：无"可见血管残端"。

Forrest Ⅲ：单发病灶但无近期出血迹象。

对于消化道出血,传统的方法是药物或急诊手术止血,药物止血失败者也转为手术治疗。随着内镜技术的发展,内镜止血已成为目前消化道出血治疗的首选方法。

二、药物喷洒止血

(一)适应证及禁忌证

(1)适应证：①局限性的较表浅的黏膜面糜烂或溃疡面出血；②贲门黏膜撕裂；③内镜下黏膜活检术后及息肉切除术后出血。

(2)禁忌证：①弥漫性黏膜病变；②巨大血管瘤出血；③应激性溃疡；④食管、胃、肠滋养动脉破裂出血。

(二)术前药物准备

(1)去甲肾上腺素溶液：可收缩局部血管,浓度为 8 mg/100 mL,每次用量 20～40 mL,最多100～200 mL。可用冰盐水来配制,收缩血管效果更好。

(2)凝血酶：直接作用于局部出血部位中的纤维蛋白原,使其成为纤维蛋白,加速血液的凝固达到止血。浓度 400 U/mL 为宜,临用时新鲜配制。

(3)孟氏液（Monsell）：即碱式硫酸亚铁溶液,由硫酸亚铁经硫酸和硝酸处理后加热制成,是一种强烈的表面收敛剂,遇血后使血液发生凝固,在出血创面形成一层棕黑色、牢固黏附在表面的收敛膜,5%～10%浓度最适宜,用量 20～40 mL。动物实验结果表明,Monsell 溶液能收缩出血灶周围组织的血管,甚至使血管痉挛使出血减少或停止,并有促使血液凝固的作用。本品主要用于溃疡边缘渗血、出血、糜烂性胃炎、息肉摘除术后表面渗血等,对动脉喷射性出血效果较差。本药可使胃肠道平滑肌强烈收缩,剂量过大时患者可有腹痛和呕吐等不良反应,个别患者由于食管和喉头痉挛,以致胃镜拔出困难。

(三)操作方法

(1)常规急诊内镜检查。

(2)先清除血凝块和胃肠内潴留液,暴露出血部位,自活检孔道插入冲洗管,直视下向出血病灶喷洒止血药,出血停止后退镜。

三、局部注射止血

20世纪70年代初期,Soehendra首次将内镜注射止血技术应用于临床,目前已成为治疗内镜基本技术之一。

(一)适应证

(1)溃疡面显露的小血管出血。

(2)贲门黏膜撕裂综合征。

(3)Dieulafoy病变出血。

(4)局限性血管畸形出血。

(5)胃肠道早期癌或息肉内镜下切除术后出血。

(二)禁忌证

(1)广泛损伤性出血,如弥漫出血性胃炎、广泛的血管畸形、结肠血管发育不良。

(2)大而深的十二指肠球部和胃溃疡并出血。

(三)操作方法

1.器械

内镜注射针,主要有金属和塑料注射针两种,塑料注射针较金属注射针更为实用,且易清洗消毒,目前还有一次性塑料注射针,实用更方便、安全。塑料注射针有外径5 F(1.59 mm)和7 F(2.23 mm)两种,分别适合于工作通道为2.8 mm和3.7 mm的内镜。注射针的外径0.5 mm,长度应<7 mm,以防发生穿孔,针尖的斜坡面(马蹄面)应小。注射针管应可选用1 mL、2 mL或5 mL注射器,使用前应常规检查注射针头是否通畅。如注射油性或高黏度药液时,可用高压注射手枪。

2.药物准备

(1)高渗盐水-肾上腺素溶液(hypertonic saline-epinephrine, HS-E):该溶液止血机制为肾上腺素有强力的血管收缩作用,而高渗钠可延长作用时间。肾上腺素局部作用的时间,并使黏膜下组织肿胀,使血管发生纤维化变性及血管内血栓形成。局部注射 HS-E 液后,胃壁局部血流缓慢,有利于止血。为预防溃疡形成,该溶液配制为 1.5%NaCl 溶液 20 mL 加 0.1%肾上腺素 1 mL,为了减少疼痛还可酌情加入 2%利多卡因。

(2)1:10 000 肾上腺素配制法:为 1 mL(含 1 mg)肾上腺素加生理盐水至 10 mL。

(3)95%~100%无水酒精:注射于出血的周围或基底部,可使其脱水、固定,引起血管收缩、管壁坏死或血栓形成达到止血目的,同时尚有刺激局部组织修复的作用。

(4)1%乙氧硬化醇,可使局部组织水肿,出血灶周围压力增高,压迫血管,血管内血栓形成。

(5)高渗盐水或生理盐水:注射于出血血管的周围或基底部,使黏膜下组织肿胀,压迫血管,达到止血的目的。高渗盐水浓度多为 15%~20%,总量 3~5 mL,生理盐水量为 10~20 mL。

3.操作方法

(1)根据出血部位选择使用前视或前斜视治疗内镜,有抬举器更好。

(2)常规插入内镜,行消化道急诊内镜检查,发现活动性出血灶后用蒸馏水冲去渗血。

(3)从活检管道插入注射针,注射针伸出内镜前端约 3 cm,以免伸出过长使操作失控,伸出过短使刺入部位发生裂伤。

(4)注射针头刺入出血灶应保持 45°角,以免角度过大使针头刺入太深,过小使针头刺入太浅,针头刺入出血灶的深度一般是 3~5 mm,使针头刺入黏膜层、黏膜下层而不会进入肌层引起坏死、溃疡、穿孔。

(5)在距离出血病灶 1~2 mm 处分为 3~4 点注射,每点注射的

量依止血药物的种类不同而不同。1∶20 000去甲肾上腺素和 HS-E
每点注射 1～2 mL,总量 5～10 mL。1∶20 000 肾上腺素每点注射
0.5 mL,总量不超过 10 mL,无水酒精每点注射 0.1～0.2 mL(最好
使用皮试注射器),注射速度应小于0.2 mL/s,总量不超过 1.2 mL,
以免引起黏膜坏死。凝血酶注射总量 10～15 mL,1%乙氧硬化醇
注射总量不超过 5 mL。

4.注射技术

(1)溃疡性出血:采用 3 种方式。①溃疡基底部直接注射;②出
血血管周围注射;③可见血管直接注射。首先推荐单纯去甲肾上腺
素注射,次选去甲肾上腺素＋乙氧硬化醇联合注射,即在溃疡基底
部黏膜下层环绕血管直接注射 5～10 天肾上腺素稀溶液,在上述部
位待出血停止后,视野清楚情况下,再注射乙氧硬化醇,以加强止血
作用。

(2)贲门黏膜撕裂综合征:沿撕裂黏膜的边缘逐点注射,如见出
血点或有血管残端,应直接进行出血点部位注射止血,最常使用的
止血剂是 1∶20 000 肾上腺素。

(3)内镜治疗术后出血:最常见的是息肉切除术后及十二指肠
乳头切开术后出血,息肉切除术后出血常发生在粗蒂、广蒂或无蒂
大息肉,可在电凝切除术前预防性注射 1∶20 000 肾上腺素于息肉
蒂基底部中央 3～5 mL,注射量不宜过多,以免影响息肉切除术。
息肉切除后基底部少量渗血,注射方法同溃疡出血,环形局部黏膜
下注射 1∶20 000 肾上腺素,如基底部动脉性出血或可见血管残端
则不宜采用注射止血术,应选用止血夹钳夹止血。

5.退镜

注射后观察数分钟,也可在内镜直视下用冰盐水冲洗血凝块以
判断止血效果,必要时可补充注射,确认无新鲜出血后退镜。

6.并发症及处理

可能发生的并发症如下。

(1)局部并发症:注射高渗盐水、酒精及乙氧硬化醇时,可发生
注射后疼痛,而且过量过深注射时将导致注射局部黏膜坏死,如超

过正常量大剂量,坏死将扩大,最终发生穿孔。坏死面如并发活动性出血常需手术。

(2)全身不良反应:肾上腺素吸收可导致心动过速或血压明显升高,但发生率很低,预防措施是降低注射浓度减少注射量。对原有心血管疾病的患者慎用去甲肾上腺素及肾上腺素稀释液注射。

四、金属钛夹止血术

金属夹子钳夹止血法是近年来国外开展的一种有效的内镜止血方法,其基本原理是利用特制金属小止血,经内镜活检孔插入内镜,对准出血部位,直接将出血的血管或撕裂的黏膜夹持住起到机械压迫止血及"缝合"的作用,特别是对非静脉曲张性急性活动性出血及可见血管残端是一种简便有效的立即止血和预防再出血发生的方法。

(一)适应证及禁忌证

1.适应证

(1)急慢性消化性溃疡出血,直肠孤立性溃疡出血。

(2)贲门黏膜撕裂综合征。

(3)Dieulafoy病。

(4)非门脉高压性胃底静脉瘤并急性大出血。

(5)肿瘤出血——血管残端可见性出血。

(6)内镜治疗术后出血如组织活检后出血、息肉切除术后出血、黏膜切除术后出血。

(7)带蒂息肉切除前预防出血。

(8)直径<0.5 cm 的穿孔并出血。

2.禁忌证

(1)直径>2 mm 直径的动脉性出血。

(2)溃疡大穿孔合并出血。

(3)弥漫性黏膜出血。

(二)术前准备

器械准备如下:

1.持夹钳

持夹钳由操作部、外管、内管及金属夹钩 3 部分组成。且均有旋转装置,用于钳夹前调整金属夹方向。根据所需内镜的长度及活检孔道不一样,其长度和外径亦不一样。

2.金属夹

根据夹臂的长度不同分为标准型、长夹子及短夹子 3 种类型。又根据夹子臂之间的夹角分为 90°、135°两种类型。根据用途又分为止血夹子和病变标记夹子。

(三)操作方法

(1)常规插入胃镜,寻找出血灶,并明确部位,暴露清晰血管断端。

(2)从内镜工作钳道插入安装好的止血夹系统,在术者指导下,助手持止血夹持放器,向后移动手柄部的塑料管关节,使止血夹伸出显示视野中。若出血部位特殊,如胃底部,首先伸直内镜前端使止血夹伸出镜端,再反转或较大角度弯曲内镜前端。

(3)适当向后移动手柄部内芯线滑动柄,止血夹张开度将达到最大(1.2 cm),继续向后移动,止血夹将逐渐缩小张开度,缩小的程度与向后移动的距离成正比。根据病灶的大小决定选择止血夹的张开度,如夹子张开度过小,不能适应钳夹止血。

(4)助手通过顺时针方向旋转止血夹手柄部的方法调节钮或新型持放器的旋转齿轮,以调整前端止血夹方向。

(5)当止血夹的张开度和方向恰好与钳夹目标相适应时,术者推进止血夹,使张开的止血夹尽量垂直接触出血部及部分周围组织,此时助手用力使内芯线滑动柄向后滑动,套锁止血夹,当听到"喀嗒"声说明夹子已完全合拢。

(6)推动内芯线滑动柄,使内芯线前端小钩脱离止血夹连接柄,退出止血夹持放器,操作完成后认真观察结扎是否牢固,是否确实有效止血。结扎止血的数量,可根据病灶大小,长度而定,一次可使用一至数个止血夹。

五、电凝止血术

高频电流通过人体会产生热效应,使组织凝固,坏死达到止血目的。

(一)适应证及禁忌证

1.适应证

溃疡病出血、局限的胃黏膜糜烂出血、胃肠息肉切除术后出血、贲门黏膜撕裂综合征、小血管畸形出血。

2.禁忌证

弥漫性胃黏膜糜烂出血、深溃疡底部出血。

(二)术前准备

同常规内镜检查,并于术前筋内注射地西泮 10 mg 及丁溴东莨菪碱 20 mg,以减少胃肠蠕动及恶心、呕吐等反应。对出血量较大的患者,先纠正低血容量状态,如胃内有大量积血,应插入较粗的胃管将积血抽净并冲洗,以便易于暴露出血病灶。

(三)操作方法

(1)常规插入内镜,发现出血病灶后,用生理盐水冲洗病灶表面血凝块,充分暴露病灶,尤其是出血血管更应暴露清晰。

(2)检查高频电发生器及各种电极连接有无故障。

(3)插入相应的电凝电极探头,探头正面对准出血病灶,轻轻按压在出血病灶中心部位,运用单纯凝固波形电流,电流指数为 $3\sim4$,通电时间为 $2\sim3$ 秒,确认出血停止后退出内镜。

(4)轻轻撤离电凝器,对病灶适量注水,观察 $1\sim2$ 分钟,确认出血停止后退出内镜。

(四)疗效判断

一般来说,高频电凝止血的疗效可达 $80\%\sim90\%$,单极电凝止血较多极电凝止血成功率更高,首次止血成功率为 97%,第 2 次电凝的成功率为 94%。多极电凝止血取消了对极板,电流的热能仅作用于每对电极间组织,凝固坏死的范围小,局限于表层,对深层组织影响不大,首次止血率可达 94%,但再出血率较高达 19%。

(五)并发症

1.穿孔

穿孔发生率为 1.8%,多发生于单极电凝止血,因其通电时难以预测管壁损伤程度及深度,一旦发生即按急性胃肠穿孔常规处理。

2.出血

单极电凝探头可能与凝固组织粘连,导致黏膜撕裂,引起继发性出血。为预防并发症的发生,电凝强度不能过高,通电时间不能太长,电凝创面不要过大,术后还要给予口服肠道抗生素、止血剂、黏膜保护剂,并给予半流质饮食,以促使电凝创面愈合。

六、微波止血术

微波止血术也是一种温热凝固疗法,它是利用电磁波产热来达到治疗目的,微波治疗可使组织的极性正负离子在瞬间产生局部高速震荡,从而产生高温,使蛋白凝固,达到止血目的。微波所引起的局部组织升温程度远不如高频电凝所引起的那么高,一般不超过100 ℃,与高频电凝止血术相比更加安全,其适应证同电凝止血术。

操作方法:常规插入内镜明确出血部位及性质,将微波电极经内镜活检孔插入,针头电极伸出内镜前端 2～3 mm,瞄准出血病灶,将电极插入出血灶黏膜内 1～2 mm,选择辐射功率 30～50 W,通电时间10～15 秒进行辐射,辐射后病变表面即刻出现白色凝固斑或呈棕黑色。病变范围大者,可更换部位,反复辐射凝固,直至出血停止。内镜直视观察数分钟,确定未再出血后推出内镜。注意电极拔除前通过离解电流,使电极与组织分离,缓慢将电极拔出,以免撕伤组织再致出血。

该方法可使直径 3 mm 的血管凝固,其疗效评价不一。Tabuse等报告虽然微波治疗的首次止血率为 100%,但有 21% 的患者发生再出血。

七、热探头止血术

热探头(heater probe,HP)是一种接触性探头,可以压迫出血的血管阻断血流,然后供热闭塞血管,起到压迫和凝固血管的双重止血作用。热探头为一中空的铝制圆锥体,内有线圈,顶端表面涂有聚四氟乙烯层,探头将电极能转变为热能,温度可达 150 ℃,传导到组织表面,使组织脱水,蛋白凝固,血管萎缩而止血。探头上带有间歇水喷头,可同时灌洗,以清除血液和其他组织碎屑。

方法:常规插入内镜,发现出血灶或出血血管后,清洗病变表面的血凝块,在内镜直视下,将热探头对准出血灶,热探头轻轻压在出血灶或出血血管表面,加压要适中,切勿重压以免损伤组织太深而致穿孔。热探头与出血病灶接触要紧密,否则影响止血效果。然后通电进行热凝固,待病变组织颜色变苍白后注水使探头冷却,并与凝固组织分离,如仍有出血,可再重复几次,直至出血停止,观察数分钟,确认无出血后退镜。注意在热凝固止血后,热探头脱离凝固组织前应充分喷水,使探头冷却,确认与组织分离后再退出探头,否则因探头与组织粘连而撕脱组织导致再出血。

八、氩离子电凝止血术

氩离子电凝止血术又称氩离子凝固术(argon plasma coagulation, APC)是一种非接触性电凝固技术,其原理是利用特殊装置将氩气离子化,将能量传递至组织起到凝固作用。APC 术不仅用于治疗消化道出血,而且对早期癌肿、良恶性狭窄、息肉、血管畸形、Barrett 食管、糜烂性出血性胃炎等方面的治疗也有较好的疗效。

方法:在内镜直视下,先进镜观察出血病灶,然后经内镜钳道插入氩离子束凝固器导管,导管伸出内镜头端,直至病灶上方 0.3～0.5 cm,以每次 1～3 秒的时间施以氩离子凝固治疗后病灶表面泛白、泛黄甚至出现黢黑样变,氩离子凝固止血次数视出血病灶大小而定。APC 主要并发症有穿孔,发生率约 4%,胃肠胀气也较常见,少见的有局限肉芽肿性炎性息肉形成。治疗食管疾病时可发生吞咽疼痛、咽下困难、食管狭窄、食管出血、胸骨后疼痛及发热等。

第三节　十二指肠乳头肌切开术与胆道结石的内镜治疗

十二指肠乳头肌切开术(EST)与胆道结石的内镜治疗是近年来非手术治疗胆道、胰腺及壶腹部病变的有效方法,特别适合于胆囊手术切除后或不适合外科手术治疗的患者,减轻了患者手术治疗的痛苦,并具有良好的临床效果。

一、适应证与禁忌证

(一)适应证

(1)胆总管结石须取石、溶石及碎石治疗。

(2)胆囊结石并发胆总管结石,或反复发作的胆囊炎或胆绞痛,或反复发作的胰腺炎伴有胆总管下端狭窄,手术治疗前应先行 EST治疗。

(3)良性乳头狭窄引起的胆汁淤积伴肝内外胆管扩张者。

(4)壶腹周围癌并发胆道狭窄须做胆肠引流者。

(5)有高度手术危险性的胆总管结石患者。

(6)少数胆道蛔虫患者须通过乳头肌切开术取出虫体者。

(7)急性化脓性胆管炎和急性胰腺炎须做紧急乳头切开术进行引流者。

(二)禁忌证

(1)有凝血机制障碍未纠正者。

(2)造影显示壶腹部以上胆总管有长段狭窄者。

(3)胆总管结石直径>1.5 cm,无碎石治疗条件者。

二、操作方法

(一)术前准备

(1)患者按胃镜检查前准备并检查凝血时间及凝血酶原时间。

(2)准备并调试好具有绝缘性能的十二指肠镜及高频电源发生器。

(3)将十二指肠乳头切开刀、网篮型或气囊型取石器等充分消毒。

(二)操作方法

(1)插镜并行逆行胰胆管造影术,观察病变情况。

(2)将带有乳头切开刀的导管插入乳头进入胆总管,注入造影剂确认电刀的位置后可准备切开。切开方向应在视野中乳头上方隆起部位 11～12 点钟的方向,切割长度 10～20 mm,以不超过乳头口侧的隆起上方为限。

(3)电凝、电切指数通常分别选择 3.5～4.0 和 3.0～3.5,混合比例为 3∶1 或 4∶1。尽量避免凝切时间过长,以防止引起局部严重充血、水肿而诱发急性胰腺炎或胆管炎。

胆总管结石:在乳头括约肌被切开后,对于 1.5 cm 以下的结石,可直接插入网篮型或气囊型取石器取石;对于 1.5 cm 以上的结石,先插入碎石网篮进行碎石,再进行取石。

对于乳头或壶腹部的恶性狭窄并发胆管扩张,应行胆道塑料支架或金属支架置入引流。等待手术治疗的患者也应该行鼻胆管引流或支架置入。

(三)术后观察

患者术后卧床休息并禁食 12 小时,给予静脉输液并加用抗生素。

三、并发症及其处理

(一)出血

出血是内镜下乳头切开的主要并发症之一,中等量以上出血的发生率为 1%～3%。切开时发生出血应迅速行高频电凝止血,一般即可止血;亦可采用凝血酶喷洒止血。如损伤动脉大出血,应及时采取手术治疗。

(二)穿孔

十二指肠穿孔发生率为 1%～4%,出现穿孔后,应禁食、胃肠减压及静脉补液,全身应用抗生素治疗,多数患者可经非手术治疗痊愈。

(三)急性胰腺炎

急性胰腺炎发生率可高达 14.5%,大多数为一过性淀粉酶增高,2~3 天后即可恢复正常。但极少数患者可演变成重症胰腺炎,则按急性胰腺炎治疗。

(四)急性胆囊炎

急性胆囊炎多发于伴有胆囊结石的患者,一旦发生急性胆囊炎,及时行胆囊切除治疗。

(五)结石嵌顿

结石嵌顿多与结石过大或乳头切口不够大有关,网篮取石形成结石嵌顿时,唯一的办法是将网篮由纵柄断开,把十二指肠镜拨出,使用紧急机械碎石装置,进行碎石。

第四节　上消化道息肉切除术

消化道息肉是临床常见的疾病。早在 1952 年,就有人把息肉归入癌前状态,并以此为依据,对息肉患者行胃大部切除术、结肠切除术等。自内镜问世以来,对息肉有了全新的认识,使其得以早期发现、早期诊断、早期治疗,不仅可以对息肉进行全瘤活检,治疗其出血等症状,而且可以阻断癌的发生。消化道息肉摘除已成为内镜下最基本、开展最为普遍的微创治疗。与手术相比,痛苦少,费用低,已越来越多地为消化科医师所掌握,患者所接受。随着内镜技术的发展和新技术的不断开发,内镜下息肉切除适应证和禁忌证也在变化,原来属于禁忌范围现已变为适应证,临床上应根据患者具体情况来分析决定。

一、息肉切除适应证和禁忌证

(一)适应证

(1)各种大小的有蒂息肉和腺瘤。

(2)直径<2 cm 的无蒂息肉和腺瘤。

(3)多发性腺瘤和息肉,分布散在,数目较少。

(二)禁忌证

(1)有内镜检查禁忌证者,如严重的心肺疾病。

(2)直径>2 cm 无蒂息肉和腺瘤。

(3)多发性腺瘤和息肉,局限于某部位密集分布,数目较多者。

(4)家族性腺瘤病。

(5)内镜下形态已有明显恶变者。

(6)有心脏起搏器者,因高频电可能对起搏器产生干扰,故对于放置有心脏起搏器者,不宜行高频电息肉摘除。

二、息肉切除方法

(一)高频电息肉切除术

1.器械准备

(1)高频电发生器:高频电发生器是利于高频电流通过人体时产生的热效应,使组织凝固、坏死来到达息肉切除、止血等治疗目的。其电流频率是>300 kHz,无神经效应,对心肌无影响,对人体绝对安全。目前临床上应用于内镜治疗的高频电发生器有日本欧林巴斯公司生产的 UES-10 型,PSD-10 型,ERBE-ICC200 型、ICC-300E 等。各种类型的高频电发生器均可产生电凝、电切和电凝电切混合电流。切开波是连续等高的正弦波,通电单位面积电流密度大,在短时间内局部组织达到很高温度,使组织水分蒸发、坏死而达切开效果,凝固波是间歇减幅正弦波,通电时局部组织温度低,不引起组织气化,仅使蛋白变性凝固,达到止血目的。电切波组织损伤小,但凝血作用弱,易引起出血。电凝波有止血作用,但组织损伤大,易引起穿孔。混合波是根据需要可选择一定比例同时发生电凝、电切波。息肉切除时选择何种波形电流并无严格规定,要根据操作者习惯和息肉具体情况而定。ERBE 专为内镜手术设计的 EN-DO-CUT 功能将切割过程分为自动电切和电凝两部分交替进行,切割速度受到仪器自动控制,这样可避免因切割速度太快导致出血及切割速度过慢凝固过度而导致组织穿孔的危险。

(2)圈套器:按圈套钢丝张开的形状分为六角形、新月形和椭圆形 3 种。适用于有蒂息肉和直径>0.5 cm 的无蒂息肉。

(3)热活检钳:与普通活检钳相似,能咬取组织并通电灼除息肉。钳取中央组织不会灼伤,可做病理学检查。

(4)电凝器:前端呈球形,与热活检钳相似,通电后可灼除息肉,适用于直径<0.5 cm 的息肉。与热活检钳不同的是不能取活检。

2.术前准备

术前应了解患者的全身脏器功能,检测凝血机制,如有凝血机制障碍,应纠正后才施行。停用抗凝药物 1 周以上。内镜下息肉切除一般可门诊施行,但对无蒂较大息肉或多发性者,估计出血、穿孔危险发生可能性较大者,以住院治疗更为稳妥。小儿尤其是学龄前儿童一般需要在麻醉下施行。向患者交代病情,签署知情同意书。

患者需禁食 4～6 小时,咽部局部麻醉,解痉剂和镇静、麻醉药可酌情应用。电极板敷以湿纱布,捆绑于患右侧大腿或小腿部位。取掉患者所有金属物品,以免导电造成损伤。仔细检查高频电发生器与患者、内镜及电源连接情况,确保连接无误。取左侧卧位,并可依息肉生长部位调整体位,以易于观察,易于圈套电切为原则。

3.操作方法

首先在内镜下做完整的检查,一旦发现息肉,观察其部位大小、形态和数目。套持息肉时要利用调节镜端的弯角、旋转镜身、改变患者体位方向等,使息肉置于视野中央,充分暴露,息肉与镜端的距离一般保持 2 cm 为宜,若体积巨大,可适当远些。插入圈套器,令助手打开圈套拌,最好套拌面与息肉相垂直,套持息肉。依息肉形状不同选择套持点,有蒂息肉套在蒂的息肉侧,无蒂息肉套在基底稍上方,选择好位置后助手缓慢地关闭和收紧圈套拌,动作要轻柔,切忌用暴力,套住息肉后即可通电。一般采用先电凝,后电切,反复间断多次通电,也可以用混合电流,每次通电时间为数秒钟,逐渐割断。在通电时要注意有无胃肠蠕动,一旦有蠕动出现即要停止通电,避免灼伤邻近黏膜成出血。切下后,可采用抓持器或网篮将息肉抓持,随镜身退出,送病理学检查。

各种形态息肉的切除方法如下。

(1)直径<0.5 cm无蒂息肉:该型息肉一般采用电凝灼除或热活检灼除法。热活检灼除法适用于相对体积较大无蒂息肉,用热活检钳咬持息肉头部,然后向上轻轻提拉息肉,使基底形成天幕状假蒂,通凝固电流后基底黏膜发白,即行拔取。电凝器灼除术适用于更小息肉,插入电凝器,轻轻接触息肉即通电,息肉发白,即可灼除。因该法不能取活组织,可先用活检钳咬取部分息肉后再电凝以免漏掉早期癌。

(2)直径<2 cm的无蒂息肉:圈套钢丝打开后,用塑料管头端顶住息肉的基底部,回收圈套器,在收紧圈套器之前,稍上抬圈套器,在息肉基后较稍上方将息肉套住,这是圈套最佳部位,不可过深或将邻近正常黏膜套入。轻轻关闭拌套,稍收紧轻轻提拉,将息肉提起,基底呈天幕状时通电切割。先电凝后电切或采用混合电流,逐渐切下。注意电流选择要合适,避免造成出血或穿孔。

(3)有蒂息肉:长蒂息肉圈套位置选择蒂的中央,尽可能保留残蒂1 cm左右,并提起悬在腔中,与周围没有接触,再通电。不要怕残蒂留得过长,因为息肉蒂柄是正常的黏膜,由于息肉重力和蠕动将黏膜牵拉而形成,并非是肿瘤性组织。一旦息肉摘除后重力作用消失,残蒂3~5个月自然消失,恢复平坦。而残留较长蒂柄可保证电凝安全,避免穿孔,如摘除后发生即刻出血时,可立即于残蒂再圈套凝固止血。短蒂息肉的圈套位置尽可能选择在蒂的息肉侧,当圈拌套入息肉后先不紧收钢丝,提高圈套器放置在蒂与息肉交界颈部再收紧钢丝,将息肉悬在肠腔中,与周围组织无接触再通电。细蒂息肉要注意关闭套拌钢丝时一定轻而慢,稍有阻力即停止收勒,如关闭圈套器用力稍过猛可造成机械性切割而出血然后通电,一般可只用凝固电流。

粗蒂息肉供血的血管较粗,位于蒂中央,电切时电凝不充分易造成中央血管出血,因此需要反复交替使用电凝电切电流,逐渐割向中央,特别是快要切断的时候,一定要先凝固再切断。为预防粗蒂息肉出血可采用尼龙绳结扎加电切法,本方法为首先用尼龙绳套在蒂的基底部,收紧尼龙绳,观察息肉的颜色变为暗紫色,说明尼龙绳阻断了息肉的血流,然后用圈套器在结扎上方的蒂部作息肉高频电切除,这样可有效地预防出血的发生。1995 年,日本 Hasachi 开创了内镜下金属止血夹的应用,也可预防和治疗粗蒂大息肉电凝切除所引起出血的并发症。本方法是在内镜下先用金属夹夹住蒂的基底部,一般夹 3 个左右,以夹住后息肉表面颜色变暗红或紫色为标准。然后在金属夹上方作息肉电凝切除术。操作成功的关键是夹子尽量靠近息肉的基底部,为随后电凝圈套切除术留出足够的蒂长度。金属夹方向应与管腔平行,便于圈套器的操作。圈套器套持的切割点尽量与金属夹保持一定距离,避免接触产生异常电流灼伤肠壁,或造成金属夹当即脱落引起出血。当然金属夹最适用于息肉切除后,在电凝不足以造成即刻出血时,立即插入金属夹在残端夹持止血治疗。

头部大的有蒂息肉圈套后要悬于肠腔中与周围黏膜不接触有一定困难,可采用密接法切除,抽吸管腔内气体,使息肉与周围黏膜接触面积足够大,使单位面积中通电量减少,则接触面的温度降低不至于灼伤接触部管壁造成穿孔。较大的息肉一次不能圈套入,可采用分块切除,先切除部分息肉头部,使头部体积变小,再套入摘除。息肉圈套选择位置太近肠壁,如将邻近正常黏膜一起套入,或息肉未悬在肠腔中,而与周围或对侧肠壁有接触会引起异常电流,或圈套钢丝未收紧,钢丝接触周围黏膜,均属不正确圈套法,容易引起穿孔。

(4)直径＞2 cm 的无蒂息肉:该形态息肉属相对禁忌范围,因为在内镜下摘除易引起出血和穿孔。故术前准备应按剖腹手术肠道准备方案施行,一旦出现并发症可立即行手术处理。如基底较窄仍可按上述方法圈套摘除。宽基底者需采用黏膜切除法(EMR)。先用注射针,在息肉底部注射高渗盐水或1:10 000肾上腺素盐水1~2点,每点1 mL,然后用上述方法做圈套摘除。胃镜头端可加装透明帽,如果有双活检管道治疗镜,可先伸入抓持钳,咬持并提起息肉头部使基底形成假蒂,再圈套电凝摘除。如为更大的息肉可用分块分期切除法。需注意的是,该方法每次摘除息肉宁少勿多,每次切除后表面残留溃疡,再间隔2～3周待溃疡面愈合后作第二次切除。

4.并发症的防治

并发症的种类以出血多见,穿孔次之。大部分出血者经保守治疗而痊愈。而穿孔相反,穿孔比出血所引起的后果严重。并发症发生后不及时诊断和处理会引起死亡。内镜下息肉电凝摘除术引起的并发症,肯定要较内镜诊断为多,故对息肉摘除的操作要求较高,因此主张必须取得了一定诊断操作经验者,才能开展息肉摘除。为了减少和避免并发症的发生,全面了解息肉切除的基本原理,了解并发症发生的原因,掌握并发症的防治方法,给予开始工作者全面的培训,掌握扎实的基本功,都是必不可少的。

(二)高频电息肉切除术并发症

1.出血

根据发现的时间和不同原因可分为即刻或早期出血和迟发性出血。即刻出血即是在术中或息肉刚摘除后在内镜下见残端出血,早期出血是息肉摘除后 24 小时内出血,它们的发生原因相同。迟发性出血是指息肉摘除结束的 24 小时后发生,常见是 3～7 天,最长的有 10 余天才发生。

(1)即刻或早期出血。①未通电即勒断造成机械性切割:主要是手术者和助手配合不默契,助手套圈收紧过快用力过度,手术者尚未踏电凝发生器的开关即切下息肉,或刚圈套住息肉,即发生较强的蠕动波,致使息肉移位,尤其发生在细蒂息肉。②电流功率选择过小,凝固不足:实际是通过机械性切割力切下息肉,或功率选择过大,未起到凝固作用很快切下息肉,均会造成早期出血。③电流类型选择不当:电切电流因凝固作用极小,故在切割息肉时用单纯电切电流会引起即刻出血,故应采用电凝电流或混合电流。④粗蒂和无蒂息肉:一般中心有较粗血管,如切割时未交替使用先电凝后电切反复通电逐渐切割的方法,会造成中心血管未凝固而即刻或早期出血。⑤圈套位置不佳时就收紧,重新松开圈套器再选择,结果黏膜部分机械性切割或钢丝粘着息肉撕裂而出血。

(2)迟发性出血:由于息肉电凝摘除后残端有灼伤的焦痂形成,焦痂在日后脱落时形成溃疡,此时凝血不全会引起出血。①电流功率选择过弱,电凝时间过长造成电凝过度,使残端创面溃疡过大、过深。②高血压、动脉硬化或有凝血机制障碍者,在焦痂脱落时血管内血栓形成不全,引起迟发性出血。③术后活动过度,饮食不当导致焦痂脱落过早,引起创面损伤而出血。

(3)防治。①预防:术前认真校试器械,圈套收紧关闭要缓慢,用力要适当,整个操作过程中,视野要清晰,术者与助手配合默契。高频电发生器的电流强度类型选择要合适,严格按照先电凝后电切逐渐切割的原则,粗蒂或无蒂息肉需交替使用电凝、电切电流,术后要注意休息及饮食,避免重体力活动1~2周。②治疗:对于摘除后有少量的渗血,可不作处理,随访观察。如果出血量多,则应立即进行止血。即刻出血可立即施行内镜下止血的各种措施,包括药物喷洒、黏膜下药物注射、止血夹、电凝、氩气刀、激光、微波等。对于有蒂息肉如残留有较大残蒂时可立即圈套电凝止血。Shinya主张在圈套收紧钢丝后无须电凝持续保持15分钟,使残蒂肿胀压迫血管止血,可避免因再圈套电凝位置太靠近肠壁造成穿孔的危险。动脉喷射性出血止血夹夹闭血管止血疗效最确切,黏膜下注射配合止血夹治疗。

对于早期或迟发性出血,一般先行积极保守治疗,如补充血容量,应用止血药物和垂体后叶素、奥曲肽等,大多数可以治愈,尤其是迟发性出血。如果保守治疗失败即做内镜下止血,如再失败则应剖腹手术止血。

2.穿孔

穿孔可发生于摘除术时的即刻,也可发生在术后数天。迟发性穿孔的原因是由于焦痂深达浆膜,当时因焦痂遮盖无穿孔症状,一旦焦痂在术后脱落时出现穿孔的症状。

(1)原因:①圈套切割部位距管壁太近。②通电时未将息肉向上提拉,形成天幕状假蒂。③邻近正常黏膜一起被套入误切,或圈套钢丝与周围管壁接触,这大部分是在操作时视野不清,未看清完整的息肉及圈套钢丝,勉强施行引起。④电流强度选择过弱,通电时间长,使残端灼伤过深至管壁多层,往往引起数天内穿孔。⑤圈套钢丝未收紧通电,致使通电时间过长,灼伤过深。⑥通电时胃肠蠕动,使圈套钢丝损伤管壁造成穿孔。

(2)诊断:发生穿孔会因为不同的部位引起不同的症状。食管穿孔,引起颈部及胸部皮下气肿、胸痛、吞咽困难及梗阻感伴发热等纵隔炎的症状。明确诊断可依靠胸片有纵隔气肿征象,吞水溶性造影剂作食管X线检查可明确穿孔部位。胃及十二指肠穿孔均引起腹膜炎症状。在穿孔瞬间剧烈腹痛,以后主要腹胀,数小时后出现严重腹痛、反跳痛、腹部板样强直、肝浊音消失等弥漫性腹膜炎的症状和体征。为了能早期诊断和及时治疗,对疑有穿孔者应做腹部X线透视,如膈下有游离气体则可确诊。

(3)防治:术前认真调试器械,圈套时切割点选择要稍远离肠壁,有蒂息肉在蒂的息肉侧,无蒂者在基底上方。套取后钢丝收紧要得到确认,然后自腔内提拉,形成天幕状,避免将周围黏膜套入。电流功率要选择适当、避免通电时间过长。术中通电时要避免肠蠕动,一旦有蠕动要立即停止通电。术后尽可能吸净肠腔内气体。以上要点多加注意,穿孔一般是可以避免的。一旦发生穿孔,在食管或腹腔内,应该尽早手术治疗,否则会因感染、败血症、休克导致死亡或造成术后其他后遗症。手术方式,可根据具体情况,选择修补、局部切除或造瘘等方式,腹腔外穿孔可采取保守治疗,禁食、补液、胃肠减压,一般不需要手术治疗均能治愈。

3.灼伤、浆膜炎

这种并发症程度往往较轻,一部分患者无临床症状,只是内镜下见到邻近黏膜灼伤,呈白色浅灼伤溃疡,一般无须处理。如灼伤过深或息肉摘除时残端创面过大、过深可引起浆膜炎,但未穿孔,临床表现为术后数天内出现腹痛,腹部检查有局部反跳痛,少部分可有肌紧张。但腹部X线透视无膈下游离气体可与穿孔鉴别。

(1)原因:①摘除时由于通电时间过长,电流过大等致灼伤过深。②摘除时息肉与周围黏膜有接触,而且未按密接法摘除息肉,接触面积小引起异常电流,造成接触处管壁灼伤、浆膜炎,严重者甚至会穿孔。

(2)防治:其预防与穿孔相同,因两者发生的原因,机制基本相同,只是程度稍有不同而已。治疗上经对症处理,随访观察几天后即自愈。部分浆膜炎者也可有腹痛、肌紧张、局部压痛、发热等症状。灼伤、浆膜炎与穿孔相鉴别较为重要,主要依靠反复 X 线透视或平片检查有无隔下游离气体。

(三)其他切除息肉的方法

1.氩离子凝固术

氩离子凝固术也是一种热能凝固术,但它不是通过治疗器具与组织接触而起作用,是通过气体将热能转化致组织凝固而起作用,因此其具有特殊性。氩离子凝固术是 20 世纪90 年代初期由德国学者 Grund 首先应用于内镜治疗,在我国则是上海瑞金医院吴云林教授在内镜治疗中首先引进该项技术。十余年来,国内外学者在该项技术的应用中取得了较好的成绩,同时也积累了一定的经验,并且展示了该项技术在内镜治疗中的特殊作用及发展前景。氩离子凝固术的设备包括一台高频电发生器、一个氩气源,一条可以通过内镜活检管道的氩气喷射管、电极板和脚踏开关。氩气通过喷射管喷出,经过喷射管远端电极与组织产生的电场时,氩气被离子化形成氩离子束,氩离子束将钨丝电极产生的高频电能量传到组织而起到凝固作用。氩离子束可以形成纵向与侧向的电流,所以喷射管不需与组织垂直。通常氩离子对组织凝固的深度在4 mm 以内,在控制好高频电输出的功率及每次作用的时间下,凝固深度则会更浅。这是氩离子凝固术特色之一:作用表浅,对周围组织损伤小。

氩离子凝固术可用于直径<1.0 cm 无蒂息肉的治疗,在内镜观察清楚病灶并确定使用氩离子凝固治疗术时,将喷射管沿着内镜的活检管道插入,插入时要注意勿将喷射管弯折,将喷射管前端伸出内镜先端部约 1.0 cm,距病灶 0.2~0.5 cm,通常伸出喷射管后先接触病灶,再退回喷射管,主要靠移动内镜来调整喷射管先端和病灶

的距离。在确定调整好位置后,抓住时机及时踩踏脚闸开关,应用氩离子凝固治疗,一般1～3秒/次,病灶组织表面变为白色,有时呈焦黑色。每个病灶治疗的次数,要视病灶的大小、性质而定。

氩离子凝固术主要并发症有穿孔,胃肠胀气也较常见。预防措施主要有:操作时避免氩离子束导管前端与病灶组织垂直;功率要根据治疗部位而定,避免过大及作用时间过长;凝固止血次数应视出血病灶及息肉大小而定;治疗后应多吸气。

2.微波治疗

微波治疗的本质是加温治疗。将微波通过同轴电缆(天线)经内镜器械管道孔插入,在内镜直视下,对息肉进行治疗,使息肉凝固坏死,以达到治疗目的。适用于广基或难以圈套电凝电切者,亦可治疗多发性息肉。

(1)器械准备:①内镜。可采用各种内镜,包括电子内镜。②内镜微波治疗仪。基本技术参数为微波频率 2 450 MHz,波长 12 cm,微波输出功率0～200 W(可调),同轴电缆(微波天线)要有隔热塑料包裹,以防损伤内镜,其直径及长短要适合所采用的内镜。亦可用针状电极,其针尖长度为 2～4 mm,以便插入靶组织,再行微波辐射。还应具备时控装置,将连续发射的微波变成脉冲发射,脉冲时间在 2～60 秒内可调。微波产生由脚踏开关控制,最好有自动关闭系统及报警器。

(2)操作方法:①常规插入内镜,调节内镜至适当位置。②从器械孔道插入微波同轴电缆或针状电极。如采用同轴电缆,则可按息肉大小、类型使其接触到息肉的表面或蒂部 2～5 mm 处,如采用针状天线则将其刺入息肉。③微波的辐射功率多选用40～50 W,脉冲时间选择 3～20 秒,具体需根据操作者的经验而定。脉冲次数根据息肉大小而定,一般为1～7次,通常2～4次即可烧灼完毕。微波辐射后,可见胃肠蠕动立即明显减弱,组织表面呈现红色凝固斑或呈棕黑色。小息肉可立即消失,有蒂者可立即脱落。较大的息肉产生变形、变性、萎缩。对于大息肉可多次治疗,直至达到治疗目的。多枚息肉,亦可逐个治疗。术中应注意吸引,清除烟雾。④对于有蒂息肉,应力争回收。⑤术后处理同息肉电凝电切术。罕见出血或穿孔。出血可因组织凝固后与同轴电缆粘连,造成撕裂出血,应注意预防。因微波对深层组织无明显损伤,故不易发生穿孔。术后的溃疡按急性溃疡处理,多于1个月左右完全愈合。

3.其他方法

息肉其他治疗方法还有采用药物注射(如纯酒精)、冷冻法、激光烧灼法等治疗,但这些方法治疗效果并不满意,后者器械昂贵,目前极少采用。

三、息肉的回收和术后处理

息肉摘除术后,要做全瘤病理学检查,对决定进一步随访和处理有很大价值。<0.5 cm的息肉,一般用热活检钳灼除,故不存在息肉回收问题。如果息肉较小,可通过将其吸引至滤过装置来进行回收。较大息肉可用息肉抓持钳或网篮取出,亦可用圈套器代替。术后处理原则是预防并发症的发生。因摘除息肉的大小、形态不同,所残留溃疡面大小也不一样,溃疡愈合长短时间不同,故不可生搬硬套,千篇一律,应在一般原则的基础上,具体情况具体对待。

各部位息肉切除的共同处理原则有以下几方面。

(1)术后1周避免剧烈运动,小息肉时间适当缩短,大息肉时间适当延长。

(2)术后禁食、卧床休息6小时。

(3)术后需按溃疡病处理,用药2~4周。

(4)术后1~3个月复查胃镜。

息肉切除术后随访原则:单发性息肉摘除后1年随诊检查1次,阴性者术后3年再随诊1次,再阴性者5年随诊1次即可。多发性息肉开始6个月随访检查1次,以后2年、3年、5年随访1次。凡随访检查时有息肉新生,则再次内镜下摘除,随访计划按上述方案重新开始。

四、各部位息肉切除特点

(一)食管

食管息肉的发病率较低,要注意与黏膜下间质瘤的鉴别,以避免造成穿孔。从解剖特点来看,食管无浆膜层,管壁较薄,如操作不当极易引起穿孔,且穿孔后可引起纵隔炎,后果严重。所以对食管息肉选择行内镜下摘除的适应证掌握要严格。有蒂型息肉各种大小均可,对于亚蒂型或有蒂型体积>2 cm应相对禁忌。

术后禁食时间相对比胃息肉摘除要长,一般24小时,然后流质饮食2~3天,然后进半流质饮食1周左右。摘除后开始数天常有胸骨后疼痛或烧灼感,可服用氢氧化铝凝胶等药物。

(二)贲门部息肉

贲门息肉亦较少见,良性的贲门隆起大部分为炎性息肉,如发生在贲门切除术后的吻合口处,或见于反流性食管炎。对炎性息肉的处理不必过于积极,通常在治疗后会自行消失。在治疗时,由于贲门部血管丰富,较易出血,因而电凝要充分。对老龄患者,由于贲门部距心脏较近,要注意心脏并发症,有条件术中要有心电监护。

(三)胃息肉

在上消化道息肉中,以胃息肉最多。治疗前要做到必须明确息肉的部位、数量与形态分型,并行病理检查明确病变的性质。治疗时要注意:①对Ⅰ型与Ⅲ~Ⅳ型息肉,尽量用圈套器械,以彻底摘除息肉;②对Ⅰ~Ⅱ型息肉则以电灼为主,息肉应尽量回收,送大体病理活检;③多发性息肉一次切除不宜太多,一般不超过5个息肉,以免黏膜创伤面积过大。

(四)十二指肠息肉

十二指肠的息肉相对少见,在诊断上,避免将十二指肠腺体增生误诊为息肉。更不应该将乳头或副乳头误诊为息肉,以免造成严重后果。由于十二指肠肠壁较薄,因而电切时使用的功率不应太大。

第五节　食管黏膜剥离术

一、概述

(一)内镜下黏膜剥离术定义

内镜下切除包括内镜下黏膜切除术(endoscopic mucosal resection,EMR)和内镜下黏膜剥离术(endoscopic submucosal dissection,ESD)。

EMR 表述的是一次切除大块黏膜的概念,强调的是黏膜被整块切除时圈套病变后的切除过程,它分为非吸引切除法和吸引切除法。非吸引切除法:单纯电凝圈环切法;双孔道电凝圈环切法;预切开-电凝圈环切法。吸引切除法包括透明帽法(EMR with a cap,EMR-C);套扎器法(EMR with ligation,EMR-L)。

ESD 表述的是一次完整剥离病变黏膜的概念,强调的是电切和/或电凝设备,在内镜直视下逐渐分离黏膜层与固有肌层之间的组织,最后将病变黏膜完整切除的方法,因此 ESD 包含了两个过程,其一是切开病变黏膜与正常黏膜的过程,其二是剥离病变黏膜与固有肌层的过程,这两个过程可以根据病变的部位与操作者的习惯分别采取独立完成或交替完成,最终目的是完整切除病变黏膜,因此又有了通过黏膜下隧道技术完成切除的方法,称 ESTD(endoscopic submucosal tunnel dissection,ESTD)。

完整切除要求内镜下切除后的病变是一个整体,而不是被分片切除,且力争达到 R0 切除,手术切缘要求距离标记病变的边缘至少大于 5 mm。在完整切除的概念中,确保所切标本在病理学水平达到水平切缘和垂直切缘均阴性是减少肿瘤术后复发的关键。

(二)历史

ESD 技术由 EMR 发展而来。1973 年,Dyhle 等首先报道了黏膜下注射生理盐水后切除结肠无蒂息肉。1984 年,多田正宏等首次采用该技术治疗早期胃癌,并正式将之命名为 EMR。由于 EMR 难以一次性切除较大范围病变,并且术后病理难以明确病变浸润深度、肿瘤的残存率、复发率较高,故适应证仅限于分化型无溃疡形成的>20 mm 黏膜内癌。1994 年,Takekoshi 等设计了顶端陶瓷绝缘刀(IT 刀)并将其用于治疗中,使一次性切除消化道较大黏膜病变成为可能。1999 年,Gotoda T 首次报道了使用 IT 刀进行病变的黏膜下整体切除,直至 2004 年此项技术被正式命名为 ESD。

我国于 20 世纪 90 年代开始 EMR,当时主要用于息肉切除,逐渐演变为切除癌前病变与早期癌。2006 年,中国人民解放军总医院消化内镜中心率先在国内开始 ESD 技术切除癌前病变与早期癌。到了 2008 年,内镜黏膜下层剥离术作为我国自己医师的成熟项目,在中华消化内镜会议、早期癌专题治疗会议上进行大会演示与推广。到目前为止我国许多医院已经成功开展此项技术。

(三)国内外现状

ESD 方法首先在日本于 1999 年开创,在切除病变效果上优于 EMR。目前已在亚洲地区广泛使用,用于切除消化道癌前病变及早期癌,完整切除率高,并发症发生率较低,术后对患者生活质量影响较小。西方国家对于 ESD 的应用也已经开展,已有文献报道 ESD 的相关应用及术后随访,但与亚洲地区相比,仍处于推广应用的阶段。

ESTD 由令狐恩强教授率先开展,目前,ESTD 已应用于切除食管环周病变、食管大面积病变、贲门部黏膜病变、胃大面积黏膜病变、结直肠病变,并证明是安全、有效的。对于切除大面积或近环周病变,与 ESD 相比,有着显著的优势,适用于临床。

二、适应证与禁忌证

(一)适应证

ESD 适应证如下。

1.绝对适应证

(1)不超过 M2 层的鳞状细胞癌。

(2)无溃疡的黏膜内分化型腺癌。

(3)HIEN 及 Barrett 食管伴有 HIEN。

(4)反复活检仍持续存在的 LIEN。

(5)息肉。

2.相对适应证

(1)直径≤2 cm 无溃疡的黏膜内未分化型(G4)腺癌。

(2)直径≤3 cm 有溃疡的黏膜内分化型腺癌。

(3)直径≤3 cm 侵及 SM1 层的分化型腺癌。

(4)不符合上述 3 点要求,但心肺功能等全身状况差无法或不愿接受外科手术的不超过 SM1 层的腺癌。

(5)无法或不愿外科手术的侵及 M3 或 SM1 的鳞状细胞癌。

3.ESTD 适应证

(1)食管大面积黏膜病变。

(2)病变长度≥2 cm 的食管环周黏膜病变。同时,病变符合以下条件中的至少一项。

术前病理活检提示食管 HIEN 或早期癌。

术前病理活检提示食管 LIEN,反复复查不能消失。

胃镜及病理提示 Barrett 食管、食管胃黏膜异位等,患者要求治疗者。

术前病理未提示食管 HIEN 或早期癌,但碘染、放大 NBI 内镜高度怀疑食管 HIEN 或早期癌。

(二)禁忌证

1.ESD 禁忌证

(1)进展期癌(侵犯固有肌层的癌)。

(2)有淋巴结转移的早期癌。

(3)凝血功能障碍。

(4)无法耐受或配合内镜检查者。

(5)严重心、肺、肾等重要器官功能不全者。

(6)有高度麻醉风险者。

(7)严重贫血、感染未纠正或其他高风险状态患者。

2.ESTD 禁忌证

(1)超声内镜提示病变深度超过黏膜下层。

(2)超声内镜或 CT 或 PET-CT 提示淋巴结或远处转移。

(3)进展期癌变或未分化肿瘤。

(4)具有胃镜检查或麻醉禁忌证。

三、术前准备

(一)术前诊断

1.病变性质

使用内镜下活检标本的组织病理来明确病变的性质。

2.病变深度

使用超声内镜确定病变深度。

3.病变范围

食管病变常采用碘染色或者放大内镜联合色素内镜明确病变范围。

4.转移情况

通过超声内镜、CT、MRI 或 PET-CT 排除早期癌的淋巴结转移。

明确以上情况以确定是否有行 ESD 或 ESTD 治疗的指征。

(二)患者准备

术前完成血常规、生化、凝血等常规检查。

要求患者术前至少 7 天未服用长效抗凝药与抗血小板药,常用的药物有阿司匹林、噻氯匹定、氯吡格雷、华法林等,评估凝血机制。对患者有其他原因不宜长期停用抗凝药物的患者,可在术前 7 天停用长效抗凝药物,改用短效抗凝药物低分子肝素皮下注射代替抗凝药物,术前 24 小时停用短效抗凝药物,术后抗凝药物恢复时间依照患者是否脱离出血危险而定。

术前签署知情同意书,告知患者手术的过程、风险及预后,使患者达到充分的知情同意,对术后可能存在复发、转移、追加外科手术等可能性有充分思想准备。

手术当日禁食,建立静脉通道进行补液,术前 30 分钟口服去泡剂(二甲硅油)和黏膜溶解剂(链霉蛋白酶或乙酰半胱氨酸)。

(三)器械准备

1.内镜系统

多采用 Olympus TJF-260J 型内镜系统,包括主机及内镜镜身。

2.附件系统

高频电发生器,氩离子凝固装置,IT 刀,HOOK 刀,Dual 刀,三角刀,O 型或 T 型海博刀,圈套器,止血钳,闭合夹,透明帽(需与内镜匹配),CO_2 气泵。

四、操作步骤

(一)患者取平卧位

行气管插管,后改为左侧卧位,全身静脉麻醉。

(二)确定病变边界

碘染色(碘液与生理盐水比为 3∶17～5∶15)后,通过放大色素内镜及窄带成像技术(NBI)观察病变表面腺管开口及毛细血管网的变化,确定病灶边界。

(三)标记切除边界

在距离病变边缘外 0.3～0.5 cm 用高频电刀进行环形标记。对于边界较为清晰的扁平病变可以使用 APC、Hook 刀等直接进行电凝标记。

(四)黏膜下注射

注射液体为生理盐水、甘油果糖和透明质酸钠等。生理盐水与甘油果糖的混合液维持时间短,若病变范围较大,可选用甘油果糖与透明质酸的混合液,维持时间长。同时注射液中可加入肾上腺素和亚甲蓝,达到止血及标记的作用。于病灶边缘标记点外侧进行多点黏膜下注射,使病变完全抬举,治疗过程中可以追加注射,使病灶与肌层完全分离。

(五)环形切开

于标记点外 0.3～0.5 cm 处环周切开部分黏膜至黏膜下层,首先切开的部位一般为病变的远侧端。ESTD 的方法为注射后先切开病变肛侧边界,再切开病变口侧边界。

(六)黏膜下剥离

逐渐将黏膜整块剥离。按照病灶具体情况选择合适的治疗内镜和刀具。按与病灶基底切线方向剥离,对于暴露困难的病变部位,可利用透明帽推开黏膜下层结缔组织、旋转反转内镜、改变体位利用重力影响、使用金属夹挂线牵拉等方法改善 ESD 的操作视野,以方便操作,术后对凝固暴露血管。

ESTD 剥离方法:用钩刀或 T 型或 O 型海博刀从病变口侧至肛侧进行黏膜下剥离,建立黏膜下隧道,再用 IT 刀或钩刀或 T 型或 O 型海博刀切除隧道两个侧边,余操作及创面处理同 ESD。

五、术中注意事项

(1)一般手术切除的边界距离病变外缘 5~10 mm。Barrett 食管伴 HIEN 时,手术切除的边界应距离鳞-柱状上皮近端 1 cm。

(2)术中采用 CO_2 气体灌注,既能降低胃肠道气体积聚、腔隙间积气的发生率,也能减少静脉麻醉时咪达唑仑的使用量。术中可选择使用蠕动抑制剂(山莨菪碱或高血糖素),以更好地观察和切除病变。

(3)术后将整块切除的标本用大头固定、展平、染色、测量大小、拍照后浸泡于甲醛溶液。对完整切除的标本进行病理学检查前,连续平行切片应以 2 mm 为间隔,切除标本的病理学报告须描述肿瘤的大体形态、部位、大小、组织学类型、浸润深度及切缘,是否有淋巴管和血管浸润,确定内镜下切除是否达到治疗效果或还需要补充治疗。

(4)手术依据术后病理评价可分为治愈性切除和非治愈性切除。早期癌的治愈性切除需同时满足:①整块切除;②术后病理评价水平切缘阴性;③垂直切缘阴性;④无淋巴管及血管浸润。若术后病理评价不符合上述标准,则为非治愈性切除。其他黏膜层良性病变的治愈性切除需同时满足:①整块切除;②术后病理评价水平切缘阴性;③垂直切缘阴性。若术后病理评价不符合上述标准,则为非治愈性切除。

六、术后处理

(一)术后第一天

术后第一天应禁食、禁饮水,术后常规复查相关实验室指标及X线检查,若患者临床表现及实验室指标无异常,术后第二天可进食清流质,后逐渐完成饮食过渡。术后应口服质子泵抑制剂(proton pump inhibitor,PPI)和胃黏膜保护剂至创面愈合。

(二)术后随访

1.治愈性切除

术后 3 个月、6 个月和 12 个月各复查 1 次胃镜,若未发现病变,此后每年复查 1 次胃镜。

2.非治愈性切除

(1)早期癌:一般建议补充外科手术。但以下情况因为淋巴结转移的风险很低,也可考虑再次内镜下切除或者密切观察随访:①水平切缘阳性的整块切除的分化型腺癌,但是满足其他治愈性切除的标准;②分块切除的分化型腺癌,但是满足其他治愈性切除的标准。

(2)IEN 和其他良性病变:再次内镜下切除或外科手术。

3.术后局部复发

依然按照上述绝对适应证和相对适应证进行再次内镜下或者外科治疗。

七、术后并发症及处理

(一)术后狭窄

狭窄一般发生在切除较大面积的病变后,食管是 ESD 术后狭窄常见部位。ESD 术后食管狭窄的发生率为 6%～26%,当病变>3/4 环周时食管狭窄的发生率会更高。

食管狭窄常用的治疗方法有内镜下球囊扩张(balloon dilation,BD),口服激素联合 BD,局部注射激素,局部敷用激素凝胶。此外,2009 年,有学者开创了放置食管全覆膜可回收金属支架预防治疗食管环周黏膜剥离后的食管狭窄的方法,国际上也逐渐得到了认可。

预防性 BD 与狭窄发生后 BD 相比,能够降低狭窄发生率,降低狭窄的严重程度,缩短治愈狭窄的疗程。预防性 BD 第一次扩张在术后 1 周内进行,此后每周 1 次,直至创面完全愈合。口服激素联合 BD(术后 2 天开始口服泼尼松龙,每天 30 mg,8 周内逐渐减量至停用)的效果优于单独使用 BD。局部注射激素有发生穿孔的风险,局部敷用激素凝胶的效果优于局部注射激素。对于食管狭窄环比较短的患者,可以进行内镜下放射状切开的方法治疗食管狭窄。

ESD 术后幽门狭窄发生率为 1.9%,一般 BD 治疗即可缓解。

术后狭窄是 ESTD 最常见的术后并发症,因此对于面积超过 4/5 食管环周病变,术后即刻放置全覆膜金属支架预防食管狭窄,术后 3 个月依据创面愈合情况,判定是否取出支架。

(二)出血

有报道术后出血率为 1.8%~8.2%,大多数出血发生在术中或术后 24 小时内。

内镜下治疗时可以通过调整电凝电切功率及模式对裸露的血管进行预防性止血处理,对于较粗的血管可以选用止血钳钳夹后电凝,对于小血管或者渗血部位可使用各种切开刀或氩离子血浆凝固术直接电凝。上述止血方法如失败,可采用金属夹夹闭出血点,但往往影响后续的黏膜下剥离操作。术后对症使用止血药物,并可给予质子泵抑制剂。

除了术中存在出血风险,操作后第 1 天也是出血最易发生的时段。少数患者会在术后 1 周至 1 个月时间中发生出血,但大多为少量出血,通过内镜下电凝或止血夹即可止血。

(三)穿孔

有报道 ESD 术后穿孔发生率为 4%~10%,多发生在胃,发生在食管的穿孔较为少见。小的穿孔可以保守治疗仅给予临床密切观察;局部剥离较深或肌层有裂隙者应用止血夹夹闭穿孔;术后胃肠减压,予以禁食和抗炎等治疗,严密观察胸、腹部体征,镜下或保守治疗无效者,应立即予以腹腔镜或外科开腹手术修补穿孔。ESD

操作过程中必须时刻注意抽吸消化道腔内气体,防止较大的消化道腔内压力使较小的肌层裂隙扩大为穿孔。

ESD 术前评估时,对于范围大、操作时间长和可能引起消化道穿孔,可以考虑预防性使用抗生素:上消化道 ESD 选用第一、二代头孢菌素。术后用药总时间一般为 72 小时,但也可酌情延长。

(四)纵隔积气

纵隔积气见于食管病变的内镜下切除。食管 ESD 术后 X 线下发现的纵隔积气的发生率为 6.6%,CT 下为 62.9%,纵隔积气绝大多数没有临床处理,仅予临床观察。术中采用 CO_2 气体灌注可以降低纵隔积气的发生率。

第六节 早期结直肠癌内镜黏膜下剥离术

近年来,国内消化内镜的应用逐渐普及,内镜医师的诊疗水平也在逐渐提高。内镜诊治新方法的出现,可治愈及终止消化道癌前病变及黏膜内癌,与传统手术方法相比具有创伤小的优点。

ESD 是在 EMR 基础上发展起来的新技术,根据病变不同部位、大小、浸润深度选择适用的特殊电切刀,如 IT 刀、Dua 刀、Hook 刀等,逐渐分离黏膜层与固有肌层之间的组织,最后将病变黏膜及黏膜下层完整剥离的方法。这一技术可以获得完整病理标本,以利于明确肿瘤浸润深度、分化程度、血管及淋巴结侵犯情况,评估患者预后,并决定是否追加手术。ESD 已成为消化道早期癌症及癌前病变的首选治疗方法。

一、早期结直肠癌及癌前病变 ESD 适应证

(一)定义

早期结直肠癌是指病变局限于黏膜及黏膜下层的结直肠癌。浸润至黏膜下层但未侵犯固有肌层者称为黏膜下癌(SM 期癌),浸

润到黏膜下层上 1/3、中 1/3、下 1/3 者分别称为 SM1 期癌、SM2 期癌、SM3 期癌。结直肠癌前病变是指已证实与结直肠癌发生密切相关的病理变化,包括腺瘤、腺瘤病和与炎性肠病相关的异型增生及畸变隐窝灶(aberrant crypt foci,ACF)伴异型增生等。

(二)结直肠黏膜的腺管开口分型(Pitpattern 分型)

分为 5 型。Ⅰ型:正常黏膜;Ⅱ型:炎性病变或增生性息肉;Ⅲs 型与ⅢL 型:管状腺瘤;Ⅳ型:绒毛状腺瘤;Ⅴ型:癌。

(三)ESD

适应证:①无法通过 EMR 实现整块切除的、>20 mm 的腺瘤和结直肠早癌。术前需通过抬举征、放大内镜或 EUS 评估是否可切除;②抬举征阳性的腺瘤和早期结直肠癌;③>10 mm 的 EMR 残留或复发病变,再次 EMR 切除困难的病变;④反复活检仍不能证实为癌的低位直肠病变。

二、早期结直肠癌及癌前病变 ESD 禁忌证

有严重的心肺疾病、血液病、凝血功能障碍以及服用抗凝剂的患者,在凝血功能未纠正前严禁行 ESD。病变浸润深度超过 SM1 是 ESD 的相对禁忌证。

三、术前准备

(一)知情同意

实施 ESD 前,术者应向患者及家属详细讲解 ESD 操作过程、预期结果、并发症,以及可能存在复发或转移的风险,可能需追加外科手术治疗等,并签署知情同意书。

(二)患者准备

术前必须行凝血功能检查,指标异常可能增加 ESD 术后出血的风险,应予以纠正后再行治疗。对服用抗凝药的患者,需根据患者原发病情况,酌情停药 5~7 天,必要时请相关学科人员协助处理。

(三)麻醉与监护

行静脉麻醉(无痛)术及心电监护、脉搏、血氧饱和度、无创血压

监测、面罩给氧、维持自主呼吸。

四、操作过程

(一)确定病变范围、性质和浸润深度

首先进行常规内镜检查,了解病灶的部位、大小和形态,结合染色和放大内镜检查,确定病灶的范围、性质和浸润深度。通常采用窄带成像和放大内镜方法,判断是否为肿瘤上皮以及肿瘤的浸润深度。

(二)标记

确定病变范围后,距病灶边缘 0.5 cm 处进行电凝标记。

(三)黏膜下注射

注射液体常用 0.9% NaCl 溶液(3 mL 靛胭脂、1 mL 肾上腺素和 100 mL 0.9% NaCl 溶液混合配制的注射液)。于病灶边缘标记点外侧进行多点黏膜下注射,将病灶抬起,与肌层分离,有利于完整地切除病灶。

(四)切开

由口侧开始,顺时针方向使用 Hook 刀沿标记点外侧缘切开病变周围部分黏膜。切开过程中一旦发生出血,冲洗创面明确出血点后电凝止血。

(五)黏膜下剥离

部分切开后立即进行黏膜下层剥离。在剥离的过程中有出血,用热活检钳钳夹后电凝血管止血。术中反复黏膜下注射可以维持病灶的充分抬举,剥离过程中,肿瘤暴露困难,视野不清时,用透明帽推开黏膜下层结缔组织,以便更好地显露剥离。

(六)创面处理

病变剥离后,对创面上所有可见血管进行预防性止血,可能发生渗血部位以止血钳止血或氩离子凝固术等治疗,必要时金属夹夹闭。对于局部剥离较深或肌层有裂隙者,应行金属夹夹闭。

(七)术中并发症的处理

术中出血可使用各种切开刀、止血钳或金属夹等治疗,剥离过

程中对发现裸露的血管进行预防性止血,预防出血比止血更重要。对较小黏膜下层血管,可用各种切开刀或氩离子凝固术直接电凝;对于较粗的血管,用止血钳钳夹后电凝。术中一旦发生穿孔,可用金属夹缝合裂口后继续剥离病变,也可先行剥离再缝合裂口。

五、术后处理

(一)操作报告

操作完毕后,术者及时书写操作报告,详细描述治疗过程中的发现,采取的治疗方法、步骤及其初步结果;可能发生的并发症及其处理。

(二)复苏与观察

患者在专设的复苏区由专人照看,密切监察生命体征,直至患者意识清醒。并且在患者转出复苏区前交代相应注意事项。

(三)并发症的防治

操作后第 1 个 24 小时是并发症最易发生的时段,应密切观察症状及体征变化,手术当日应禁食和静脉补液,以后根据病情逐步恢复饮食;如有不明原因的腹痛,应及时行腹部透视和超声或 CT 检查;怀疑创面出血,尽早内镜介入,寻找出血部位并给予止血处理。

(四)术后抗生素与止血药的应用

患者术后抗生素的选择参照国家卫生计生委抗生素使用原则,选用第二代头孢菌素或头孢曲松或头孢噻肟,可加用甲硝唑。术后用药总时间不应超过 72 小时。ESD 术后可酌情使用止血药物。

六、ESD 切除标本的评价

将标本浸泡于甲醛前须展平、染色、测量大小和拍照,并用细针固定标本的四周。以 2 mm 间隔连续平行切片,然后对完整切除的标本进行详尽的病理学检查。切除标本的病理学报告须描述肿瘤的大体形态、部位、大小、组织学类型、浸润深度及切缘,是否有淋巴管和血管受累等。

七、术后随访

癌前病变在行 ESD 后应于术后第 1 年及第 2 年各行内镜检查

1次,以后每3年1次连续随访;早癌内镜治疗后,术后第3、6、12个月定期内镜随访,并行肿瘤标志物和相关影像学检查。无残留或复发者以后每年1次连续随访,有残留或复发者视情况继续行内镜下治疗或追加外科手术切除,每3个月随访1次,病变完全清除后每年1次连续随访。

　　ESD技术在日本及欧美国家已经广泛运用于小的良性肿瘤及癌前病变的切除,国内引进已10余年,现在也已较全面地运用。该手术使原本需要开腹手术的患者通过内镜下即可达到效果相同的治疗目的,减轻患者痛苦及经济负担。

第四章

食管常见病

第一节　胃食管反流病

胃食管反流病(gastroesophageal reflux disease,GERD)是指胃内容物反流入食管,引起不适症状和/或并发症的一种疾病。胃食管反流病的临床表现轻重不一,主要的临床症状是反酸、胃灼热、胸骨后疼痛、胃灼热,但有的患者表现为食管以外的症状,而忽视了对本病的诊断。

一、流行病学

GERD 在西方国家很常见,人群中 7%～15%有胃食管反流症状,发病随年龄增加而增加,40～60 岁为发病高峰。反流性食管炎(reflux esophagitis,RE)近年来在国内发病率逐步上升,据北京、上海两地1996 年调查,有反流症状者为 5.77%,RE 为 1.92%。亚洲国家的资料显示内镜检查对 RE 的检出率为3.0%～5.2%。海军军医大学附属长海医院回顾总结了 14 年间近 13 万例接受内镜检查的病例,结果显示 RE 的内镜检出率为 2.95%。北京大学第三医院报道10 年间共进行50 901 例次胃镜检查,原发性 RE 总检出率为4.1%。自 1995－2004 年,RE 发病年龄和检出率随年代变迁逐步上升,随年龄增长 RE 检出率升高、病变程度加重。这种情况的发生可能与人们生活方式改变、饮食结构逐步西化、人口老龄化,以及随年龄增长食管下段括约肌(LES)张力下降、唾液分泌减少、食管上皮修复能力下降和食管裂孔疝发病率增加有关。与国外报道相似,男性 RE 检出率高于女性,中老年人多见,轻度的(A、B 级)占大多数(82.5%)。虽然总的 RE 检出率男性高于女性,但随着年龄的增长,女性 RE 检出率增长幅度高于男性。伴食管裂孔疝的 RE 发生率随年龄增长而增高,女性高于男性。随年龄增长 LES 张力下降是食管裂孔疝形成的一个主要因素,较高的食管裂孔疝发病率是中老年人,特别是中老年女性 RE 发病率大幅增长的原因之一。

老年人 RE 临床症状多不典型,多表现为嗳气、厌食、食欲缺乏、吞咽困难及消化道出血,而反酸、胃灼热、胸骨后疼痛等典型 RE 症状表现较少,其原因可能为老年人食管、胃肠神经末梢感觉迟钝,对食管扩张产生的疼痛敏感度下降,对食管酸碱灌注缺乏敏感性有关。有研究显示,RE 的发生率和严重度随年龄增长而增加,而有胃灼热、反酸症状者并不增加。

研究发现老年人 RE 并存疾病种类多,病情较重。易并发食管裂孔疝、萎缩性胃炎、胃溃疡。

二、危险因素

国内外资料显示,GERD 发病的危险因素包括年龄、性别、吸烟、体质指数(BMI)增加、过度饮酒、阿司匹林、非甾体抗炎药、抗胆碱能药物、体力劳动、社会因素、身心疾病、家族史等。近年来,关于 RE 和幽门螺杆菌感染关系的研究很多,但是结果差异很大。有研究显示,幽门螺杆菌感染与 RE 无关;还有人认为,幽门螺杆菌可能是 RE 的致病因素。国内外较多的学者认为,幽门螺杆菌感染是唯一与食管炎严重程度呈负相关的因素。我们的研究在排除了干扰因素后采用了灵敏度及特异度较好的检测幽门螺杆菌的方法,结果显示老年组和非老年组 RE 患者幽门螺杆菌感染率之间差异无统计学意义。老年人 RE 患病率与幽门螺杆菌的关系可能与非老年人相似。

三、病因及发病机制

GERD 是食管抗反流的防御机制下降和反流物对食管黏膜的

攻击作用增强,保护因子与攻击因子建立的动态平衡被打破所致的结果。主要表现为 LES 压力降低、一过性食管下括约肌松弛(TLESR)过度等。GERD 的主要损伤因素为过多的胃内容物(主要是胃酸)反流入食管,引起食管黏膜损伤,胆汁和消化酶也可造成食管黏膜损伤。

(一)食管抗反流屏障功能下降

正常时,胃食管交界的特殊解剖结构有利于抗反流,它包括 LES、膈肌、膈食管韧带、食管和胃之间的锐角等,其中主要是 LES。LES 在抗胃食管反流屏障中起关键作用。LES 是指食管末端 3~4 cm 长的环形高压区。正常 LES 静息压为 1.3~4.0 kPa(10~30 mmHg),构成了防止胃食管反流的压力屏障。LES 的舒缩受多种因素的影响,如某些激素(如胆囊收缩素、胰升糖素、血管活性肠肽等)、食物(如脂肪、咖啡、巧克力等)、药物(如钙离子通道阻滞剂、多巴胺、地西泮)等。引起胃食管反流抗屏障功能下降的机制有 3 种。

1.LES 压力降低

正常人静息状态下的 LES 保持张力性收缩(高于胃内压),如 LES 压力降低<0.8 kPa(6 mmHg)会造成胃内容物自由反流至食管,中重度食管炎患者 LES 压力降低明显。GERD 患者 LES 压力降低多见,但无解剖结构异常。

2.TLESR 增多

TLESR 是与吞咽无关的 LES 松弛,为 LES 压力正常时反流发生的最常见机制。GERD 患者 TLESR 频繁发生,多为酸反流,而正常人气体反流为多。胃扩张、腹内压增加可通过迷走神经诱发 TLESR 的发生。胃食管反流病患者 TLESR 较频,持续时间长,是目前认为引起胃食管反流的主要原因。

3.胃食管交界处结构改变

胃食管交界处的膈肌脚、膈食管韧带、食管和胃之间的 His 角等是抗反流功能的重要保证。最常见的异常为食管裂孔疝,它是指部分胃经过膈肌的食管裂孔进入胸腔,相当多的食管裂孔疝患者有 RE。

(二)食管对反流物廓清能力降低

胃反流物中胃酸和胃蛋白酶是损害食管黏膜最强的致病因子。除了胃酸和胃蛋白酶外,反流物中还常混有含胆汁和胰酶的十二指肠液,由这类物质引起的食管黏膜损害又称为碱性反流性食管炎。胆酸、胰酶能增加食管黏膜的渗透性,加重胃酸、胃蛋白酶对食管黏膜的损害作用。正常食管对反流物的廓清能力包括容量清除和化学清除两部分。容量清除指正常时食管内容物通过重力作用,一部分排入胃内,大部分通过食管体部的自发和继发推进性蠕动将食管内容物排入胃内,是食管廓清的主要方式。化学清除指唾液的中和作用。GERD 时食管体部蠕动减弱,如同时有唾液分泌的减少,则不仅对反流物的容量清除下降,且对反流物的化学清除作用也降低。

(三)食管黏膜的屏障功能减弱

在 GERD 中,仅有 $48\%\sim79\%$ 患者发生食管炎症,而另一部分患者反流症状虽突出,却不一定有明显的食管黏膜损害,提示食管黏膜的损害是攻击因子和黏膜本身作用的结果。食管黏膜对反流物有防御作用,这种防御作用被称为食管黏膜的屏障功能。包括上皮前屏障,即食管黏膜上皮附着的黏液,对胃蛋白酶起着屏障作用,黏膜表面的能中和一部分反流的 H^+;上皮屏障:在结构上有紧密排列的多层鳞状上皮细胞,不具有渗透和吸收作用,使反流物难以通过,且能中和进入上皮细胞内的 H^+,减轻 H^+ 对黏膜的损害作用;上皮后屏障:指黏膜下毛细血管提供的血液供给等保护作用。

(四)胃排空障碍

胃食管反流多发生在餐后,在 GERD 患者中有 1/2 的胃排空延缓,研究显示餐后胃扩张可引起 LES 松弛,促进反流。反流的频率与胃内容物的含量、成分、胃排空情况有关。

(五)胃食管感觉异常

部分患者有食管感觉过敏,特别是非糜烂性反流病(NERD)患者食管对球囊扩张感知阈和痛阈降低、酸敏感增加,抗酸治疗后食管对酸的敏感降低。

(六)其他因素

婴儿、妊娠、肥胖易发生胃食管反流,而硬皮病、糖尿病、腹水、高胃酸分泌状态也常有胃食管反流。十二指肠胃反流可增加胃容量,十二指肠液(胆盐和胰酶)对食管有消化作用。

四、GERD 的分类

GERD 可分为非糜烂性反流病(non-erosive reflux disease,NERD)、糜烂性食管炎(erosive esophagitis,EE)和 Barrett 食管(Barrett'sesophagus,BE)3 种类型,也可称为 GERD 相关疾病。大多数学者认为 GERD 的 3 种类型相对独立,相互之间不转化或很少转化,但有些学者则认为这三者之间可能有一定相关性。

NERD 是指存在反流相关的不适症状,但内镜下未见 BE 和食管黏膜破损。EE 是指内镜下可见食管远端黏膜破损。BE 是指食管远端的鳞状上皮被柱状上皮所取代。在 GERD 的 3 种疾病形式中,NERD 最为常见,EE 可合并食管狭窄、溃疡和消化道出血,BE 有可能发展为食管腺癌。这 3 种疾病形式之间相互关联和进展的关系需做进一步研究。

(一)NERD

NERD 主要依赖症状学特点进行诊断,典型的症状为胃灼热和反流。患者以胃灼热症状为主诉时,如能排除可能引起胃灼热症状的其他疾病,且内镜检查未见食管黏膜破损,可作出 NERD 的诊断。内镜检查对 NERD 的诊断价值在于可排除 EE 或 BE 以及其他上消化道疾病,如溃疡或胃癌。便携式 24 小时食管 pH 监测可测定是否存在病理性酸反流,但仅 $50\%\sim75\%$ 的 NERD 患者达到阳性标准。结合症状指数可判断酸反流是否与胃灼热症状相关,症状指数是指与酸反流(pH<4)相关的胃灼热症状发生次数占胃灼热发作总次数的比例,超过 50% 为阳性。质子泵抑制剂(PPI)试验是目前临床诊断 NERD 最为实用的方法。PPI 治疗后,胃灼热等典型反流症状消失或明显缓解提示症状与酸反流相关,如内镜检查无食管黏膜破损

的证据,临床可诊断为 NERD。症状不典型的 NERD 患者,如上腹痛、腹胀、非心源性胸痛、慢性咳嗽、哮喘或慢性咽喉痛等,需行与反流相关证据的检查,明确症状与胃食管反流的关系。

NERD 应与功能性胃灼热鉴别。根据罗马Ⅲ标准,功能性胃灼热的诊断标准为患者有胃灼热症状,但缺少反流引起该症状的证据,如:①内镜检查无食管黏膜损伤;②24 小时食管 pH 监测示食管酸反流阴性;③症状指数<50％。PPI 试验阴性提示胃灼热症状与酸反流的关系不密切,并非 GERD,但因其特异性不高,故阳性结果不能排除功能性胃灼热。

(二)EE

1994 年洛杉矶会议提出了明确的 EE 分级标准,根据内镜下食管病变的严重程度分为 A~D 级。A 级:≥1 个食管黏膜破损,最大长径<5 mm;B 级:≥1 个黏膜破损,最大长径>5 mm,破损黏膜无融合;C 级:≥1 个黏膜破损,有融合,但<75％的食管周径;D 级:≥1 个黏膜破损,有融合,并≥75％的食管周径。

(三)BE

BE 本身通常不引起症状,临床主要表现为 GERD 的症状,如胃灼热、反流、胸骨后疼痛、吞咽困难等。但约 25％的患者无 GERD 症状,因此在筛选 BE 时不应仅局限于有反流相关症状的人群,行常规胃镜检查时,对无反流症状的患者也应注意有无 BE 存在。

1.BE 的诊断

主要根据内镜检查和食管黏膜活检结果。目前国际上对 BE 的诊断存在两种见解:①只要食管远端鳞状上皮被柱状上皮取代即可诊断为 BE;②只有食管远端化生柱状上皮存在肠上皮化生时才能诊断。鉴于我国对 BE 的研究还不够深入,因此,以食管远端存在柱状上皮化生作为诊断标准较为稳妥,但必须详细注明组织学类型和是否存在肠上皮化生。除内镜下诊断外,还必须有组织学诊断、内镜与病理诊断相结合,有助于今后对 BE 临床诊断的进一步深入研究。

内镜检查明确区分鳞、柱状上皮交界(SCJ)和食管胃交界(EGJ)

对识别 BE 十分重要：①SCJ 内镜标志，为食管鳞、柱状上皮交界处构成的齿状 Z 线；②EGJ 内镜标志，为管状食管与囊状胃的交界处，其内镜下定位的标志为最小充气状态下胃黏膜皱襞的近侧缘和/或食管下端纵行栅栏样血管末梢；③BE 内镜下典型表现为 EGJ 近端出现橘红色柱状上皮，即 SCJ 与 EGJ 分离。BE 的长度测量应从 EGJ 开始向上至 SCJ。内镜下亚甲蓝染色有助于对灶状肠化生的定位，并能指导活检。

2.BE 病理学诊断

活检取材推荐使用四象限活检法，即常规从 EGJ 开始向上以 2 cm 的间隔分别在 4 个象限取活检；对疑有 BE 癌变者应向上每隔 1 cm 在 4 个象限取活检；对有溃疡、糜烂、斑块、小结节狭窄和其他腔内异常者，均应取活检行病理学检查。组织分型如下。①贲门腺型：与贲门上皮相似，有胃小凹和黏液腺，但无主细胞和壁细胞；②胃底腺型：与胃底上皮相似，可见主细胞和壁细胞，但 BE 上皮萎缩较明显，腺体较少且短小，此型多分布于 BE 远端近贲门处；③特殊肠化生型：化生的柱状上皮中可见杯状细胞为其特征性改变。

BE 的异型增生：①低度异型增生（low grade dysplasia，LGD），由较多小而圆的腺管组成，腺上皮细胞拉长，细胞核染色质浓染，核呈假复层排列，黏液分泌很少或不分泌，增生的细胞可扩展至黏膜表面；②高度异型增生（high grade dysplasia，HGD），腺管形态不规则，呈分支或折叠状，有些区域失去极性。与 LGD 相比，HGD 细胞核更大、形态不规则且呈簇状排列，核膜增厚，核仁呈明显双嗜性，间质无浸润。

3.分型

(1)按化生柱状上皮长度分类：长段 BE(long segment Barrett's esophagus，LSBE)指化生柱状上皮累及食管全周，且长度≥3 cm；短段 BE(short segment Barrett's esophagus，SSBE)指化生柱状上皮未累及食管全周或虽累及全周，但长度＜3 cm。

(2)按内镜下形态分类：可分为全周型（锯齿状）、舌型和岛状。

(3)按布拉格 C&M 分类法进行记录：C(circum-ferential metaplasia)代表全周型化生黏膜长度,M(maximal proximal extent of the metaplastic segment)代表化生黏膜最大长度。如C3-M5表示食管圆周段柱状上皮为3 cm,非圆周段或舌状延伸段在EGJ上方5 cm;C0-M3表示无全周段化生,舌状伸展为EGJ上方3 cm。

4.监测和随访

鉴于BE有发展为食管腺癌的危险性,因此应对BE患者进行定期随访,目的是早期发现异型增生和癌变。随访周期:内镜检查的时间间隔应根据异型增生的程度而定。无异型增生的BE患者应每2年复查一次内镜,如两次复查均未检出异型增生和癌变,可酌情放宽随访时间间隔;对伴有轻度异型增生的患者,第一年应每6个月复查一次内镜,如异型增生无进展,可每年复查一次;对重度异型增生的BE患者应建议行内镜下黏膜切除术或手术治疗,并密切监测随访。

五、临床表现

(一)主要的临床症状

GERD的临床表现轻重不一,主要的临床症状是反酸、胃灼热、胸骨后疼痛。胃灼热是GERD的最常见症状,约50%的患者有此症状。胃灼热是指胸骨后或剑突下烧灼感,常在餐后出现,饮酒、甜食、浓茶、咖啡可诱发;肢体前屈、卧位或腹压增高时加重,可向颈部放射。胃灼热是由于酸反流刺激了食管深层上皮感觉神经末梢所致。胸骨后疼痛常发生在胸骨后或剑突下,向胸部、后背、肩、颈、下颌、耳和上肢放射,此时酷似心绞痛。部分患者不伴有胃灼热、反酸症状,给临床诊断带来了一定困难。胃内容物在无恶心和不用力情况下涌入口腔,空腹时反胃为酸性胃液反流,称为反酸,但此时也可有胆汁和胰液溢出。部分患者有吞咽困难,可能由于食管痉挛或食管动力障碍所致,症状呈间歇性,进食固体或液体食物时均可发作。少数患者因食管瘢痕形成而狭窄,吞咽困难呈进行性加重。有食管重度糜烂或并发食管溃疡的患者可见吞咽疼痛。

(二)食管外症状

食管外症状有如慢性咳嗽、咽喉炎、哮喘等。随着流行病学和病理生理学研究的深入,GERD引起的食管外表现越来越受到各学科重视。常见的食管外表现如下。

1.反流性喉炎综合征

胃内容物反流至喉部引起损伤和炎症,继而产生的临床综合征称为反流性喉炎综合征或喉咽反流(LPR)。约10%的耳鼻喉门诊患者的症状和反流相关。对于慢性难治性咽喉炎患者,在排除其他原因且常规治疗疗效较差时,应考虑反流的存在。多数LPR患者没有GERD。LPR和GERD的症状特点有较大差异:前者多发生在白天、直立位,而后者多发生在夜间、平卧位。喉镜诊断LPR的敏感性和特异性较差,目前尚无诊断LPR的统一标准。

2.反流性哮喘综合征

目前研究认为反流并非哮喘的主要致病因素,但反流可诱发或加重哮喘。有研究显示,哮喘患者存在GERD症状的比例高于普通人群(59.2% vs .38.1%),而GERD患者合并哮喘的比例也高于非GERD患者(4.6% vs .3.9%),具有夜间反流症状患者的哮喘发生率更高。虽然临床上较难甄别反流性哮喘综合征,但这类患者常对哮喘常规治疗的反应欠佳,而使用PPI可缓解部分患者的哮喘症状。因此在临床上,对成年发病、夜间发作频繁、进餐、运动和卧位时易诱发,以及常规治疗效果不佳的哮喘,均应考虑胃食管反流的存在。GERD和哮喘的关系相当复杂,两者在发病机制上相互促进,但通过抑酸治疗抑制哮喘发作可能只适用于少数哮喘患者。

3.反流性咳嗽综合征

反流性咳嗽综合征曾被称为"胃食管反流性咳嗽",是慢性咳嗽最常见三大原因之一(另两个为哮喘和鼻后滴流综合征),占20%左右。多数反流性咳嗽综合征患者没有胃灼热、反酸等GERD典型症状和糜烂性食管炎表现。临床常使用24小时食管pH监测诊断该病。最近随着阻抗技术在食管监测中的应用,反流监测的敏感性有所提高。

4.反流性牙侵蚀症

当胃酸反流至口腔且pH<5.5时,牙齿表层的无机物可发生溶

解而引起反流性牙侵蚀症。流行病学研究提示 83％的牙侵蚀症患者具有病理性胃食管酸反流,40％具有典型反流症状或病理性胃食管酸反流的患者患有或曾经患有牙侵蚀症。GERD 患者患牙侵蚀症的可能性是普通人群的 3～8 倍。反流性牙侵蚀症没有特异性的临床表现。早期诊断较困难,可仅表现为轻度釉质表面脱矿而失去光泽,往往牙本质暴露时才被察觉。反流性牙侵蚀症病变分布有一定特点,常在舌面、颊面和颌面,且后牙的侵蚀程度比前牙严重。而外源性牙侵蚀症的病变常发生在唇面且前牙侵蚀程度比后牙严重。24 小时食管 pH 监测显示食管近端酸反流增多,且牙侵蚀程度同食管远端、近端 pH＜4 的时间百分比呈正相关。

六、GERD 的诊断及辅助检查

(一)诊断

根据 GERD 症状作出诊断。

(1)有典型的胃灼热和反流症状,且无幽门梗阻或消化道梗阻的证据,临床上可考虑为 GERD。

(2)有食管外症状又有反流症状,可考虑是反流相关或可能相关的食管外症状,如反流相关的咳嗽、哮喘。

(3)如仅有食管外症状,但无典型的胃灼热和反流症状,尚不能诊断为 GERD,宜进一步了解食管外症状发生的时间、与进餐和体位的关系以及其他诱因。

需注意有无重叠症状(如同时有 GERD 和肠易激综合征或功能性消化不良)、焦虑、抑郁状态、睡眠障碍等。

(二)上消化道内镜检查

对拟诊 GERD 患者一般先行内镜检查,特别是症状发生频繁、程度严重、伴有报警征象或有肿瘤家族史的患者。上消化道内镜检查有助于确定有无反流性食管炎以及有无合并症和并发症,如食管裂孔疝、食管炎性狭窄、食管癌等,有助于 NERD 的诊断。

(三)诊断性治疗

对拟诊 GERD 患者或疑有反流相关食管外症状的患者,尤其是上消化道内镜检查阴性时,可采用诊断性治疗。PPI 诊断性治疗(PPI 试验)已被证实是行之有效的方法。建议服用标准剂量 PPI,一天两次,疗程 1～2 周。服药后如症状明显改善,则支持酸相关 GERD 的诊断;如症状改善不明显,则可能有酸以外的因素参与或不支持诊断。PPI 试验不仅有助于诊断 GERD,同时还启动了治疗。PPI 试验阴性有以下几种可能:①抑酸不充分;②存在酸以外因素诱发的症状;③症状不是反流引起的。PPI 试验具有方便、可行、无创和敏感性高的优点,缺点是特异性较低。

(四)胃食管反流证据的检查

1.X 线片和放射性核素检查

传统的食管钡餐检查将胃食管影像学和动力学结合起来,可显示有无黏膜病变、狭窄、食管裂孔疝等,并显示有无钡剂的胃食管反流,因而对诊断有互补作用,但敏感性较低。放射性核素胃食管反流检查能定量显示胃内放射性核素标记的液体反流,胃食管交界处(EGJ)屏障功能低下时较易出现阳性结果,但阳性率不高,应用不普遍。

2.24 小时食管 pH 监测

24 小时食管 pH 监测的意义在于证实反流存在与否。24 小时食管 pH 监测能详细显示酸反流、昼夜酸反流规律、酸反流与症状的关系以及患者对治疗的反应,使治疗个体化。其对 EE 的阳性率＞80％,对 NERD 的阳性率为 50％～75％。

(五)食管测压

食管测压不直接反映胃食管反流,但能反映 EGJ 的屏障功能。在 GERD 的诊断中,食管测压除帮助食管 pH 电极定位、术前评估食管功能和预测手术外,还能预测抗反流治疗的疗效和是否需长期维持治疗。因而,食管测压能帮助评估食管功能,尤其是对治疗困难者。

(六)食管胆汁反流测定

部分 GERD 患者的发病有非酸性反流物质因素参与,特别是与胆汁反流相关。可通过检测胆红素以反映是否存在胆汁反流及其程度。但多数十二指肠内容物反流与胃内容物反流同时存在,且抑酸治疗后症状有所缓解。因此胆汁反流检测的应用有一定局限性。

(七)其他

对食管黏膜超微结构的研究可了解反流存在的病理生理学基础；无线食管 pH 测定可提供更长时间的酸反流检测；腔内阻抗技术的应用可监测所有反流事件，明确反流物的性质(气体、液体或气体液体混合物)，与食管 pH 监测联合应用可明确反流物为酸性或非酸性以及反流物与反流症状的关系。

七、并发症

(一)食管狭窄

长期的胃食管反流，引起食管黏膜充血、水肿、糜烂、溃疡，纤维组织增生，瘢痕形成，食管壁的顺应性降低而狭窄。有 8%～20% 的严重性食管炎患者发生食管狭窄。

(二)消化道出血

反流性食管炎可引起少量渗血；弥漫性食管炎或食管溃疡时可发生较大量出血，表现为呕血和/或黑便。

(三)癌变

BE 是食管腺癌的主要癌前病变，合并食管腺癌比一般人群高 30～50 倍。

八、鉴别诊断

(1)胃灼热的患者在 PPI 试验性治疗无效时多考虑功能性胃灼热或非酸反流。

(2)以胸痛为主要症状的应与冠心病鉴别。

(3)吞咽困难应考虑是否有食管运动紊乱、食管癌、贲门失弛缓症、嗜酸性粒细胞性食管炎等。

(4)内镜下食管下段炎症和溃疡须与真菌感染、药物、克罗恩病、结核或白塞病等所致者鉴别。

(5)症状不典型的患者，应排除原发性咽喉或肺部疾病。

九、GERD 的治疗

GERD 的治疗目标为治愈食管炎，缓解症状，提高生活质量，预防并发症。治疗包括以下几方面的内容。

（一）改变生活方式

抬高床头、睡前 3 小时不再进食、避免高脂肪食物、戒烟、戒酒、减肥等生活方式的改变可能使部分 GERD 患者从中受益，但这些改变对于多数患者而言并不足以控制症状。目前尚无关于改变生活方式与 GERD 治疗的对照研究，亦缺乏改变生活方式对患者生活质量潜在负面影响的研究资料。

（二）药物治疗

用抑酸药物抑制胃酸分泌是目前治疗 GERD 的基本方法。抑制胃酸的药物包括 H_2 受体阻滞剂（H2RA）和 PPI 等。

1.初始治疗

西咪替丁、雷尼替丁、法莫替丁和尼扎替丁治疗 GERD 的临床试验结果显示 H2RA 缓解轻、中度 GERD 症状的疗效优于安慰剂，疗效为 60%～70%。但 4～6 周后大部分患者出现药物抵抗，长期疗效不佳。提示 H2RA 仅适用于轻、中度 GERD 的初始治疗和短期缓解症状。

PPI 治疗 GERD 的疗效已在世界各国得到认可。目前临床上使用的 PPI 主要包括埃索美拉唑镁肠溶片、奥美拉唑、泮托拉唑钠、雷贝拉唑钠、艾普拉唑等。EE 患者中、短期应用 PPI 的临床试验表明，PPI 治愈食管炎和完全缓解胃灼热症状的速度较 H2RA 更快。标准剂量的各种 PPI 治疗 EE 的疗效基本相同。PPI 对 H2RA 抵抗的 EE 患者同样有疗效。PPI 治疗 EE 4 周和 8 周时的内镜下愈合率分别为 80% 和 90% 左右。

基于 PPI 在疗效和症状缓解速度上的优势，治疗 EE 应首选标准剂量的 PPI。部分患者症状控制不满意时可加大剂量。多项临床试验已证实，PPI 缓解 NERD 患者胃灼热症状的疗效低于 EE 患者，但在改善症状方面的疗效优于 H2RA 和促动力药。对于 NERD 患者，应用 PPI 治疗的时限尚未明确，但已有研究资料显示其疗程应 >4 周。

GERD 的食管外症状，如反流性咽喉炎等，应用 PPI 治疗对大部分患者有一定疗效。

2.维持治疗

GERD具有慢性、复发性的特点,据欧美国家报道,停药半年复发率为70%～80%,故应进行维持治疗,避免GERD反复发作及由此引起并发症。PPI、促胃肠动力药均可作为维持治疗的药物长期使用,其中PPI疗效肯定。维持治疗应注重个体化,根据患者的反应,选择适合个体的药物和剂量。以PPI标准剂量维持治疗,随访半年后80%以上的患者仍可维持正常。按需治疗是间歇治疗的一种,即只在症状出现时服用药物,持续使用至症状缓解。

目前尚无对NERD患者行PPI维持治疗的多中心、随机、双盲对照研究资料。已有的文献显示按需治疗对NERD患者也有效。

促动力药物治疗:在GERD的治疗中,促动力药可作为抑酸药物治疗的辅助用药。目前临床主要用药如莫沙必利。

黏膜保护剂:目前临床主要用药如硫糖铝等。铝碳酸镁对食管黏膜也有保护作用,能吸附胆酸等碱性物质,保护黏膜。

(三)手术治疗

抗反流手术在缓解症状和愈合食管炎方面的疗效与药物治疗相当。手术并发症发生率和死亡率与外科医师的经验和技术水平密切相关。术后常见的并发症包括腹胀(12%)、吞咽困难(6%),相当一部分患者(11%～60%)术后仍需规则用药。研究表明抗反流手术并不能降低食管腺癌的风险。因此,对于是否行抗反流手术治疗,应综合考虑患者个人意愿和外科专家的意见后再作决定。抗反流手术治疗适应证:①内科治疗有效,但无法长期服用PPI;②持续存在与反流有关的咽喉炎、哮喘,内科治疗无效;③LES压力降低,食管体部动力正常。手术方式主要为胃底折叠术,合并食管裂孔疝应行修补术。抗反流手术10年复发率为62%,并发症发生率5%～20%。对已证实有癌变的BE患者,原则上应行手术治疗。

(四)内镜治疗

短期初步研究提示内镜治疗可改善GERD症状评分,提高患者满意度和生活质量,并可减少PPI用量。然而,目前尚无内镜治疗与药物治疗直接比较的数据。此外,也观察到一些少见但严重的并发症(包括穿孔、死亡等)。由于内镜治疗尚有许多问题未得到解决,包括远期疗效、患者的可接受性和安全性、对 GERD 不典型症状是否有效等,因此建议训练有素的内镜医师可谨慎开展内镜治疗。内镜治疗方法包括射频能量输入法、注射法和折叠法等。PPI 治疗有效的患者不主张用该类方法。禁忌证有 C 级或 D 级食管炎、BE、>2 cm 的食管裂孔疝、食管体部蠕动障碍等。

伴有异型增生和黏膜内癌的 BE 患者,超声内镜检查排除淋巴结转移后,可考虑内镜切除术。

综上所述,大多数 GERD 患者的症状和食管黏膜损伤可通过药物治疗得到控制。药物治疗无效时,应重新考虑诊断是否正确。适时调整药物和剂量是提高治疗 GERD 疗效的重要措施之一。手术和内镜治疗应综合考虑后再慎重作出决定。

十、预后

大多数 GERD 病例呈慢性复发性,终止治疗后复发,NERD 对治疗的反应较差,长期病程对患者生活质量影响很大。与食管炎有关的死亡率极低,但 BE 有发生腺癌的倾向。随着治疗方法的不断改进和深入研究,RE 治愈率逐渐提高,严重并发症的发生率趋向减少。

第二节 Barrett 食管

Barrett 食管(Barrett esophagus,BE)是指食管远端正常的复层鳞状上皮被单层柱状上皮所替代的病理现象。Barrett 溃疡是 BE 发生类似胃的消化性溃疡称食管消化性溃疡。

1950 年,Norman Barrett 首先观察到此种现象,因此得名又称 Barrett 病。其确切发病率至今尚不清楚,BE 多见于 45 岁以上成人,男女之比约为 4∶1。根据食管远端柱状上皮覆盖的长度可将 BE 分为不短于 3 cm 的长段型和短于 3 cm 的短段型。

近年来,BE 之所以备受人们关注,是因为其与食管腺癌的发生密切相关,BE 是食管腺癌的主要癌前病变。研究报道 BE 的癌变率约为每年 1/104 人,较一般人群高 30～125 倍,80％的食管腺癌发生于 BE,而 40％的食管-胃交界处腺癌与 BE 有关。

一、病因及发病机制

BE 的柱状上皮形成可分为先天性和后天获得性两种。前者是由来源于前肠的胚胎食管柱状上皮未被鳞状上皮全部取代而形成,鳞状化不全可发生于食管的任何部位,以食管中下段常见;后者则主要与胃食管反流(GER)有关,多见于食管下段。

目前认为,凡能引起胃食管反流病的原因都可以成为 BE 的病因,包括胃酸、胃蛋白酶、十二指肠液、胆汁反流和 LES 压力降低等。研究表明,上述反流液的各种成分均可造成食管下段黏膜发生炎症或形成溃疡,在损伤修复过程中,多能干细胞发生分化,以适应局部的环境变化,由耐酸的柱状上皮取代了鳞状上皮,从而形成 BE。然而并非所有胃食管反流患者均发生 BE,一般认为,反流发生得越早,持续时间越长或合并其他并发症(包括食管炎、狭窄、溃疡)者越易发生 BE。

此外,其他一些引起反流的因素如硬皮病、失弛缓症、胃切除术后、吸烟、饮酒等亦与 BE 的发生有关。近来有学者认为食管幽门螺杆菌感染与 BE 的发生也有关系,BE 患者幽门螺杆菌感染率可达 51％,而单纯反流组仅 8.3％。但也有研究发现在 BE 部位未能检出幽门螺杆菌,而且还认为幽门螺杆菌感染可保护机体不发生 BE。因此 BE 与幽门螺杆菌感染的关系尚待进一步研究。

二、病理

BE 的主要病理特点是柱状上皮从胃向上延伸到食管下段 1/3～1/2,多限于食管下段 6 cm 以内,而黏膜下层及肌层结构正常,其柱状上皮有 3 种组织学类型。

(一)胃底腺型(完全胃化生)

类似胃底胃体上皮,含有小凹和黏液腺,具有主细胞及壁细胞,能够分泌胃酸和胃蛋白酶原,但与正常黏膜相比,这些腺体稀少且短小。

(二)胃贲门交界型(不完全胃化生)

以贲门黏液腺为特征,表面有小凹和绒毛,小凹及腺体表面由分泌黏液的细胞所覆盖,其中缺乏主细胞和壁细胞。

(三)特殊型柱状上皮(不完全肠化生)

类似于小肠上皮,表面有绒毛及陷窝,由柱状细胞和杯状细胞组成。柱状细胞与正常小肠吸收细胞不同,无明确的刷状缘,胞质顶端含有糖蛋白分泌颗粒,不具备脂肪吸收功能,此型最常见。

BE 可形成溃疡,称为 Barrett 溃疡,被认为是食管腺癌的癌前病变。BE 溃疡较深陷,故容易穿孔。如溃疡穿透食管壁,可并发胸膜和纵隔化脓感染或纵隔组织纤维化和周围淋巴结炎。

三、临床表现

BE 本身无症状,当呈现 Barrett 食管炎、溃疡、狭窄、癌变等时,才出现相应的临床症状。主要症状为非心源性胸骨后疼痛、吞咽困难、反酸、胃灼热、嗳气、呕吐,反流物误入呼吸道发生夜间阵发性呛咳、窒息及肺部感染等,当出现食管狭窄时,突出的症状为咽下困难,可并发上消化道出血、穿孔,特殊型 Barrett 上皮易发生癌变。癌变率为 2.5%~41%,平均 10%。癌变与化生上皮本身处于不稳定状态,如细胞动力学表现上皮增殖周期加快;Barrett 上皮与肿瘤组织的酶学特征相同如鸟氨酸脱羧酶活性处于高水平;上皮细胞黏液组织学的改变;超微结构中其上皮核结构的异型性变化等有关。

四、诊断

本病的诊断主要根据内镜和食管黏膜活检。

(一)内镜检查

内镜检查是诊断本病的可靠手段。内镜下较易确认 Barrett 黏膜,正常食管黏膜为粉红色带灰白色,而柱状上皮似胃黏膜为橘红色,两者有显著差异。内镜下 BE 可分为 3 型。

1.全周型

红色黏膜向食管延伸累及全周,与胃黏膜无明显界限,其游离缘距食管下括约肌 3 cm 以上。

2.岛型

齿状线 1 cm 处以上出现斑片状红色黏膜。

3.舌型

与齿状线相连,伸向食管呈半岛状。在 Barrett 上皮可以出现充血、水肿、糜烂或溃疡,反复不愈的溃疡可引起食管狭窄。

(二)组织学检查

BE 的确诊要依赖于组织学活检,因此内镜检查时取材的部位和深度非常重要,在食管下端括约肌上方根据 BE 黏膜的特殊色泽取材。对于长段 BE,每隔 2 cm 取材 1 次,短段 BE 则沿周径局部取材几次。近年随着多种辅助手段的应用,使组织取材更为准确和方便,BE 诊断的准确率明显提高。使用普鲁士蓝、复方卢戈液、靛卡红、紫罗蓝晶体局部黏膜喷洒,可确定特异性柱状上皮及异型增生,敏感性为70%~95%,而且价廉、方便。

(三)其他检查

采用高分辨率的腔内超声扫描(HRES)检测食管黏膜变化,超声下 BE 表现为黏膜第 2 低回声层比第 1 高回声层厚,且与病理诊断相关性好。此外,放大内镜、荧光分光镜及弹性散射分光镜等也都利于 BE 诊断。

五、癌变监测

BE 发展成腺癌的机制仍不明确,因此对 BE 患者动态监测十分重要。费用-效果研究推荐,每 2 年复查 1 次内镜。对活检显示轻度异型增生者可继续内科治疗,并每 3~6 个月做 1 次胃镜检查,如活检显示重度异型增生,应在 2 周内复查胃镜,如仍显示为重度异型增生或有黏膜内癌,应及时手术治疗。

除了内镜外,还可应用一些酶学或分子生物学指标帮助监测病情变化,以便早期治疗。使用流式细胞技术测定细胞核 DNA 含量变化,若发现细胞染色质显示非整倍体或四倍体时,提示 BE 合并异型增生或腺癌;在轻度异型增生患者中,如 p53 阳性,则可能进一步发生重度异型增生或腺癌;CD95 是细胞膜蛋白神经生长因子家族的一员,免疫组化染色时,BE 黏膜显示在上皮细胞膜上有着色,而腺癌则在细胞质中显色;端粒酶、COX-2、bcl-2 和 fas 表达增加,上皮钙黏蛋白表达降低都与 BE 的发生、发展有关。

六、治疗

BE 治疗的目的是缓解和消除症状,逆转食管柱状上皮为鳞状上皮,预防和治疗并发症,降低食管腺癌的发病率。

(一)一般治疗

宜进食易于消化的食物,避免诱发症状的体位和食用有刺激性食物,超重者应减肥。

(二)药物治疗

1.PPI

PPI 为内科治疗首选药物,剂量宜较大,如奥美拉唑(洛赛克)20～40 mg,每天 2 次口服,症状控制后以小剂量维持治疗,疗程半年以上。有证据表明,PPI 长期治疗后可缩短 Barrett 黏膜长度,部分病例 BE 黏膜上有鳞状上皮覆盖,提示 PPI 能使 BE 部分逆转,但很难达到完全逆转。PPI 治疗还可使 BE 中肠化生及异型增生消退,表明 PPI 可阻止 BE 病情发展,增加鳞状上皮逆转的机会,减少恶性变的危险。

2.促动力药(多潘立酮、西沙必利等)

此类药物能减少胃食管反流,控制症状,但疗程较长。如多潘立酮 10～20 mg,每天 3～4 次,常与 PPI 同时应用,以增加疗效。

3.其他

如硫糖铝、蒙脱石散等黏膜保护剂亦有一定疗效,可改善症状,与 PPI 合用效果更佳。

(三)内镜治疗

随着内镜治疗技术的发展,近年来内镜下消融治疗(endoscopic

ablation therapies,EATs)已应用于临床。

EATs 可分为热消融、化学消融和机械消融三大类。热消融又包括多极电凝术(MPEC)、氩离子凝固法(APC)和激光(KTP、YAG等)。化学消融主要指光动力学治疗(PDT),其基本原理为先将光敏剂如血紫质等静脉注射使其定位于食管的化生或异型增生或腺癌上皮,通过非热力的光化学反应而致局部组织坏死。本方法的缺点是可引起皮肤光变态反应。最近有报道应用特异性强的无皮肤光敏的 5-氨基乙酰丙酸(ALA)治疗伴有异型增生或黏膜内癌的病例,可使不典型增生 100%消失,黏膜内癌治愈率为 72%,平均随访9 个月。机械消融则在内镜下运用萃吸、切除等方法。

EATs 加 PPI 抑酸治疗是目前治疗 BE 及 BE 伴异型增生的有效方法,使 BE 上皮消失或逆转为鳞状上皮,疗效可达 70%~100%,并发症发生率较低。但 EATs 使用时间不长,病例数不多,随访时间较短,其疗效还需时间检验,而且对化生上皮逆转后能否降低腺癌发生率尚待进一步评价。

有明显食管狭窄者可进行食管探条或球囊扩张术,但其疗效较短暂,可能需多次扩张。

(四)外科治疗

手术适应证:①BE 伴严重的症状性反流,内科治疗无效;②食管狭窄经扩张治疗无效;③难治性溃疡;④重度异型增生或癌变。

手术方式有多种,一般选择 Nissen 胃底折叠术,对重度异型增生或癌变者宜做食管切除术。对于抗反流手术的治疗效果目前尚存在争议。一些学者认为,虽然抗反流手术能够缓解反流症状,使溃疡愈合和改善狭窄,但不能逆转 BE 上皮,更不能逆转异型增生进展为腺癌。但另有学者报道,经腹或腹腔镜下抗反流手术不仅可缓解症状,而且可稳定柱状上皮覆盖范围,控制异型增生的发展,甚至可使异型柱状上皮逆转为鳞状上皮,降低 BE 癌变的危险。看来抗反流手术的疗效还有待大量临床研究进一步评价。

第三节 食管贲门失弛缓症

食管贲门失弛缓症又称贲门痉挛,该症是由食管 LES 高压和吞咽时松弛不良,使食物入胃受阻。本病多发生于 20~40 岁,男女发病率相等。病因尚不明确,认为本病属神经源性疾病,食管壁内神经丛损害退行性变,自主神经功能失调,或血管活性肠肽在食管括约肌降低,致食管平滑肌张力增加,引起贲门失弛。

一、病因、发病机制与病理

病因尚不明确。研究发现本病时食管壁肌间神经丛和 LES 内神经节细胞变性、数量减少甚至完全消失,脑干背侧迷走神经核亦呈类似表现,迷走神经干变性。LES 压力明显增高,在吞咽后也不降低。同时,食管蠕动也发生障碍,变得弱而不协调,不能有效地推进食物。LES 对促胃液素的敏感性增强,这可能与 LES 的去神经有关。

病理上,食管扩张,管壁变薄,黏膜常见炎性改变,有时可见溃疡。组织学检查食管壁肌间神经丛变性,神经节细胞减少或缺如。LES 一般并不肥厚。

二、诊断

(一)临床表现

吞咽困难是常见最早出现的症状,早期呈间歇性,时轻时重,后期转为持续性,咽下固体和液体食物同样困难。常因情绪波动、进食过冷、过快或刺激性食物而诱发。可出现胸骨后及中上腹隐痛或剧痛,并可放射至胸背部、心前区和上肢,有时酷似心绞痛,常有食物反流,出现呕吐;呕吐物混有大量黏液和唾液,平卧时尤为明显。入睡后反流有时可并发吸入性肺炎。后期因食管极度扩张可引起干咳、气急、发绀、声嘶等。可继发食管炎症,出现糜烂、溃疡、出血等。

(二)实验室及辅助检查

1.X线检查

食管扩张明显时,胸部X线平片显示纵隔增宽,并可见液平面。吞钡检查,钡剂进入食管后不能顺利通过贲门。食管下端变细,呈漏斗状,亦有称鸟嘴状,边缘光滑。食管体部扩张,严重者因食管弯曲、延长而形成乙字状。X线钡餐检查为本病的主要检查方法,并可与癌肿、食管裂孔疝、反流性食管炎等其他疾病相鉴别。

2.食管测压

正常人吞咽后,食管体部出现由上向下传导的推进性蠕动波,同时LES完全松弛。贲门失弛症患者吞咽后,食管体部出现低幅同步收缩波,而非推进性的蠕动波;LES压力非但不降低,反而升高。食管内压高于胃内压力。食管测压可以在疾病的早期、X线检查尚无典型改变之前就出现异常,具有早期诊断价值。

3.内镜检查

内镜检查可见食管体部扩张或弯曲变形,其内可存留有未消化的食物和液体。食管黏膜可有充血、糜烂。LES持续关闭,但镜身不难通过,以此可与器质性狭窄相鉴别。结合活组织检查,可以排除由食管癌或贲门癌所致者。

三、治疗

(一)内科疗法

1.一般治疗

少食多餐,避免进食过快及过冷、过热或刺激性食物,解除精神紧张,必要时可予以镇静剂。

2.药物治疗

发作时舌下含硝酸甘油 $0.3\sim0.6$ mg,或口服双环维林 30 mg,可使痉挛缓解;溴丙胺太林(普鲁苯辛)$20\sim40$ mg静脉滴注,可促进食物排空;也可试用硝苯地平、苯哒嗪、前列腺素E。

3.插管吸引

食管极度扩张者应每晚睡前行食管插管吸引。

(二)扩张治疗

用探条或囊式扩张器扩张,可缓解梗阻症状,但常需反复扩张。

(三)内镜下括约肌内注射

在食管下括约肌呈现玫瑰花环处,即鳞状细胞和柱状细胞连接处,用注射硬化剂治疗针注入含 20 U 肉毒杆菌毒素的盐水 1 mL,总量 80 U,术后当天稍候即可进食。

(四)手术治疗

内科治疗无效或食管下段重度收缩者,及并发良性狭窄或食管癌时,应采取手术治疗,常用食管贲门黏膜下肌层纵行切开术。

第四节　食管平滑肌瘤

食管平滑肌瘤在食管良性肿瘤中最为常见,约占食管良性肿瘤的 70%,但与食管癌相比,其发生率低,为 50∶1。其临床症状轻微或无症状,易被患者和医师所忽视。近年来,由于 X 线及其他各项检查技术的进步,常规体检的开展,临床报道的病例才日渐增多。

食管平滑肌瘤好发于 20～50 岁的人群,没有明显的性别优势。可发生在食管任何部位,但 80% 以上发生在食管中段和下 1/3 段。颈段食管极少发现平滑肌瘤,因为颈段食管为随意肌。少数平滑肌瘤发生在食管贲门处。

一、病理

大体所见,肿瘤可呈圆形、椭圆形、梭形或哑铃形。肿瘤切面灰白、漩涡状,有不完整的包膜,少数可见钙化,一般无囊性变。食管平滑肌瘤起源于食管固有肌层,以纵形肌为主,也可起源于食管壁内血管的肌层和迷走的胚胎肌组织。食管平滑肌瘤分为壁内型(97%);息肉型(1%),肿瘤突入在食管腔内呈息肉状,瘤蒂与食管壁相连;纵隔型(2%),肿瘤由食管壁向纵隔生长。息肉型虽甚为少见,但可脱落引起呕吐并阻塞呼吸道,造成突然窒息之危险。

食管平滑肌瘤绝大多数为单发,占97%,少数为多发,多发的数目不定,由两个到十几个。此外,极少数患者为弥漫性食管肌瘤病变。这是一种全食管肌层弥漫性平滑肌瘤样增生,瘤组织实性,呈圆形或椭圆形,呈肿瘤样生长。食管平滑肌瘤的大小差别很大,小者直径<1 cm,大者可在10 cm以上,但大多数在2~5 cm。

食管平滑肌瘤的形状不一,大多数呈圆形或椭圆形,结节状或分叶状。有时呈现结节生姜状,也有呈梭条状和腊肠形,环绕食管生长呈马蹄状或环行阻塞食管腔。肿瘤一般多位于食管壁内,表面光滑有完整的纤维性包膜,硬度如中度硬度橡皮块。肿瘤切面可见纵横交错的肌束,血管稀少,呈灰白色,有时在肿瘤内有灶性出血、液化、坏死、囊性变和钙化等。

在光学显微镜下,食管平滑肌瘤组织学形态与其他部位平滑肌瘤相似,由平滑肌细胞所组成,其间有数量不等的纤维组织。因此,有人称之为纤维平滑肌瘤。瘤组织中可有神经组织,有时它与神经鞘瘤难以区别,两者均可见到栅栏状排列,依靠免疫组化染色平滑肌瘤desmin呈阳性,而神经鞘瘤s-100蛋白和NSE呈阳性,可鉴别两者。肿瘤内见分化良好的平滑肌细胞,呈长梭形,胞质丰富,嗜酸性、边界清楚,胞核也呈梭形,无间变,无核分裂象,有时瘤细胞有水肿或空泡形成。也可呈多边形上皮样,胞质含淡染颗粒。瘤细胞呈束状相互交织或漩涡状排列,常有特殊的栅栏状,细胞束间有不等量的纤维组织和毛细血管网,部分肌纤维呈玻璃样变性,有时有钙质沉积。平滑肌瘤有时需用特殊染色法才能与纤维组织进行鉴别。平滑肌瘤可恶变为肉瘤,但甚少见。

在平滑肌瘤内可囊性变,可发生钙化。在与钙化纵隔肿瘤的鉴别诊断中,必须考虑到这种可能性。

二、临床表现

食管平滑肌瘤所引起的症状一般都比较轻微,病程较长,有时患者没有任何症状,常常因其他疾病作胸部或胃肠道X线检查时意外发现。常见的症状有吞咽困难、胸骨后疼痛及消化功能紊乱,少数患者有体重减轻及呼吸困难。吞咽困难的程度常轻重不一,多数轻微,或间断发作,很少影响正常饮食。病程由数月到十几年。有些肿瘤已很大,但梗阻症状轻,与梗阻程度不成正比,此点与食管癌明显不同,对诊断有较大的意义。

三、辅助检查

(一)胸部 X 线平片

有时平片上可见到肿瘤造成的软组织块影;少数情况下,食管平滑肌瘤有钙化斑。

(二)食管钡餐造影

食管钡餐造影是确诊食管平滑肌瘤的重要检查方法,显示有充盈缺损,边缘光滑锐利,缺损可在中心或边缘。肿物阴影与食管壁近端及远端呈锐角。在黏膜相或双重造影时,肿瘤的上下轮廓可由钡剂勾画出来,即"环行"征。由于肿瘤凸向腔内,表面黏膜被展平,故肿瘤区看不到黏膜皱襞,其表面附着薄层钡剂,呈现均匀或颗粒状阴影,称为瀑布征或涂抹征,一般无龛影或黏膜破坏。钡剂通过时,在肿瘤上缘可稍事停留,然后沿肿瘤与对侧食管壁之间呈沟状通过,钡流可呈分叉式。

(三)CT 扫描和磁共振成像(MRI)检查

横断面可见食管腔外、黏膜下肌层内实质性肿块,边缘光滑,而磁共振成像检查,对食管平滑肌瘤显示肌层内有软组织块影,轮廓清晰,层次清楚,有其特别的诊断价值。

(四)纤维食管镜检查

纤维食管镜检查是诊断食管平滑肌瘤的重要方法之一。在镜下,可见圆形、椭圆形或腊肠样肿块突入食管腔,表面黏膜完整光滑,皱襞消失,呈淡红色半透明。当患者深呼吸或吞咽动作时,可见肿物上下移动。一般禁忌行黏膜活检,以免引起肿瘤与黏膜粘连,如在日后需行黏膜外肿瘤剥除术时易发生穿孔。此外,食管脱落细胞学检查,对排除食管恶性肿瘤有意义。

四、诊断分析

食管平滑肌瘤常是无症状或轻微的吞咽不适或胸骨后疼痛,或者因其他疾病作胸部或胃肠道 X 线检查时意外地发现。作食管钡餐造影一般都能发现典型的征象,肿物阴影与食管壁近端及远端呈锐角,"环行征"及"瀑布征"等是确诊的主要依据。

食管平滑肌瘤应与食管癌及食管外肿块压迫食管相鉴别。主要可通过临床症状及 X 线钡餐检查。食管癌患者通常是进行性吞咽困难的症状明显,病程短,钡餐造影显示有不规则的充盈缺损,呈虫蚀状,食管黏膜皱襞紊乱、破坏,有深浅不等之溃疡和龛影形成,病变处管壁僵硬,不能扩张,狭窄固定,阻塞明显,少数可见肿物阴影。食管外肿块压迫食管,患者极少有吞咽困难,钡餐造影则显示食管两侧壁向同一方向偏移,形成压迹,无真正之充盈缺损及环行征,黏膜皱襞规则但向一侧偏移,管壁柔软,扩张好,无或呈轻度狭窄,一般可见肿块阴影。此外,食管平滑肌瘤可钙化,虽然只是少见,但须与纵隔肿瘤的钙化状态相鉴别。

五、治疗要领

食管平滑肌瘤在确诊后,一般均应手术治疗。肿瘤性质不易确定时,宜及早手术,因为少数病例可发生恶变。肿瘤体积很小(直径 2 cm 以下)无症状、年老体弱、心肺功能不佳不能耐受手术者,可予以随诊观察。

术前可根据 X 线检查及内镜所见确定病变的部位,可通过安置胃管作为术中确定管腔与肿瘤关系的标志。

手术方法宜根据肿瘤大小、形状、部位,是否与黏膜连带固定、胃的累及程度,少数病例中与周围组织粘连的情况,以及有无恶性变等而定。

位于食管颈段者可经颈部切口,位于上段者可经右胸前侧切口,位于食管中段病变常由右侧开胸,而位于下段者常经左侧开胸。食管游离后,用手摸到食管内腔的胃管,探明管腔与肿瘤的关系,有助于避免切开时损伤食管黏膜,减少术后食管瘘发生的机会。选择远离食管腔的瘤体表面,切开纵形肌纤维,找到分界线后,大都可不损伤黏膜而摘除肿瘤。若疑有黏膜破损,可将预置入的胃管拔至该段,阻断食管两端,胃管内注入空气,术野注入生理盐水,观察有无破损漏气。如有破损,即予修补。切开的肌肉松松缝合。若肌肉缺损面在 3 cm 以下者,可用附近纵隔胸膜缝合加固,超过此范围者可根据情况用大网膜、带蒂膈肌瓣移植或胃壁等方法加固。

食管平滑肌瘤极大或呈环状生长,使食管肌层已破坏或肿瘤与黏膜粘连极紧,剥离瘤体时损伤食管壁范围较大、无法修复,或者有恶性变者,则需作食管部分切除及食管重建术。此外,息肉型带蒂平滑肌瘤可在食管镜下摘除。

六、并发症

食管平滑肌瘤摘除后一般并发症很少。若有术中黏膜破损未发觉或修复不妥者,术后可发生食管胸膜瘘,瘘口不大者可保守处理,包括采取胸腔闭式引流,胃肠减压,加强胃肠外营养,甚至空肠造瘘,抗生素预防感染,必要时用抗生素液作胸腔冲洗等。瘘口大者或保守无效则需再次开胸手术修补。摘除术后,由于食管壁受到损伤及食管周围瘢痕挛缩,后期可发生食管瘢痕狭窄或食管憩室。影响进食的食管狭窄可给予扩张治疗。

第五节 食 管 癌

食管癌是主要起源于食管鳞状上皮和柱状上皮的恶性肿瘤,其中,食管鳞癌约占 90%,食管腺癌约占 10%,罕见有平滑肌肉瘤、黑色素瘤、淋巴瘤、浆细胞瘤及转移癌等。我国是食管癌的高发区,也是食管癌病死率最高的国家之一,19 个县市年死亡率超过 100/10 万人以上,年死亡率最高者达 303.37/10 万人。食管癌最典型的临床表现为进行性吞咽困难。

一、流行病学

本病发病情况在不同国家和地区相差悬殊,同一国家的不同地方或不同民族之间也有明显差异。高发地区和低发地区的发病率可相差 60 倍,我国食管鳞癌新发病例数约占世界新发鳞癌总数的 53%,腺癌则占世界的 18%,我国食管癌发病数和死亡数均占世界同期的约 49%,农村发病率与死亡率年龄标化后两者差距超过 2 倍。近年来,城市的食管癌死亡率下降了 29.21%,男性食管癌发病率与死亡率仍高于女性,男女比例接近 2∶1。

二、病因和发病机制

本病的确切病因尚未完全清楚,但某些理化因素的长期刺激和食物中致癌物质,尤其是硝酸盐类物质过多是食管癌的重要病因,同时食物中微量元素和矿物质的缺乏、酗酒、抽烟、基因突变、遗传因素等也可能参与本病发生。

(一)饮食和生活方式

真菌霉素的致癌作用早为人们所注意。镰刀菌、白地霉、黄曲霉和黑曲霉等真菌不但能将硝酸盐还原成亚硝酸盐,还能增加亚硝胺的合成。维生素 A、维生素 E、维生素 C 等缺乏可加强硝酸盐类物质的致癌作用。

吸烟和饮酒因素:吸烟、饮酒是食管鳞癌明确的危险因素。

口腔卫生因素:口腔卫生条件差,增加罹患食管鳞癌的风险。

(二)遗传背景

我国食管癌的发病有明显的家族聚集现象,这与人群的易感性与环境条件有关。已发现,高发区内与家族共同生活 20 年以上的食管癌患者占 1/2。在某些癌症高发家族中,常有抑癌基因,如 P53 基因的点突变或等位基因的杂合性丢失,在这类人群中,如有后天因素引起另一条等位基因的突变,使抑癌基因失活而形成癌肿。

(三)感染因素

人乳头瘤病毒(human papillomavirus,HPV)感染是一些食管癌高发区的重要致病因素,尤其是 HPV-16 与食管鳞癌发生呈正相关,HPV 感染者罹患食管鳞癌的风险比常人升高近 3 倍。

(四)其他因素

Barrett 食管指食管下段的复层鳞状上皮被化生的单层柱状上皮所替代的一种病理现象,可伴有肠上皮化生,Barrett 食管相关异型增生则是腺癌的癌前病变。贲门失弛缓症患者进展为食管鳞癌的风险是正常人的 16～33 倍。

三、病理

食管癌可发生在下咽部到食管-胃接合部之间的食管任何部位。我国统计资料显示,食管中段最多,52.69％～63.33％;下段次之,24.95％～38.92％;上段最少。

(一)临床病理分期

食管癌的临床病理分期对治疗方案的选择及疗效评定有重要意义。

1.早期食管癌及癌前病变的内镜下分型及病变层次

(1)早期食管癌及癌前病变的内镜下分型(表 4-1):依照 2002 年巴黎分型标准和 2005 年巴黎分型标准更新版。

表 4-1　早期食管癌及癌前病变的内镜下分型

分型	分类	病变层次
0～Ⅰ型 隆起性病变	0～Ⅰp(有蒂型)	隆起高度达 1.0 mm
	0～Ⅰs(无蒂型)	
Ⅱ型 平坦型病变	0～Ⅱa(轻微隆起)	
	0～Ⅱb(平坦)	0～Ⅰ及 0～Ⅲ型
	0～Ⅱc(轻微凹陷)	
0～Ⅲ型 凹陷型病变	0～Ⅲ	凹陷深度达 0.5 mm 以上

(2)病变层次分类:见表 4-2。

表 4-2　早期食管癌病变层次分类

分型	分类	浸润层次
原位癌/重度异型增生	M_1	M_1:病变仅局限于上皮内未突破基底膜
黏膜内癌	M_2	M_2:病变突破基底膜,浸润黏膜固有层

续表

分型	分类	浸润层次
	M_3	M_3:病变浸润黏膜肌层
黏膜下癌	SM_1	SM_1:病变浸润黏膜下层上 1/3
	SM_2	SM_2:病变浸润黏膜下层中 1/3
	SM_3	SM_3:病变浸润黏膜下层下 1/3

(3)病变内镜下形态与病变层次的关系:黏膜内癌通常表现为 0～Ⅱb 型、0～Ⅱa 型及 0～Ⅱc 型,病灶表面光滑或呈规则的小颗粒状;而黏膜下癌通常为 0～Ⅰ型及 0～Ⅲ型,病灶表面呈不规则粗颗粒状或凹凸不平小结节状。应用上述标准,可初步预测病变所达层次。我国学者将早期食管癌病理形态分为隐伏型(充血型)、糜烂型、斑块型和乳头型,隐伏型多为原位癌;糜烂型大部分为原位癌,部分为早期浸润癌,癌细胞分化较差;斑块型最多见,大部分为早期浸润癌,癌细胞分化较好;乳头型主要为早期浸润癌,癌细胞分化一般较好。

2.食管癌 TNM 标准

参考 2010 年 AJCC 组织修订的《癌症分期手册》食管癌 TNM 分期标准第 7 版。

(二)病理形态分型

1.早期食管癌

按其形态可分为隐伏型、糜烂型、斑块型和乳头型。国内有人对 100 例早期食管癌大体形态作研究后建议,除上述 4 型外,增加表浅糜烂型和表浅隆起型。

显微镜下可见肿瘤侵及黏膜下层或黏膜肌层,包括斑块型、乳头型、表浅糜烂型、表浅隆起型等,其中斑块型是最常见的早期食管癌,占总数的 1/2 左右。

2.进展期食管癌

进展期食管癌可分为髓质型、蕈伞型、溃疡型、缩窄型、腔内型。

除上述分型外,临床还常见两型同时存在的混合型,此外,尚有 5% 无法确定其类型。

(三)组织学分型

鳞癌:最多,约占 90%;腺癌:较少见,又可分为单纯腺癌、腺鳞癌、黏液表皮样癌和腺样囊性癌 4 个亚型;食管上、中段绝大多数为鳞癌,而下段则多为腺癌。

四、食管癌的扩散和转移方式

(一)食管壁内扩散

食管癌旁上皮的底层细胞癌变是肿瘤的表面扩散方式之一。癌细胞还常沿食管固有膜或黏膜下层的淋巴管浸润。

(二)直接浸润邻近器官

食管上段癌可侵入喉部/气管及颈部软组织,甚至侵入甲状腺;中段癌可侵入支气管,形成支气管-食管瘘,也可侵入胸导管、奇静脉、肺门及肺组织,部分可侵入肺动脉,形成食管-主动脉瘘,引起大出血致死;下段癌可累及心包。受累脏器的频度依次为肺和胸膜、气管和支气管、脊柱、心及心包、主动脉、甲状腺及喉等。

(三)淋巴转移

中段癌常转移至食管旁或肺门淋巴结;下段癌常转移至食管旁、贲门旁、胃左动脉及腹腔等淋巴结,偶可至上纵隔及颈部淋巴结。淋巴转移的频度依次为纵隔、腹部、气管及气管旁、肺门及支气管旁。

(四)血行转移

血行转移多见于晚期患者。常见的转移部位依次为肝、肺、骨、肾、肾上腺、胸膜、网膜、胰腺、心、甲状腺和脑等。

五、临床表现

(一)早期症状

在食管癌的早期,局部病灶刺激食管,如炎症、肿瘤浸润、食管黏膜糜烂、表浅溃疡引起食管蠕动异常或痉挛。症状一般较轻,持续时间较短,常反复出现,持续时间可达 1~2 年。临床表现为胸骨后不适、烧灼感或疼痛,食物通过时局部有异物感或摩擦感,吞咽食物有停滞感或轻度梗阻感。下段癌还可引起剑突下或上腹部不适、呃逆、嗳气。

(二)后期症状

1.吞咽困难

吞咽困难是食管癌的典型症状。吞咽困难在开始时常为间歇性,可以因食物堵塞或局部炎症水肿而加重,也可因肿瘤坏死脱落或炎症消退而减轻。但总趋势呈持续性存在,进行性加重,如出现明显吞咽障碍时,肿瘤常已累及食管周径的 2/3 以上。吞咽困难的程度与食管癌的病理类型有关,缩窄型和髓质型癌较为严重。有约 10％患者就诊时可无明显吞咽困难。

2.反流

食管癌的浸润和炎症反射性地引起食管腺和唾液腺黏液分泌增加。当肿瘤增生造成食管梗阻时,黏液积存于食管内引起反流,患者可以表现为频繁吐黏液,所吐黏液中可混有食物、血液等,反流还可引起呛咳,甚至吸入性肺炎。

3.疼痛

胸骨后或背部肩胛间区持续性疼痛常提示食管癌已向外浸润,引起食管周围炎、纵隔炎,疼痛也可由肿瘤导致的食管深层溃疡引起;下胸段或贲门部肿瘤引起的疼痛可位于上腹部。

4.其他

肿瘤侵犯大血管,特别是胸主动脉而造成致死性大出血;肿瘤压迫喉返神经可致声音嘶哑,侵犯膈神经可致呃逆;压迫气管或支气管可致气急或干咳等。

(三)体征

早期体征不明显。晚期因患者进食困难,营养状况日趋恶化,患者可出现消瘦、贫血、营养不良、失水和恶病质。当肿瘤有转移时,可有大量腹水形成。

六、辅助检查

(一)影像学检查

1.食管钡餐检查

目前较多指南不推荐使用上消化道钡餐检查进行早期食管鳞癌及癌前病变的诊断。

2.食管 CT 检查

CT 是目前国内在进行食管癌临床分期时应用最为普遍的影像学手段。CT 扫描对食管癌术前 T 分期和 N 分期诊断的准确率超过 70%。对局部淋巴结及腹腔淋巴结转移诊断的敏感性均不如 EUS。CT 诊断远处转移的敏感性和特异性分别为 52% 和 91%。

3.正电子发射成像(PET)

PET-CT 敏感性及特异性较低,分别为 57% 和 85%。

(二)内镜检查

1.普通白光内镜

食管黏膜病灶有以下几种状态:①红区;②糜烂灶;③斑块;④结节;⑤黏膜粗糙;⑥局部黏膜上皮增厚的病灶。内镜医师应提高对上述特征的认识,在检查时注意观察黏膜的细微变化,锁定可疑区域是开展后续精查的基础。

2.色素内镜

将各种染料散布或喷洒在食管黏膜表面后,使病灶与正常黏膜在颜色上形成鲜明对比,更清晰的显示病灶范围,并指导指示性活检。色素内镜包括:①碘染色;②甲苯胺蓝染色;③联合染色:如碘液-甲苯胺蓝染色法和碘液-亚甲蓝染色法对早期食管鳞癌及癌前病变检出的准确率高于单一碘染色,且对病变浸润程度评估也有一定价值。

3.电子染色内镜

通过特殊的光学处理实现对食管黏膜的电子染色,比白光内镜能更清楚显示黏膜表面结构、微血管形态及病变范围,又可弥补色素内镜的染色剂不良反应及染色耗时长等不足。

窄带成像技术(narrow band imaging,NBI)已广泛应用于临床,其对早期食管癌的诊断价值已得到公认。NBI在食管鳞癌筛查方面较普通白光内镜有明显优势。利用NBI结合放大内镜观察食管上皮乳头内毛细血管襻(intrapapillary capillary loops,IPCL)和黏膜微细结构有助于更好地区分病变与正常黏膜及评估病变浸润深度,已成为早期食管癌内镜精查的重要手段。智能电子分光技术(flexible spectral imaging color enhancement,FICE)将白光分解成不同波段,可进行多达50种光谱组合,从而获得不同黏膜病变的最佳图像,能较清晰显示IPCL,可作为碘染色的重要补充。

4.放大内镜

有利于观察组织表面显微结构和黏膜微血管网形态特征的细微变化,尤其在与电子染色内镜相结合时,其对黏膜特征显示更为清楚,可提高早期食管癌诊断的准确性,指导治疗方式的选择。

5.共聚焦激光显微内镜

共聚焦激光显微内镜(confocallaser endomicroscopy,CLE)可将组织放大至1 000倍,从微观角度显示细胞及亚细胞结构,在无须活检的情况下即可从组织学层面区分病变与非病变区域,实现“光学活检”的效果。

6.蓝激光内窥系统

蓝激光内窥系统(LASEREO)可提供4种观察模式(白光、BLI、BLI-bright、FICE),为消化道疾病的诊疗提供全面的观察方法。

7.超声内镜

超声内镜(endoscopic ultrasound,EUS)下早期食管癌的典型表现为局限于黏膜层且不超过黏膜下层的低回声病灶。可清楚显示食管壁层次结构的改变、食管癌浸润深度及病变与邻近器官的关系,分期准确性可达74%～86%,但对浸润深度诊断的准确性易受病变大小及部位影响(图4-1)。

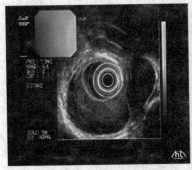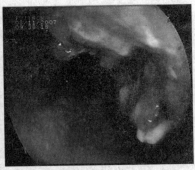

图 4-1 食管癌内镜和超声内镜表现

七、诊断与鉴别诊断

(一)诊断

依据临床表现和辅助检查,典型的食管癌诊断并无很大困难,但早期食管癌的诊断常因患者缺乏明显症状而延误。对食管癌高发区的高危人群作普查是一项发现早期食管癌、降低食管癌相关死亡率的重要工作。各种内镜特别是超声内镜结合病理检查对早期食管癌的诊断价值最大。

(二)鉴别诊断

1.贲门失弛缓症

吞咽困难也是本病的明显症状之一,但其达到一定程度后即不再加重,情绪波动可诱发症状的发作。食管钡餐检查时,可见食管下端呈光滑的漏斗状或鸟嘴状狭窄;食管测压对本病的诊断有重要价值。

2.食管良性狭窄

食管良性狭窄可由误吞腐蚀剂、食管灼伤、异物损伤、慢性溃疡引起的瘢痕所致,食管钡餐检查可见食管狭窄、黏膜消失、管壁僵硬,狭窄与正常食管段逐渐过渡。内镜加直视下活检可明确诊断。

3.食管良性肿瘤

食管良性肿瘤主要为少见的平滑肌瘤。吞咽困难较轻,进展慢,病程长。食管钡餐、内镜及超声内镜检查有助于诊断。

4.食管周围器官病变

如纵隔肿瘤、主动脉瘤、甲状腺肿大、心脏增大等均可造成食管不同程度的狭窄,食管钡餐等检查有助于鉴别。

5.癔症球

癔症球又称梅核气。多见于青年女性,时有咽部异物感,但对进食无妨碍,其发病常与精神因素有关。

八、治疗

食管癌的治疗方法主要为外科手术及包括放疗、化疗、经内镜治疗等在内的非手术治疗,目前,还推崇手术与放疗、化疗相结合的综合治疗方法。

(一)内镜下切除治疗

与传统外科手术相比,早期食管癌及癌前病变的内镜下切除具有创伤小、并发症少、恢复快、费用低等优点,且二者疗效相当,5年生存率可达95%以上。原则上,无淋巴结转移或淋巴结转移风险极低、残留和复发风险低的病变均适合进行内镜下切除。早期食管癌常用的内镜切除技术主要包括内镜下黏膜切除术、内镜下黏膜剥离术等。

早期食管癌和癌前病变内镜下切除的绝对适应证:①病变局限在上皮层或黏膜固有层(M_1、M_2);②食管黏膜重度异型增生。

早期食管癌和癌前病变内镜下切除的相对适应证:①病变浸润黏膜肌层或黏膜下浅层(M_3、SM_1),未发现淋巴结转移证据;②范围>3/4环周、切除后狭窄风险大的病变可视为内镜下切除的相对适应证,但应向患者充分告知术后狭窄等风险。

早期食管癌和癌前病变内镜下切除的绝对禁忌证:①明确发生淋巴结转移的病变;②若术前判断病变浸润至黏膜下深层,有相当比例患者内镜下切除无法根治,原则上应行外科手术治疗;③一般情况差、无法耐受内镜手术者。

早期食管癌和癌前病变内镜下切除的相对禁忌证:①非抬举征阳性;②伴发凝血功能障碍及服用抗凝剂者,在凝血功能纠正前不宜手术;③术前判断病变浸润至黏膜下深层,患者拒绝或不适合外科手术者。

(二)手术

手术切除是食管癌治疗的首选方法。手术适应证:UICC 分期中的 0、Ⅰ、Ⅱa、Ⅱb 及Ⅲ期中的 $T_3N_1M_0$;非手术治疗无效或复发病例,尚无局部明显外侵或远隔转移征象。禁忌证:Ⅲ期中 T_4 任何 NM_0 及Ⅳ期;恶病质;有心脏、肺等脏器功能不全者。影响手术治疗预后的因素有切除是否彻底、癌的分期、有无淋巴结转移及肿瘤外侵程度等。早期食管癌的手术切除率为 100%,手术死亡率为 0~2.9%,5 年和 10 年生存率分别可达 90% 和 60%。

(三)放疗

由于食管癌主要是鳞癌,对放疗较敏感。放疗的适应证较外科手术为宽,早、中期患者如因病变部位高而不愿手术,或因有手术禁忌证而不能手术者均可作放疗。对晚期患者,即使已有左锁骨上淋巴结转移者也应尽量作姑息治疗,但已穿孔或有腹腔淋巴结、肝、肺或骨的广泛转移时,则不宜再作放疗。放疗最常见的反应和并发症为放射性食管炎、气管炎、食管穿孔、食管-气管瘘和出血。放疗中食管穿孔、食管-气管瘘和出血大多为肿瘤外侵、放疗后退缩所致,并非超量放射损伤。

(四)化疗

化疗通常用于不能手术或放疗的晚期病例,其疗效虽仍不满意,但对于预防和治疗食管癌的全身转移,化疗是目前唯一确切有效的方法,因此化疗在食管癌的治疗中占有重要位置。单药化疗有效率在 6%~37%,联合化疗的有效率在 10%~86%。NCCN 推荐术前化疗采用 5-FU/DDP(顺铂)或紫杉醇为主的方案,术后化疗采用紫杉醇为主的方案。联合 5-FU+DDP 或 5-FU+NDP(奈达铂)方案是研究最多和使用最多的方案,报道的有效率在 20%~50%;如DDP 80~100 mg/m²,静脉滴注,第 1~3 天;5-FU 500~750 mg/m²,第 1~5 天;每 1 个疗程为 3 个周期;或 NDP 80~100 mg/m²,脉滴注 2 小时 dL;5-FU 500~750 mg/m²,第 1~5 天;每 4 周为1 个周期,1个疗程为 3 个周期。

(五)综合治疗

食管癌的综合治疗主要有 4 种形式:术前或术后放疗,化疗后手术,化疗加放疗后再手术,放疗加化疗。资料表明,到目前为止,术前加化放疗的疗效最显著,其手术切除率达 49%～91%,5 年生存率达 34%。有关研究的病例数均较少,随访时间也较短,其疗效有待进一步的研究。

九、预防

(1)改变不良饮食习惯,不吃霉变食物,少吃或不吃酸菜。

(2)改良水质,减少饮水中亚硝酸盐含量。

(3)推广微量元素肥料,纠正土壤缺乏硒、钼等元素的状况。

(4)积极治疗反流性食管炎、食管-贲门失弛缓症、Barrett 食管等与食管癌相关的疾病,同时积极应用维生素 E、维生素 C、维生素 B_2、叶酸等治疗食管上皮增生以阻断癌变过程。

(5)易感人群监测,普及防癌知识,提高防癌意识。

第五章

胃、十二指肠常见病

第一节 胃 息 肉

胃息肉是指向胃腔内突出的胃黏膜内局限性良性病变。据此定义,胃息肉包括了一组不同病变。胃黏膜下良性肿瘤本不属此范畴,但由于诊断能力所限,有时可混淆。

一、胃息肉分类

胃息肉分类以往较混乱,目前国内外多采用的分类方法有如下几种。

(一)大体形态分型(山田分型)

山田分型分为 4 型:Ⅰ型无蒂,Ⅱ型半球形无蒂,Ⅲ型亚蒂,Ⅳ型有蒂。

(二)组织病理分型

Ming 将息肉分为腺瘤性息肉和炎症性息肉(或称再生性息肉)。

Morson 则分 4 类:肿瘤性息肉、错构性息肉、炎症性息肉、化生性息肉。

(三)中村分型

结合大体形态和组织学特点分型

1.Ⅰ型息肉

Ⅰ型息肉无蒂,多见于胃窦、胃体和胃底。组织学相当于化生性息肉(过形成息肉),极少癌变。最常见。

2.Ⅱ型息肉

Ⅱ型息肉半球状无蒂,多见于胃体、胃窦和体底交界处,为反复糜烂再生的结果。肠上皮化生和混合腺形成属化生型。

3.Ⅲ型息肉

Ⅲ型息肉好发于幽门窦部,无蒂或有蒂,表面不规则,属腺管状腺瘤,约7.8%癌变。

4.Ⅳ型息肉

Ⅳ型息肉形态、分布似Ⅲ型,异型性显著,有管状腺瘤,乳头状腺瘤和管状乳头状腺瘤,易恶变为分化性腺癌(约25.7%)。

(四)遗传性胃肠道息肉病的胃部表现

少数胃多发性息肉是遗传性胃肠道息肉病在胃部的表现。34%~60%的家族性息肉病和Gardner综合征伴胃部多发性息肉,胃底腺区多见,多属增生性错构性息肉;幽门腺区者为腺瘤,癌变率稍高于普通胃息肉。少数 Peutz-Jegher 综合征、Cronkhite-Canada综合征和幼年性胃肠息肉也伴胃息肉,极少癌变。

二、临床表现和诊断

胃息肉多见于40~60岁者。多为单发,少数多发。常无症状,也可出现上腹痛,上腹不适,恶心,呕吐,腹胀,或可有反酸、嗳气,有时也可见上消化道出血。临床症状可能也与伴发症有关。有报道,胃窦部息肉可以引起幽门梗阻,尤其是带蒂较大息肉脱入十二指肠更易引发。也有报道引起胃十二指肠套叠者。内镜检查常可以发现息肉的部位,大小,形态等。也可发现胃部伴随症,计有慢性浅表性胃炎和萎缩性胃炎(81.9%),疣状胃炎 3.4%,胃癌 5.1%,消化性溃疡3.9%等。胃镜下黏膜活检常可明确息肉的组织学性质,但是因为取材过浅、容易出现误差。全息肉摘除组织学检查常可提高诊断正确率。鉴别诊断的重点是要能够排除Ⅰ型和Ⅱa型早期胃癌,明确腺瘤的性质等。

三、治疗和预防

(一)以防癌为目的的治疗方案

1.从组织学角度考虑

腺瘤样息肉癌变率高,宜积极清除密切随访。增生性息肉癌变率低,以定期随访及合并症治疗为主。黏膜下肿瘤一般较大,以手术治疗为主。但临床实践中,常规活检因取材深度不够,易发生误差,甚至常遗漏灶性癌变组织,延误治疗时机。全息肉摘除效果较好。

2.从息肉大体角度考虑

一般认为增生性息肉较小,极少>1.5 cm;腺瘤性息肉也随体积增大癌变率增加,直径<1 cm者癌变率甚低。为此以防癌为目的,按息肉大小决定治疗方案较合理而方便,已为国内外学者所接受。

(1)随访:≤0.5 cm 的息肉以内镜下定期随访为主。息肉增长缓慢,无明显局部和全身症状,组织病理检查无异型性改变或癌变证据者可继续随访;反之,可考虑内镜下全息肉摘除后全息肉组织病理检查。有癌变者按胃癌处理。

(2)内镜下摘除:直径 0.6~2 cm 无蒂息肉是内镜下摘除的适应证。结合组织病理检查决定进一步治疗方案。

(3)手术切除:直径≥2 cm 的无蒂息肉,内镜下处理较困难。国内一组报告,直径≥2 cm 的胃息肉,腺瘤性占 50%,增生性 30%,其他 20%。癌变率大增。故一般主张手术切除。也有主张,可先行内镜下部分息肉摘除,组织病理证实为腺瘤性或异型性严重的增生性息肉以胃部分切除或肿瘤切除术为主;增生性息肉伴轻中度异型增生者也可在密切随访中经内镜分次摘除。

(4)带蒂息肉的处理:带蒂息肉的蒂直径<2 cm 时,原则上行内镜下摘除,因癌变很少累及蒂,故无须顾忌适当的蒂残留,蒂径≥2 cm 时宜手术切除。

(5)多发性息肉处理:宜内镜下分次切除或手术切除。可视分布和病变性质决定。

3.癌变的处理原则

息肉癌变,无论大小皆应早期手术。

(二)胃息肉合并症的处理

胃息肉合并幽门梗阻、胃十二指肠套叠时多数需手术治疗。对息肉合并上消化道出血,除应积极进行局部或全身性止血治疗外,应警惕癌变,大出血不止者应紧急手术治疗。

(三)与息肉共存胃部病变的治疗

其与息肉共存的胃部病变是引起症状的主要原因,有时可能是增生性息肉的病因。多数以内科治疗为主。另据统计,胃息肉与胃癌共存发生率甚高,应提高警惕,早期发现,早期手术。

(四)胃部遗传性胃肠道息肉病的处理

遗传性息肉病可累及全胃肠道,胃部累及较少,是息肉病的局部表现,应综合整体情况处理。

1.家族性胃肠道息肉病和 Gardner 综合征

其主要累及结肠和直肠,属腺瘤性息肉,癌变率可达 95％以上;应积极手术或结肠镜下切除等。累及胃部者,息肉性质因分布部位不同而异,而且需兼顾结肠和周身情况,治疗方案灵活性较大。

(1)累及胃底腺区的息肉:以增生性错构瘤为主,常为 1～5 mm 的多发性小息肉,很少癌变。以随访为主,较大孤立息肉也可内镜下摘除,多数无须手术切除。

(2)分布在幽门腺区的息肉:以腺瘤和异型上皮为主,呈多发性。癌变率低于结肠上的息肉,仅较一般胃腺瘤性息肉稍高。为此,从防癌目的出发,治疗可参考普通胃息肉处理原则,兼顾结肠息肉的需要和患者耐受能力,区分轻重缓急实施。无癌变者以内镜下分批切除和随访为主。

(3)胃部病变癌变处理:此时往往情况复杂。原则上应行胃部根治性手术,如无条件也应施以姑息性手术、放疗、化疗或生物学治疗等。但必须兼顾结肠病变的治疗史和现实需要综合处理。

(4)合并症处理:家族性胃肠道息肉病和 Gardner 综合征的胃部息肉,合并症发生率较普通胃息肉稍高。除大出血、溃疡穿孔、幽门梗阻等以外,胃十二指肠套叠也时有报告。Herman(1992)报告1例,Gardner综合征伴胃多发性息肉,引起胃十二指肠套叠致急性胰腺炎。认为有时合并症可能是致死原因,应及时处理。手术切除常是必要的。

2.Peutz-Jegher综合征、Cronkhite-Canada综合征和幼年型胃肠道息肉病

其结肠息肉和胃部息肉皆罕有癌变报道。一般应以随访为主,胃部较大孤立息肉可行内镜摘除,注意合并症处理。有报告幼年型胃肠息肉病位于胃和十二指肠的高位息肉有自行脱落的可能,无须勉强切除。

第二节 胃 腺 瘤

胃腺瘤是起源于胃黏膜上皮的良性肿瘤。任何年龄皆可发病,而60～70岁最多见。男女比为2:1。胃各部皆可见,以胃窦部好发。胃腺瘤有癌变倾向,平均癌变率为40%(65%～75%),故视为癌前状态。

一、癌变倾向及其相关因素

(一)组织学类型

胃腺瘤有3种组织学类型,癌变率分别为管状腺瘤14%～20%,乳头状管状腺瘤36%～46%,乳头状腺瘤66%～75%。

(二)瘤体大小

胃腺瘤直径<1 cm者癌变率为7.5%,1～2 cm者为10%,>2 cm者为50%以上。

(三)瘤细胞结构和核异型性

有学者将胃腺瘤细胞异型性分为3级:一级,癌变率16%;二级为19%;三级35%。多数学者报告胃腺瘤旁黏膜常有不完全型肠

化,含硫酸黏液。

(四)其他

多发性腺瘤癌变率高于单发,广基高于有蒂。

二、临床表现和诊断

胃腺瘤早期无症状,或被伴随症症状所掩盖,如萎缩性胃炎、溃疡病等。幽门部带蒂腺瘤脱垂至十二指肠可致暂时性或复发性幽门梗阻。肿瘤表面可有糜烂乃至溃疡引起上腹痛或出血。多数患者胃酸缺乏,时有贫血。有报告肿瘤可因供应血管梗死而自行脱落者。偶有胃腺瘤致胃十二指肠套叠。

X线钡餐造影可显示以上腺瘤。内镜是诊断胃腺瘤的最佳手段,可呈圆形或卵圆形,有蒂或广基,单发或多发。若表面粗糙、苍白、糜烂或溃疡伴渗血,应警惕已恶变或有炎症。活检组织学检查常可查明其病理特点及异型性等,但以全或部分肿瘤摘除的诊断效果为优。

三、治疗

(一)治疗目的

胃腺瘤治疗最主要目的是预防癌变发生,早期发现、早期治疗已癌变腺瘤。此外,30%左右的腺瘤与胃癌共存,也是治疗的重点。对于伴随症及合并症,如慢性萎缩性胃炎、消化性溃疡、上消化道出血、幽门梗阻及胃十二指肠套叠等也应及时治疗。

(二)内科治疗

1.内镜下活检钳咬除

直径<0.5 cm 的胃腺瘤有时可以经活检钳多次连续咬切清除。但往往不够彻底,仍应注意内镜随访,咬切下来的组织应送检病理。

2.内镜下全肿瘤摘除

直径 0.5～2.0 cm 的腺瘤或有蒂腺瘤蒂径<1 cm 者,以内镜下肿瘤摘除为主。多发性腺瘤也可分批摘除。摘除标本应做组织病理检查以提高诊断效果,发现隐藏小癌变灶时应及时进一步处理。

3.内镜下毁除

直径<0.5 cm 的广基腺瘤,经咬切未能彻底清除也可应用电灼法清除。对于广基腺瘤,或大或小,难以圈套切除者或多发性腺瘤也可采用微波,激光等毁除。无水酒精注射,冷冻法等常需多次操作,已少采用。各种毁除法的共同缺点是不能回收标本做病理检查,有可能漏诊小癌变灶。为此毁除法适宜作为全腺瘤摘除或咬除的补充疗法。并应强调术后随访。

4.随访

有些老年患者,腺瘤较大,有手术指征,但因有心、肺、肾等夹杂症而不能施术者,应在积极治疗夹杂症的同时对胃腺瘤进行定期随访;时机成熟时可行手术治疗,或发现腺瘤癌变,可权衡利弊做出恰当治疗选择。腺瘤经内镜咬除、摘除或毁除后也还须继续随访,以防遗漏的异型性病灶癌变或残留癌灶未得及时处理。

5.伴随症及合并症的治疗

多数伴随症或合并症需内科治疗。

(三)胃腺瘤的外科治疗

1.手术适应证

(1)腺瘤已经癌变或高度可疑癌变。

(2)腺瘤与胃癌共存。

(3)多发性腺瘤,有可疑癌者。

(4)腺瘤最大直径>2 cm 者。

(5)腺瘤合并内科难以控制的合并症,如难治性溃疡,大出血内科不能止血,反复发作的幽门梗阻,胃十二指肠套叠。

2.术式选择

(1)肯定未癌变的大腺瘤宜行肿瘤切除或部分胃切除。

(2)已确定癌变者,与胃癌共存者,即使已经内镜摘除也应按胃癌要求进行根治性手术。

(3)可疑癌变者,术中应加强探查,冰冻切片可能有帮助,以便手术中调整治疗方案。

(4)为严重合并症而施术者应根据合并症的需要兼顾腺瘤彻切除的需要选择术式。

第三节 胃 癌

胃癌是我国最常见的恶性肿瘤之一,死亡率居恶性肿瘤首位。胃癌多见于男性,男女之比约为 2∶1。平均死亡年龄为 61.6 岁。

一、病因

尚不十分清楚,与以下因素有关。

(一)地域环境

地域环境不同,胃癌的发病率也大不相同,发病率最高的国家和最低的国家之间相差可达数十倍。在世界范围内,日本发病率最高,美国则很低。我国的西北部及东南沿海各省的胃癌发病率远高于南方和西南各省。生活在美国的第二、三代日本移民由于地域环境的改变,发病率逐渐降低。而俄罗斯靠近日本海地区的居民胃癌的发病率则是俄罗斯中、西部的 2 倍之多。

(二)饮食因素

饮食因素是胃癌发生的最主要原因。具体因素如下所述。

(1)含有致癌物:如亚硝胺类化合物、真菌毒素、多环烃类等。

(2)含有致癌物前体:如亚硝酸盐,经体内代谢后可转变成强致癌物亚硝胺。

(3)含有促癌物:如长期高盐饮食破坏了胃黏膜的保护层,使致癌物直接与胃黏膜接触。

(三)化学因素

(1)亚硝胺类化合物:多种亚硝胺类化合物均致胃癌。亚硝胺类化合物在自然界存在的不多,但合成亚硝胺的前体物质亚硝酸盐和二级胺却广泛存在。亚硝酸盐及二级胺在 pH 1～3 或细菌的作用下可合成亚硝胺类化合物。

(2)多环芳烃类化合物:最具代表性的致癌物质是 3,4-苯并芘。污染、烘烤及熏制的食品中 3,4-苯并芘含量增高。3,4-苯并芘经过细胞内粗面内质网的功能氧化酶活化成二氢二醇环氧化物,并与细胞的 DNA、RNA 及蛋白质等大分子结合,致基因突变而致癌。

(四)幽门螺杆菌

1994 年,WHO 国际癌症研究机构得出"幽门螺杆菌是一种致癌因子,在胃癌的发病中起病因作用"的结论。幽门螺杆菌感染率高的国家和地区常有较高的胃癌发病率,且随着幽门螺杆菌抗体滴度的升高胃癌的危险性也相应增加。幽门螺杆菌感染后是否发生胃癌与年龄有关,儿童期感染幽门螺杆菌发生胃癌的危险性增加;而成年后感染多不足以发展成胃癌。幽门螺杆菌致胃癌的机制有如下提法:①促进胃黏膜上皮细胞过度增生。②诱导胃黏膜细胞凋亡。③幽门螺杆菌的代谢产物直接转化胃黏膜。④幽门螺杆菌的DNA 转换到胃黏膜细胞中致癌变。⑤幽门螺杆菌诱发同种生物毒性炎症反应,这种慢性炎症过程促使细胞增生和增加自由基形成而致癌。

(五)癌前疾病和癌前病变

这是两个不同的概念,胃的癌前疾病指的是一些发生胃癌危险性明显增加的临床情况,如慢性萎缩性胃炎、胃溃疡、胃息肉、胃黏膜巨大皱襞症、残胃等;胃的癌前病变指的是容易发生癌变的胃黏膜病理组织学变化,但其本身尚不具备恶性改变。现阶段得到公认的是不典型增生。不典型增生的病理组织学改变主要是细胞的过度增生和丧失了正常的分化,在结构和功能上部分地丧失了与原组织的相似性。不典型增生分为轻度、中度和重度 3 级。一般而言重度不典型增生易发生癌变。不典型增生是癌变过程中必经的一个阶段,这一过程是一个谱带式的连续过程,即正常→增生→不典型增生→原位癌→浸润癌。

此外,遗传因素、免疫监视机制失调、癌基因(如 C-met、K-ras 基因等)的过度表达和抑癌基因(如 p53、APC、MCC 等)突变、重排、缺失、甲基化等变化都与胃癌的发生有一定的关系。

二、病理

(一)肿瘤位置

1.初发胃癌

将胃大弯、胃小弯各等分为 3 份,连接其对应点,可分为上 1/3 (U)、中 1/3(M)和下 1/3(L)。每个原发病变都应记录其二维的最大值。如果 1 个以上的分区受累,所有的受累分区都要按受累的程度记录,肿瘤主体所在的部位列在最前如 LM 或 UML 等。如果肿瘤侵犯了食管或十二指肠,分别记为 E 或 D。胃癌一般以L区最为多见,约占半数,其次为 U 区,M 区较少,广泛分布者更少。

2.残胃癌

肿瘤在吻合口处(A)、胃缝合线处(S)、其他位置(O)、整个残胃 (T)、扩散至食管(E)、十二指肠(D)、空肠(J)。

(二)大体类型

1.早期胃癌

早期胃癌指病变仅限于黏膜和黏膜下层,而不论病变的范围和有无淋巴结转移。癌灶直径 10 mm 以下称小胃癌,5 mm 以下称微小胃癌。早期胃癌分为 3 型(图 5-1)。Ⅰ 型,隆起型;Ⅱ 型,表浅型,包括3 个亚型,Ⅱa 型,表浅隆起型;Ⅱb 型,表浅平坦型;Ⅱc 型,表浅凹陷型;Ⅲ 型,凹陷型。如果合并两种以上亚型时,面积最大的一种写在最前面,其他依次排在后面。如Ⅱc＋Ⅲ。Ⅰ 型和Ⅱa 型鉴别如下:Ⅰ 型病变厚度超过正常黏膜的 2 倍,Ⅱa 型的病变厚度不到正常黏膜的 2 倍。

2.进展期胃癌

进展期胃癌指病变深度已超过黏膜下层的胃癌。按 Borrmann 分型法分为 4 型(图 5-2)。Ⅰ 型,息肉(肿块)型;Ⅱ 型,无浸润溃疡型,癌灶与正常胃界限清楚;Ⅲ 型,有浸润溃疡型,癌灶与正常胃界限不清楚;Ⅳ 型,弥漫浸润型。

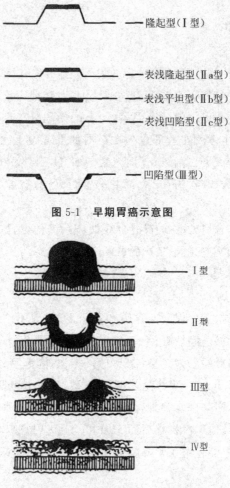

图 5-1　早期胃癌示意图

图 5-2　胃癌的 Borrmann 分型

（三）组织类型

（1）WHO（1990 年）将胃癌归类为上皮性肿瘤和类癌两种，其中前者又包括：①腺癌（包括乳头状腺癌、管状腺癌、低分化腺癌、黏液腺癌及印戒细胞癌）；②腺鳞癌；③鳞状细胞癌；④未分化癌；⑤不能分类的癌。

(2)日本胃癌研究会(1999年)将胃癌分为以下 3 型:①普通型,包括乳头状腺癌、管状腺癌(高分化型、中分化型)、低分化性腺癌(实体型癌和非实体型癌)、印戒细胞癌和黏液细胞癌。②特殊型,包括腺鳞癌、鳞状细胞癌、未分化癌和不能分类的癌。③类癌。

(四)转移扩散途径

1.直接浸润

直接浸润是胃癌的主要扩散方式之一。当胃癌侵犯浆膜层时,可直接浸润腹膜、邻近器官或组织,主要有胰腺、肝脏、横结肠及其系膜等,也可借黏膜下层或浆膜下层向上浸润至食管下端、向下浸润至十二指肠。

2.淋巴转移

淋巴转移是胃癌的主要转移途径,早期胃癌的淋巴转移率近20%,进展期胃癌的淋巴转移率高达70%左右。一般情况下按淋巴流向转移,少数情况也有跳跃式转移。胃周淋巴结分为以下 23 组(图 5-3),具体如下:除了上述胃周淋巴结外,还有 2 处淋巴结在临床上很有意义,一是左锁骨上淋巴结,如触及肿大为癌细胞沿胸导管转移所致;二是脐周淋巴结,如肿大为癌细胞通过肝圆韧带淋巴管转移所致。淋巴结的转移率 = 转移淋巴结数目/受检淋巴结数目。

3.血行转移

胃癌晚期癌细胞经门静脉或体循环向身体其他部位播散,常见的有肝、肺、骨、肾、脑等,其中以肝转移最为常见。

4.种植转移

当胃癌浸透浆膜后,癌细胞可自浆膜脱落并种植于腹膜、大网膜或其他脏器表面,形成转移性结节,黏液腺癌种植转移最为多见。若种植转移至直肠前凹,直肠指诊可能触到肿块。胃癌卵巢转移占全部卵巢转移癌的 50%左右,其机制除以上所述外,也可能是经血行转移或淋巴反流所致。

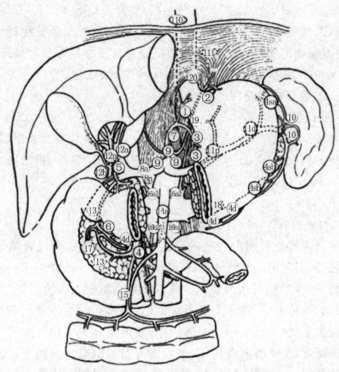

①.贲门右区;②.贲门左区;③.沿胃小弯;④sa.胃短血管旁;④sb.胃网膜左血管
旁;④d.胃网膜右血管旁;⑤.幽门上区;⑥.幽门下区;⑦.胃左动脉旁;⑧a.肝总动
脉前;⑧p.肝总动脉后;⑨.腹腔动脉旁;⑩.脾门;⑪p.近端脾动脉旁;⑪d.远端脾
动脉旁;⑫a.肝动脉旁;⑫p.门静脉后;⑫b.胆总管旁;⑬.胰头后;⑭a.肠系膜上动
脉旁;⑮.结肠中血管旁;⑯.腹主动脉旁(a1,膈肌主动脉裂孔至腹腔干上缘;a2,
腹腔干上缘至左肾静脉下缘;b1,左肾静脉下缘至肠系膜下动脉上缘;b2,肠系膜下
动脉上缘至腹主动脉分叉处);⑰.胰头前;⑱.胰下缘;⑲.膈下;⑳.食管裂孔;⑩.胸
下部食管旁;⑪.膈上

图 5-3　胃周淋巴结分组

5.胃癌微转移

胃癌微转移是近几年提出的新概念,定义为治疗时已经存
在但目前常规病理学诊断技术还不能确定的转移。

(五)临床病理分期

国际抗癌联盟(UICC)1987 年公布了胃癌的临床病理分期,而后经多年来的不断修改已日趋合理。

1.肿瘤浸润深度

用 T 来表示,可以分为以下几种情况:T_1,肿瘤侵及黏膜和(或)黏膜肌(M)或黏膜下层(SM),SM 又可分为 SM_1 和 SM_2,前者是指癌肿越过黏膜肌不足 0.5 mm,而后者则超过了0.5 mm。T_2,肿瘤侵及肌层(MP)或浆膜下(SS)。T_3,肿瘤浸透浆膜(SE)。T_4,肿瘤侵犯邻近结构或经腔内扩展至食管、十二指肠。

2.淋巴结转移

无淋巴结转移用 N_0 表示,其余根据肿瘤的所在部位,区域淋巴结分为 3 站,即 N_1、N_2、N_3。超出上述范围的淋巴结归为远隔转移(M_1),与此相应的淋巴结清除术分为 D_0、D_1、D_2 和 D_3。

考虑到淋巴结转移的个数与患者的 5 年生存率关系更为密切,UICC 在新 TNM 分期中,对淋巴结的分期强调转移的淋巴结数目而不考虑淋巴结所在的解剖位置,规定如下:N_0 无淋巴结转移(受检淋巴结个数须≥15);N_1 转移的淋巴结数为 1~6 个;N_2 转移的淋巴结数为 7~15 个;N_3 转移的淋巴结数在 16 个以上。

3.远处转移

M_0 表示无远处转移;M_1 表示有远处转移。

4.胃癌分期

I A 期:N_0+T_1。

I B 期:N_1+T_1,N_0+T_2。

II 期:N_2+T_1,N_1+T_2,N_0+T_3。

III A 期:N_2+T_2,N_1+T_3,N_0+T_4。

III B 期:N_2+T_3,N_1+T_4。

IV 期:$N_3+H_1P_1CY_1M_1$。

IV 期胃癌包括如下几种情况:N_3 淋巴结有转移、肝脏有转移

（H_1）、腹膜有转移（P_1）、腹腔脱落细胞检查阳性（CY_1）和其他远隔转移（M_1），包括胃周以外的淋巴结、肺脏、胸膜、骨髓、骨、脑、脑脊膜、皮肤等。

三、临床表现

（一）症状

早期患者多无症状，以后逐渐出现上消化道症状，包括上腹部不适、心窝部隐痛、食后饱胀感等。胃窦癌常引起十二指肠功能的改变，可以出现类似十二指肠溃疡的症状。如果上述症状未得到患者或医师的充分注意而按慢性胃炎或十二指肠溃疡病处理，患者可获得暂时性缓解。随着病情的进一步发展，患者可逐渐出现上腹部疼痛加重、食欲缺乏、消瘦、乏力等；若癌灶浸润胃周血管则引起消化道出血，根据患者出血速度的快慢和出血量的大小，可出现呕血或黑便；若幽门被部分或完全梗阻则可致恶心与呕吐，呕吐物多为隔宿食和胃液；贲门癌和高位小弯癌可有进食哽噎感。此时虽诊断容易但已属于晚期，治疗较为困难且效果不佳。因此，外科医师对有上述临床表现的患者，尤其是中年以上的患者应细加分析，合理检查以避免延误诊断。

（二）体征

早期患者多无明显体征，上腹部深压痛可能是唯一值得注意的体征。晚期患者可能出现：上腹部肿块、左锁骨上淋巴结肿大、直肠指诊在直肠前凹触到肿块、腹水等。

四、诊断

胃镜和X线钡餐检查仍是目前诊断胃癌的主要方法，胃液脱落细胞学检查现已较少应用。此外，利用连续病理切片、免疫组化、流式细胞分析、反转录-聚合酶链反应（RT-PCR）等方法诊断胃癌微转移也取得了一些进展，本节也将做一简单介绍。

（一）纤维胃镜

纤维胃镜优点在于可以直接观察病变部位，且可以对可疑病灶直接钳取小块组织做病理组织学检查。胃镜的观察范围较大，从食管到十二指肠都可以观察及取活检。检查中利用刚果红、亚甲蓝等进行活体染色可提高早期胃癌的检出率。若发现可疑病灶应进行活检,为避免漏诊,应在病灶的四周钳取 4～6 块组织,不要集中一点取材或取材过少。

(二)X 线钡餐检查

X 线钡餐检查通过对胃的形态、黏膜变化、蠕动情况及排空时间的观察确立诊断,痛苦较小。近年,随着数字化胃肠造影技术逐渐应用于临床使影像更加清晰,分辨率大为提高,因此 X 线钡餐检查仍是目前胃癌的主要诊断方法之一。其不足是不能取活检,且不如胃镜直观,对早期胃癌诊断较为困难。进展期胃癌 X 线钡餐检查所见与 Borrmann 分型一致,即表现为肿块(充盈缺损)、溃疡(龛影)或弥漫性浸润(胃壁僵硬、胃腔狭窄等)3 种影像。早期胃癌常需借助于气钡双重对比造影。

(三)影像学检查

影像学检查常用的有腹部超声、超声内镜(EUS)、多层螺旋 CT(MSCT)等。这些影像学检查除了能了解胃腔内和胃壁本身(如超声内镜可将胃壁分为 5 层对浸润深度做出判断)的情况外,主要用于判断胃周淋巴结,胃周器官肝、胰及腹膜等部位有无转移或浸润,是目前胃癌术前 TNM 分期的首选方法。分期的准确性普通腹部超声为 50%,EUS 与 MSCT 相近,在 76% 左右,但 MSCT 在判断肝转移、腹膜转移和腹膜后淋巴结转移等方面优于 EUS。此外,MSCT 扫描三维立体重建模拟内镜技术近年也开始用于胃癌的诊断与分期,但尚需进一步积累经验。

(四)胃癌微转移的诊断

胃癌微转移的诊断主要采用连续病理切片、免疫组化、RT-PCR、流式细胞术、细胞遗传学、免疫细胞化学等先进技术,检测淋巴结、骨髓、周围静脉血及腹腔内的微转移灶,阳性率显著高于普通病理检查。胃癌微转移的诊断可为医师判断预后、选择术式、确定淋巴结清扫范围、术后确定分期及建立个体化的化疗方案提供依据。

五、鉴别诊断

大多数胃癌患者经过外科医师初步诊断后,通过X线钡餐或胃镜检查都可获得正确诊断。在少数情况下,胃癌需与胃良性溃疡、胃肉瘤、胃良性肿瘤及慢性胃炎相鉴别。

(一)胃良性溃疡

胃良性溃疡与胃癌相比较,一般病程较长,曾有典型溃疡疼痛反复发作史,抗酸剂治疗有效,多不伴有食欲缺乏。除非合并出血、幽门梗阻等严重的并发症,多无明显体征,不会出现近期明显消瘦、贫血、腹部包块甚至左锁骨上窝淋巴结肿大等。更为重要的是,X线钡餐和胃镜检查,良性溃疡常<2.5 cm,圆形或椭圆形龛影,边缘整齐,蠕动波可通过病灶;胃镜下可见黏膜基底平坦,有白色或黄白色苔覆盖,周围黏膜水肿、充血,黏膜皱襞向溃疡集中。而癌性溃疡与此有很大的不同,详细特征参见胃癌诊断部分。

(二)胃良性肿瘤

胃良性肿瘤多无明显临床表现,X线钡餐为圆形或椭圆形的充盈缺损,而非龛影。胃镜则表现为黏膜下包块。

六、治疗

(一)化疗

胃癌对化疗药物有低度至中度的敏感性。胃癌的化疗可于术前、术中和术后进行,本节主要介绍常用的术后辅助化疗。术后化疗的意义在于在外科手术的基础上杀灭亚临床癌灶或脱落的癌细胞,以达到降低或避免术后复发、转移的目的。目前对胃癌术后化疗的疗效仍存在较大的争议,一些荟萃分析显示术后化疗患者的生存获益较小。

1.适应证

(1)根治术后患者:早期胃癌根治术后原则上不必辅以化疗,但具有下列一项以上者应辅助化疗:癌灶面积>5 cm^2、病理组织分化差、淋巴结有转移、多发癌灶或年龄<40 岁。进展期胃癌根治术后无论有无淋巴结转移,术后均需化疗。

（2）非根治术后患者：如姑息性切除术后、旁路术后、造瘘术后、开腹探查未切除以及有癌残留的患者。

（3）不能手术或再发的患者：要求患者全身状态较好、无重要脏器功能不全。4周内进行过大手术、急性感染期、严重营养不良、胃肠道梗阻、重要脏器功能严重受损、血白细胞计数$<3.5×10^9/L$、血小板计数$<80×10^9/L$等不宜化疗。化疗过程中如出现上述情况也应终止化疗。

2.常用化疗方案

已证实胃癌化疗联合用药优于单一用药。临床上常用的化疗方案及疗效如下。

（1）FAM方案：由氟尿嘧啶（5-FU）、多柔比星（ADM）和丝裂霉素（MMC）三药组成，用法：5-FU（600 mg/m^2），静脉滴注，第1、第8、第29、第36天；ADM 30 mg/m^2，静脉注射，第1、第29天；MMC 10 mg/m^2，静脉注射，第1天。每2个月重复一次。有效率为21%～42%。

（2）UFTM方案：由尿嘧啶替加氟（UFT）和MMC组成，用法：UFT 600 mg/d，口服；MMC 6～8 mg，静脉注射，1次/周。以上两药连用8周，有效率为9%～67%。

（3）替吉奥（S-1）方案：由替加氟（FT）、吉莫斯特（CDHP）和奥替拉西钾三药按一定比例组成，前者为5-FU前体药物，后两者为生物调节剂。用法为：40 mg/m^2，每天2次，口服；6周为1个疗程，其中用药4周，停药2周。有效率为44.6%。

近年胃癌化疗新药如紫杉醇类（多西他赛）、拓扑异构酶Ⅰ抑制药（伊立替康）、口服氟化嘧啶类（卡培他滨）、第三代铂类（奥沙利铂）等备受关注，含新药的化疗方案呈逐年增高趋势，这些新药单药有效率$>20%$，联合用药疗效更好，可达50%以上。此外，分子靶向药物联合化疗也在应用和总结经验中。

（二）放射治疗（以下简称放疗）

胃癌对放射线敏感性较低，因此多数学者不主张术前放疗。因胃癌复发多在癌床和邻近部位，故术中放疗有助于防止胃癌的复发。术中放疗的优点：①术中单次大剂量（20～30 Gy）放疗的生物学效应明显高于手术前、后相同剂量的分次照射。②能更准确地照射到癌复发危险较大的部位,即肿瘤床。③术中可以对周围的正常组织加以保护,减少放射线的不良反应。术后放疗仅用于缓解由狭窄、癌浸润等所引起的疼痛以及对残癌处(非黏液细胞癌)银夹标志后的局部治疗。

(三)免疫治疗

生物治疗在胃癌综合治疗中的地位越来越受到重视。主要包括:①非特异性免疫增强剂,临床上应用较为广泛的主要有卡介苗、短小棒状杆菌、香菇多糖等。②过继性免疫制剂,属于此类的有淋巴因子激活的杀伤细胞(LAK)、细胞毒性 T 细胞(CTL)等及一些细胞因子,如白细胞介素-2(IL-2)、肿瘤坏死因子(TNF)、干扰素(IFN)等。

(四)中药治疗

中药治疗是通过"扶正"和"驱邪"来实现的,如人参、黄芪、六味地黄丸等具有促进骨髓有核细胞及造血干细胞的增生、激活非特异性吞噬细胞和自然杀伤细胞、加速 T 细胞的分裂、诱导产生干扰素等"扶正"功能。再如健脾益肾冲剂具有清除氧自由基的"祛邪"功能。此外,一些中药可用于预防和治疗胃癌化疗中的不良反应,如恶心、呕吐、腹胀、食欲减退、白细胞、血小板数减少和贫血等。

(五)基因治疗

基因治疗主要有抑癌基因治疗、自杀基因治疗、反义基因治疗、核酶基因转染治疗和基因免疫治疗等。虽然这些治疗方法目前多数还仅限于动物实验,但正逐步走向成熟,有望将来成为胃癌治疗的新方法。

第四节 十二指肠炎

十二指肠炎(duodenitis,DI)是指由各种原因引起的急性或慢性十二指肠黏膜的炎症性疾病。十二指肠炎可单独存在,也可以和胃炎、消化性溃疡、胆囊炎、胰腺炎、寄生虫感染等其他疾病并存。据统计,十二指肠炎的内镜检出率为 10%～30%,临床将十二指肠炎分为原发性和继发性两类。

一、原发性十二指肠炎

原发性十二指肠炎又称非特异性十二指肠炎,临床上一般所说的十二指肠炎就属该型。近年来随着消化内镜检查的逐渐普及,病例发现人数的增加,才引起人们的关注。该疾病男性多见,男女比例为 3∶1～4∶1,可发生于各年龄组,以青年最多见,城镇居民多于农村居民。原发性十二指肠炎发生于壶腹最多见,约占 35%,其他依次发生于乳头部、十二指肠降部、纵行皱襞等部位。胃酸测定提示该病患者的基础胃酸分泌、最大胃酸分泌均低于十二指肠溃疡患者;预后也不形成瘢痕,随访发现患者多不发展为十二指肠溃疡。目前认为 DI 是一种独立的疾病。

(一)病因和发病机制

最新研究成果表明,幽门螺杆菌与十二指肠炎的发病有着密切的关系。幽门螺杆菌感染、胃上皮化生、十二指肠炎三者之间有着高度相关性。研究表明,胃上皮细胞可能存在与幽门螺杆菌特异结合的受体,胃上皮细胞的化生反过来又为幽门螺杆菌的定植提供了条件;同时十二指肠炎是胃上皮化生的基础。幽门螺杆菌感染时,其产生的黏液酶、脂酶、磷脂酶及其他产物,破坏十二指肠黏膜的完整性,降解十二指肠的黏液,使黏膜的防御机制降低,胃液中的氢离子反弥散入黏膜,引起十二指肠炎症,有时甚至发生十二指肠溃疡。国内外许多学者研究发现,组织学正常的十二指肠黏膜未发现幽门螺杆菌感染,相反,活动性十二指肠炎患者的黏膜不仅可以发现幽门螺杆菌感染,而且与十二指肠炎的严重程度呈正相关。

同样,胃酸在十二指肠炎发病过程中也发挥着重要的作用。有人观察,十二指肠炎患者的胃酸分泌是正常的,因此胃酸过多并不是 DI 的根本原因。研究显示,吸烟、饮酒、刺激性食物、药物、放射线照射及其他应激因素可以使十二指肠黏膜对胃酸的抵抗力下降，进入十二指肠的胃酸未被稀释和中和，发生反弥散，刺激肥大细胞释放组胺等血管活性物质，引起十二指肠黏膜的充血、水肿、炎性细胞浸润，发生炎症。

研究表明，十二指肠炎和十二指肠溃疡（DU）虽然属于两种独立的疾病，但两者之间存在密切的联系。两者的组织学表现及内镜下表现有相似之处，且常常合并存在，可以互相演变。Rivers 提出十二指肠炎是十二指肠溃疡的前驱表现，而十二指肠溃疡可能是整个炎症过程的一部分。Cheli 认为十二指肠炎是一种独立疾病，而糜烂性十二指肠炎是属于消化性十二指肠炎。十二指肠炎进展加重可以使黏膜对于胃酸分泌的反馈抑制作用减弱，导致高胃酸分泌，为十二指肠溃疡的发生提供了条件；同时炎症使上皮细胞破坏，隐窝部细胞增生，当出现所谓的高增殖衰竭时，在高胃酸因素作用下，黏膜产生糜烂，甚至形成溃疡。

（二）病理

十二指肠炎光镜下可见充血、水肿、出血、糜烂、炎性细胞浸润，活动期时多以中性粒细胞为主。研究发现，十二指肠炎的病理变化主要有绒毛缩短、肠腺延长和有丝分裂增加；上皮细胞核过度染色，呈假分层现象；周围层内淋巴细胞、浆细胞、嗜酸性粒细胞、中性粒细胞和上皮层内淋巴细胞及嗜中性粒细胞数量增加。另外，胃上皮化生是十二指肠炎的重要病理特征，常发生在矮小、萎缩的绒毛上。其中绒毛萎缩变短、十二指肠隐窝细胞活性增加、黏膜固有层炎症细胞浸润具有一定的诊断意义。

许多学者将多核细胞数增加作为组织学证实十二指肠炎的证据，当十二指肠黏膜上皮细胞中发现中性多核细胞时，更具诊断意义。绒毛的形态对于诊断也极为重要，重度十二指肠炎时绒毛可呈败絮状或虫蚀样改变。

Cheli 等依照组织学将十二指肠炎分为 3 型。①浅表型：炎症细胞浸润局限于绒毛层，绒毛变形或扩大，上皮细胞变性较少，可伴有嗜银网状纤维增生。②萎缩型：炎症细胞可以扩展至整个黏膜层，上皮细胞变性严重,肠腺减少或消失。③间质型:炎症细胞局限在腺体之间,与黏膜肌层中的黏膜紧邻。

有学者把十二指肠黏膜的组织学改变分为 5 级:0 级是指黏膜表面完整无损,无细胞浸润;1 级是指炎症细胞浸润较轻;2 级是指固有膜层中度炎症细胞浸润;3 级是指炎症细胞浸润伴血管增多;4 级是指弥漫性炎症细胞浸润,表层上皮细胞被黏液细胞替代。0～2 级者可视为正常十二指肠黏膜,3 级以上可诊断为十二指肠炎。

(三)临床表现

十二指肠炎症可以使黏膜对酸、胆汁及其他损害因素敏感性增强,可出现上腹痛,伴有反酸、胃灼热、嗳气,有时酷似十二指肠溃疡的空腹痛,进食后可以缓解;十二指肠炎引起的烧灼样上腹痛,可被抑酸药缓解;部分十二指肠炎患者可无特异性症状,当合并胃炎、食管炎、胆囊炎、胰腺炎等疾病时,可表现为合并疾病的临床症状,少数严重患者可以发生上消化道出血,表现为呕血、黑粪。据此将十二指肠炎依照临床表现分为 3 种类型。

1.胃炎型

患者临床症状与胃炎相似,如上腹隐痛、饱胀、胃灼热等。

2.溃疡型

溃疡型伴有较为典型的十二指肠溃疡症状,如规律性上腹痛(饥饿痛、夜间痛),进食后疼痛可减轻,反胃、反酸、嗳气等。

3.上消化道出血型

患者以呕血、黑粪为首发或主要临床表现,其多具有起病隐匿,多无明显诱因;常年发病,无季节性;出血前病程多较长;出血方式以黑粪为主;预后良好等临床特点。

(四)辅助检查

1.十二指肠引流术

十二指肠引流的胆汁(即十二指肠液)可表现为浑浊、有黏液,镜检可见较多的白细胞及上皮细胞。十二指肠液化验分析有助于排除寄生虫感染等。

2.超声检查

正常情况下,患者禁食、禁水 8 小时,对十二指肠进行超声检查时,可见十二指肠壶腹呈圆形、椭圆形或三角形的"靶环"征,外层为强回声浆膜层之光环,中间为低回声之肌层,内层为较强回声黏膜层之光环。

当发现十二指肠内气体消失,代之以长 2～4 cm,宽 1.3～2.0 cm 的液性暗区,其内可见食糜回声光点时,为异常现象。

考虑小肠排空时间 3～8 小时,当十二指肠远端不完全梗阻或狭窄时,导致十二指肠近端不同程度扩张,同时可使十二指肠排空延迟,十二指肠内容物长时间停留在十二指肠肠腔内,引起十二指肠黏膜的炎症性改变。但超声检查只是间接的诊断方式,对十二指肠黏膜炎症侵犯程度及炎症类型无法明确,有很大局限性和非特异性,其诊断价值远远低于胃镜。

3.X 线钡餐检查

十二指肠炎的 X 线钡餐检查缺乏特异性征象,诊断符合率不高。十二指肠炎常常具有十二指肠溃疡 X 线改变的一些间接征象,如十二指肠有激惹、痉挛、变形,黏膜紊乱、增粗,十二指肠壶腹边缘毛糙,呈锯齿样改变。因此易被误诊为十二指肠溃疡,但是十二指肠炎缺乏特征性龛影等直接的 X 线征象,不会出现固定畸形及持久性的壶腹变形,低张或增加十二指肠壶腹充盈压力可恢复正常形态。

4.内镜检查

内镜下十二指肠炎的改变表现为黏膜充血、水肿,充气后不能消失的增厚皱褶,假息肉形成,糜烂,渗出,黏膜苍白或黏膜外血管显露等。

内镜下把十二指肠炎分为炎症型、活动型和增殖型 3 型。①炎症型:黏膜红白相间,呈点片状花斑,黏膜表面粗糙不平,色泽变暗或毛细血管显露。②活动型:黏膜有片状充血、水肿、渗出物附着、糜烂、出血;③增殖型:黏膜有颗粒形成,小结节增生或肉阜样增厚、球腔变形。

Venables 根据炎症程度和范围用打分来评估炎症轻重,程度分为3级。①Ⅰ级:红斑。②Ⅱ级:红斑伴黏膜水肿,或同时伴有接触性出血。③Ⅲ级:在Ⅱ级基础上黏膜颜色发灰。依照炎症累及范围分为3度:＜33％、33％～66％、＞66％,各打1、2、3分,最高积分可达9分。

十二指肠炎的诊断在内镜和组织学之间有一定差异,不能单纯根据充血诊断为炎症。有些内镜下无异常变化,但组织学上却有十二指肠炎的表现,有些内镜下黏膜呈明显充血水肿,但病理组织学却无炎症细胞浸润,其原因可能为:肉眼不能辨认黏膜的轻度变化;内镜医师主观性影响,镜下观察有误;内镜下观察到的充血、血管网显露,可能是由于黏膜血流改变所致,而组织学无实质性改变。

需要指出的是,粗糙隆起或结节不都是炎症性改变,其他可能原因如下。①胃黏膜异位:内镜下可见直径1～5 mm 的粉红色小结节,紧密簇集在一起致黏膜粗糙隆起,常局限于球后壁。偶可表现为单个结节,直径＞5 mm。内镜下喷洒刚果红,具有泌酸功能的异位胃黏膜变黑,可予以确诊。组织学显示十二指肠黏膜全层被类似于胃底黏膜覆盖,含有主细胞和壁细胞,无炎症细胞浸润,黏膜活检无幽门螺杆菌感染。②十二指肠腺增生:多见于壶腹,降部少见。组织学显示十二指肠腺位于黏膜固有层中部以上,50％病例十二指肠腺可达黏膜表面上皮。内镜下可见单个或多个圆形、椭圆形结节,直径在5～15 mm,密集成堆或散在分布,顶端可见潮红,将其大致分为3类:局限性增生(增生的十二指肠腺仅在壶腹)、弥漫性增生(十二指肠腺增生可发生于大部分十二指肠)、腺瘤样增生(十二指肠腺增生表现为有蒂或无蒂的息肉)。③淋巴滤泡增生:多个大小不等结节,散在分布,多位于壶腹,直径在1～5 mm,颜色较周围正常黏膜淡,有明显的生发中心,但无炎症及上皮细胞损害表现。临床上,我们强调内镜检查必须结合组织学活检来诊断十二指肠炎。

5.幽门螺杆菌检测

活动期患者幽门螺杆菌检测多呈阳性,检出率可达90％以上。

6.其他

糜烂性十二指肠炎患者常伴有十二指肠胃反流,分析可能是由炎症造成十二指肠压力明显高于正常及幽门闭合功能下降引起的。患者外周血皮质醇、促胃液素、胰岛素、T_3、促甲状腺激素等分泌高于正常水平。

(五)诊断

原发性十二指肠炎有下列特征有助于诊断和鉴别诊断。

1.症状

多有类似十二指肠溃疡症状,如上腹痛、反酸、嗳气、食欲缺乏等,也可表现为出血,但一般不发生穿孔或幽门梗阻。

2.X线钡餐检查

十二指肠激惹、痉挛、变形,黏膜增粗紊乱,无特征性龛影,此可与十二指肠溃疡鉴别。

3.内镜检查

内镜检查可见十二指肠黏膜充血、水肿、糜烂、渗出伴炎性分泌物、出血、血管显露,黏膜粗糙不平、黏膜皱襞粗大呈颗粒状、息肉样改变,十二指肠壶腹变形,但无溃疡。

4.黏膜活检

绒毛上皮变性,扁平萎缩,固有膜内大量炎性细胞浸润,胃上皮化生等。

具备1、2条为疑似诊断,同时具备3、4条可确诊。

(六)治疗

十二指肠炎治疗上与十二指肠溃疡处理相同,目前认为应用H_2受体阻滞药和PPI可以缓解和改善临床症状,但是不能逆转十二指肠黏膜的病理学异常。国内外研究显示,慢性十二指肠炎患者内镜下糜烂者、组织学检查呈重度炎症者,其幽门螺杆菌感染率显著升高,很多学者认为根除幽门螺杆菌可以降低发病率和该疾病的复发率,甚至可以预防十二指肠溃疡的发生。

目前抗幽门螺杆菌的抗生素及胶体铋的应用在治疗上也很广泛,但缺乏大样本的临床调查,尚缺乏规范的治疗策略和方案。

中医学认为,十二指肠炎的治疗上需审证求因,辨证论治,以健脾和胃、理气止痛为主要治疗原则。十二指肠炎属于中医胃脘痛的范畴。单方验方治疗:如马齿苋、辣蓼草、紫珠叶、桃仁、五灵脂、百合、丹参等,中成药有附子理中丸、香砂养胃丸、逍遥散、加味柴胡汤、加味四逆散等,其他,如针灸、耳针、推拿按摩也有一定疗效。

有人提出,对药物治疗无效者,可行迷走神经切除术、幽门成形术或高度选择性迷走神经切除术等处理。

二、继发性十二指肠炎

继发性十二指肠炎,顾名思义是指继发于十二指肠以外的各类疾病,包括各种感染、十二指肠邻近器官及腹腔其他脏器疾病、烧伤、中毒、各种应激条件、全身性疾病等,可能由于邻近器官病变的直接影响或原发疾病的致病因素作用于十二指肠黏膜致黏膜损害引起。继发性十二指肠炎根据病程分为急性和慢性十二指肠炎;根据病因又分为感染性和非感染性十二指肠炎。

(一)急性感染性十二指肠炎

急性感染性十二指肠炎由细菌和病毒感染引起。细菌感染多为金黄色葡萄球菌感染性胃肠炎、沙门菌感染、霍乱、痢疾、败血症等疾病。病毒感染多见于轮状病毒、脊髓灰质炎病毒、诺瓦克病毒、肝炎病毒、鼻病毒,等等。儿童巨细胞病毒感染时,可以并发十二指肠炎。

(二)急性非感染性十二指肠炎

非感染性十二指肠炎可见于急性心肌梗死、急性肝衰竭、肾衰竭、急性胰腺炎、烧伤、脑外伤、手术、严重创伤等。急性心肌梗死合并十二指肠炎可以表现为十二指肠出血;急性肝衰竭、肾衰竭可有十二指肠黏膜充血、糜烂、多发浅溃疡;急性胰腺炎引起的十二指肠炎主要改变是降部及壶腹黏膜充血、水肿。

精神刺激、药物(如阿司匹林、非类固醇消炎药)、大量饮酒等均可引起该疾病,且常同时伴有胃黏膜病变。

(三)慢性感染性十二指肠炎

结核分枝杆菌感染、十二指肠淤滞、憩室炎、十二指肠盲襻等因细菌滞留、过度增殖而发病。少见的尚有并存于胃梅毒的十二指肠梅毒、长期应用 H_2 受体阻滞药、PPI、激素、广谱抗生素及免疫抑制药激发引起或继发于慢性消耗性疾病及年老体弱者的白色假丝酵母(念珠菌)等真菌感染,内镜下典型表现为白色点片状或斑块状隆起,呈弥漫性分布。

曼氏及日本血吸虫病常因门静脉高压或肝内门静脉分支阻塞,使虫卵逆行至胃幽门静脉和十二指肠静脉,可与胃血吸虫病并存。炎症起始于壶腹,越远越重。贾第兰鞭毛虫可侵入十二指肠远端及空肠黏膜。钩虫卵在泥土中发育,钩蚴可由皮肤感染,引起钩蚴皮炎,再由小静脉、淋巴管进入肺泡、气管,经吞咽动作经胃肠道,十二指肠是钩虫感染最易侵犯的部位之一,成虫吸附在十二指肠黏膜上,可致黏膜出血和小溃疡,多为 $3\sim5$ mm 散在的出血、糜烂,临床上有明显的上腹痛、饱胀、消化道出血和贫血、腹泻或便秘等改变。蛔虫卵进入十二指肠后,幼虫穿过十二指肠黏膜进入血液循环,第一阶段可致十二指肠炎症。

(四)慢性非感染性十二指肠炎

偶可见到单独侵犯十二指肠的克罗恩病、Whipple 病等。邻近器官疾病,如胰腺炎、胆管感染、化脓性胆管炎等可合并十二指肠炎。ERCP 时由于造影剂注入十二指肠可以引起十二指肠黏膜炎症,甚至坏死。阿司匹林和非甾体抗炎药等引起的慢性十二指肠损伤并非少见。

继发性十二指肠炎的临床表现和原发性十二指肠炎相同,但往往被原发性所掩盖,不易引起注意。各型继发性十二指肠炎的治疗原则是积极治疗原发疾病,药物所致的损伤除及时停药外,应同时给予黏膜保护药。

三、儿童十二指肠炎

随着胃镜检查的普及,临床上确诊为十二指肠炎的儿童患者逐渐增多,因其叙述病史不清楚、不详尽,症状和体征不典型,因此常常被误诊为肠道寄生虫、胃肠痉挛、胃炎或被漏诊。

儿童十二指肠炎发病年龄在 2～14 岁,病程 1 个月～3 年,临床上常以腹痛就诊,其他消化道症状少见。给予相应对症治疗后,腹痛症状往往可以得到缓解,但类似腹痛常反复发作。因此,临床上对于此类患儿,要引起高度重视,对反复上腹痛并排除其他诊断者,要联想到该病。

儿童十二指肠炎的发病机制目前还不十分清楚,分析多与不良饮食习惯(包括喜吃零食、挑食、喝饮料、进食不规律等)、作息时间不规律、睡眠差、精神紧张及服用对黏膜损害药物有关。

长期不良饮食习惯,可使迷走神经兴奋,一方面释放乙酰胆碱与壁细胞上受体结合,刺激胃酸分泌;另一方面,通过迷走神经-促胃液素作用促进胃酸大量分泌,使胃内 pH 明显降低,激活胃蛋白酶,引起胃酸、胃蛋白酶对黏膜的侵蚀加重,同时十二指肠黏膜损害,黏膜防御机制下降,导致黏膜充血水肿、糜烂。

有研究显示该疾病与遗传因素,对食物、药物的变态反应,人工喂养等因素相关。另外,寄生虫感染在儿童十二指肠炎的发病中的作用也值得注意。

胃镜可见十二指肠黏膜充血、水肿、散在多发糜烂。但胃镜有一定痛苦,儿童不易接受,且对于呕吐患者及幽门水肿、十二指肠壶腹狭窄、变形者检查效果不佳,X 线钡餐检查可以弥补胃镜的这些不足。

X 线钡餐检查提示十二指肠壶腹充盈欠佳,黏膜增粗、紊乱,边缘毛糙,可见十二指肠激惹征及不规则痉挛,但无龛影。在慢性十二指肠炎活动期,血清中游离唾液酸和 IgA 均可以升高。

治疗上同前述十二指肠炎。无特殊治疗,积极去除病因,纠正不良饮食习惯,避免精神紧张,保持良好睡眠,避免用口咀嚼食物喂养儿童,避免对胃十二指肠黏膜有刺激性的食物和药物。可给予抑酸、保护黏膜的药物对症治疗,对有幽门螺杆菌感染者,应给予规范的抗幽门螺杆菌治疗方案,疗程结束后复查。

四、十二指肠白点综合征

十二指肠白点综合征(duodenal white spot syndrome,DWSS)

是日本学者根据内镜下所见提出的一种疾病新概念,是指十二指肠黏膜呈现散在的粟粒样大小的白点或白斑,不同于十二指肠溃疡的霜样溃疡。由于在活检病理检查时均有十二指肠炎存在,因此国内大部分学者认为其实质是一种十二指肠炎的特殊类型,而不是一种独立疾病,也称为白点型十二指肠炎,有报道本疾病的内镜检出率为 $4\%\sim12\%$。

(一)病因及发病机制

DWSS 的病因及临床意义尚未清楚。有学者认为是由于胃酸分泌减少,胰液分泌也下降,胰液中的胰酶不足,加重了脂肪消化、吸收和转运障碍,使脂质储存在吸收上皮细胞或黏膜固有层而呈现白色病变。临床上易出现脂肪泻。但是我国萎缩性胃炎患者病变部位多位于胃窦部,胃窦部并无分泌胃酸的壁细胞,因此临床上见到的萎缩性胃炎胃酸分泌多正常;同时在十二指肠白点处活检,病理组织学呈炎症表现,故研究认为该疾病是一种特殊的十二指肠炎。

有研究认为,DWSS 伴有脂肪吸收不良及脂肪泻是脂肪吸收转运障碍所致,使脂肪潴留于肠吸收上皮或黏膜固有层而呈现白色的绒毛。但病理活检提示,脂肪吸收运转障碍似乎不是本症的病因,这可能是由于炎症影响细胞内脂肪代谢所致。尽管在电镜下十二指肠白点处组织可见淋巴管扩张等改变,但可能只是局部炎症的表现,而非全身脂肪代谢紊乱的表现。

有人认为,DWSS 与慢性胆系疾病、胰腺疾病有关,目前还缺乏流行病学及临床调查支持。但多数研究显示,DWSS 与十二指肠溃疡无明确因果关系。

(二)病理

1.光镜检查

镜下可见白点处十二指肠黏膜呈慢性炎症改变。主要表现为淋巴细胞、浆细胞、单核细胞及嗜酸性粒细胞浸润,绒毛间质中的淋巴管和血管扩张,十二指肠肠腔扩大,绒毛末端呈现灶状透亮空泡分布。冷冻切片检查可见有脂肪沉着。这些改变都提示了本疾病的发生过程是一种慢性炎症。

2.电镜检查

正常十二指肠绒毛呈现指状或分叶状，隐窝紧密相靠。十二指肠炎时，绒毛排列紊乱，不规则，绒毛增粗变短，隐窝体积及相互间距扩大。特征性改变是肠黏膜吸收上皮细胞内大量脂质储存。

随着炎症加重，可观察到储存脂质可对细胞核、细胞器挤压的现象。细胞器内亚微结构退行性变，电子密度减低。细立体变性、增多，密集分布在细胞核周围。粗面内质网扩张成囊状或球状，滑面内质网代偿性增多。个别染色体呈凝集现象。

（三）临床表现

本病发病以青壮年多见，男性多于女性。临床上多无特异性症状，常表现为无规则的上腹部疼痛或不适，恶心、胃灼热、嗳气和食欲缺乏，消化道出血少见。

有少数患者可表现为典型的脂肪泻：粪量较多，不成形，呈棕黄色或略发灰色，恶臭，表面有油脂样光泽，镜检可见大量脂肪球。

临床上观察，一部分患者伴有慢性胃炎、消化道溃疡、慢性胆囊炎、胆石症和慢性胰腺炎等，临床上 DWSS 更容易与其他消化道疾病相混淆，要与十二指肠息肉、Brunner 腺增生症、十二指肠霜样溃疡和十二指肠淀粉样变性等疾病相鉴别，因此大部分患者在内镜检查前往往难以预测有十二指肠白点综合征的存在。

（四）辅助检查

1.实验室检查

实验室检查多无明显异常，少数老年患者生化检查可提示有血脂升高，部分患者粪常规可见脂肪球。幽门螺杆菌检测结果显示该疾病似与幽门螺杆菌感染无关。

2.内镜检查

内镜下十二指肠黏膜白点多位于壶腹，特别是前壁大弯侧，后壁较少发生，少数位于十二指肠上角或降部，病变部位可能与血管、淋巴管的走行有关。

白点可密集成簇或散在稀疏分布，圆形或椭圆形，直径在 1～

3 mm,多数平坦,少数微突出于黏膜表面呈斑块状或轻度凹陷呈脐状,表面乳白色或灰白色,为脂肪储存、淋巴管扩张所致。边界清晰,多无分泌物,从淡黄色十二指肠炎黏膜过渡到正常黏膜。白点或白斑表面光滑,质地硬,反光增强。镜下观察斑块可呈绒毛状,有些可被胆汁染成黄白色,用水冲洗后无变化。病变周围的十二指肠黏膜可有充血水肿、粗糙不平和花斑样改变,失去正常绒毛外观。由于十二指肠炎常伴有慢性胃炎、消化性溃疡,因此在内镜检查时,要仔细、完整地观察整个上消化道,避免遗漏其他病变,做出正确的内镜诊断。

内镜下需要鉴别的疾病主要有十二指肠炎性息肉、十二指肠布氏腺增生症和十二指肠霜样溃疡。十二指肠炎性息肉多为广基、扁平样隆起,表面充血,息肉周围的十二指肠黏膜呈现不同程度的炎症表现。十二指肠布氏腺增生症内镜下表现为结节状多发性微隆起,表面色泽正常。十二指肠霜样溃疡多呈点片状糜烂,溃疡表浅,多散在分布,之间黏膜充血、水肿,溃疡表面可覆薄白膜,似霜降样,故此得名。

(五)治疗

治疗原则同前述十二指肠炎,多数针对症状采取相应治疗措施。

对有明显胃灼热、上腹痛,胃酸检测偏高的患者可应用抑制胃酸药物,常用 PPI 类或 H_2 受体阻滞剂类药物,多可取得满意疗效;对有上腹部不适、腹胀、食欲缺乏的患者,内镜下诊断明确后,可给予改善胃动力药物(多潘立酮、莫沙必利);配合黏膜保护药也可对缓解症状有帮助。

目前,关于幽门螺杆菌感染在该病发病机制中的作用尚不清楚,有报道称,十二指肠白点综合征经抑酸、抗幽门螺杆菌治疗,可使十二指肠白点减少或消失,相关研究有待进一步深入。

第五节　功能性消化不良

一、概述

功能性消化不良(functional dyspepsia,FD)为一组持续或反复发作的上腹部疼痛或不适的消化不良症状,包括上腹胀痛、餐后饱胀、嗳气、早饱、腹痛、厌食、恶心呕吐等,经生化、内镜和影像检查排除了器质性疾病的临床综合征,是临床上最常见的一种功能性胃肠病,几乎每个人一生中都有过消化不良症状,只是持续时间长短和对生活质量影响的程度不同而已。国内最新资料表明,采用罗马Ⅲ诊断标准对消化专科门诊连续就诊消化不良的患者进行问卷调查,发现符合罗马Ⅲ诊断标准者占就诊患者的 28.52%,占接受胃镜检查患者的 7.2%。FD 的病因及发病机制尚未完全阐明,可能是多种因素综合作用的结果。目前认为其发病机制与胃肠运动功能障碍、内脏高敏感性、胃酸分泌、幽门螺杆菌感染、精神心理因素等有关,而内脏运动及感觉异常可能起主导作用,是 FD 的主要病理生理学基础。

二、诊断

(一)临床表现

FD 的临床症状无特异性,主要有上消化道症状,包括上腹痛、腹胀、早饱、嗳气、恶心、呕吐、反酸、厌食等,以上症状多因人而异,常以其中某一种或一组症状为主,在病程中这些症状及其严重程度多发生改变。起病缓慢,病程长短不一,症状常呈持续或反复发作,也可相当一段时间无任何症状,可因饮食精神因素和应激等诱发,多数无明显诱因。腹胀为 FD 最常见的症状,多数患者发生于餐后或进餐加重腹胀程度,早饱、嗳气也较常见。上腹痛也是 FD 的常见症状,上腹痛无规律性,可表现为弥漫或烧灼样疼痛。少数可伴胃灼热、反酸症状,但经内镜及 24 小时食管 pH 检测,不能诊断为胃食管反流病。恶心呕吐不常见,一般见于胃排空明显延迟的患者,呕吐多为干呕或呕出当餐胃内食物。有的还可伴有腹泻等下消化道症状。还有不少患者同时合并精神症状如焦虑、抑郁、失眠、注意力不集中等。

(二)诊断标准

依据 FD 罗马Ⅲ诊断标准,FD 患者临床表现个体差异大,罗马Ⅲ标准根据患者的主要症状特点及其与症状相关的病理生理学机制及症状的模式将 FD 分为两个亚型,即餐后不适综合征(PDS)和上腹痛综合征(EPS),临床上两个亚型常有重叠,有时难以区分,但通过分型对不同亚型的病理生理机制的理解对选择治疗将有一定的帮助,在 FD 诊断中,还要注意 FD 与胃食管反流病和肠易激综合征等其他功能性胃肠病的重叠。

FD 的罗马Ⅲ诊断标准必须包括以下 1 项或多项:①餐后饱胀;早饱感;上腹痛;上腹烧灼感。②无可以解释上述症状的结构性疾病的证据(包括胃镜检查),诊断前症状出现至少 6 个月,且近 3 个月符合以上诊断标准。

PDS 诊断标准必须符合以下 1 项或 2 项:①正常进食后出现餐后饱胀不适,每周至少发生数次。②早饱阻碍正常进食,每周至少发生数次。诊断前症状出现至少 6 个月,近 3 个月症状符合以上标准。支持诊断标准是可能存在上腹胀气或餐后恶心或过度嗳气。可能同时存在 EPS。

EPS 诊断标准必须符合以下所有条件:①至少中等程度的上腹部疼痛或烧灼感,每周至少发生 1 次。②疼痛呈间断性。③疼痛非全腹性,不位于腹部其他部位或胸部。④排便或排气不能缓解症状。⑤不符合胆囊或 Oddi 括约肌功能障碍的诊断标准。诊断前症状出现至少 6 个月,近 3 个月症状符合以上标准。支持诊断标准是疼痛可以烧灼样,但无胸骨后痛。疼痛可由进餐诱发或缓解,但可能发生于禁食期间。可能同时存在 PDS。

三、鉴别诊断

鉴别诊断见图 5-4。

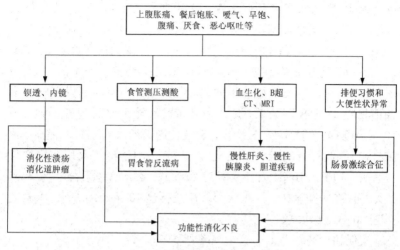

图 5-4　功能性消化不良鉴别诊断

四、治疗

FD 的治疗措施以对症治疗为主,目的是在于缓解或消除症状,改善患者的生活质量。

2007 年指南对 FD 治疗提出规范化治疗意见,指出 FD 的治疗策略应是依据其可能存在的病理生理学异常进行整体调节,选择个体化的治疗方案。

经验治疗适于 40 岁以下,无报警征象,无明显精神心理障碍的患者。与进餐相关的消化不良(即 PDS)者可首先用促动力药或合用抑酸药;与进餐无关的消化不良/酸相关性消化不良(即 EPS)者可选用抑酸药或合用促动力药。经验治疗时间一般为 2~4 周。无效者应行进一步检查,明确诊断后有针对性进行治疗。

(一)药物治疗

1.抗酸药

抗酸剂如氢氧化铝、铝碳酸镁等可减轻症状,但疗效不及抑酸药,铝碳酸镁除抗酸外,还能吸附胆汁,伴有胆汁反流患者可选用。

2.抑酸药

目前广泛应用于 FD 的治疗,适用于非进餐相关的消化不良中以上腹痛、烧灼感为主要症状者。常用抑酸药包括 H_2 受体拮抗药（H_2RA）和质子泵抑制药（PPI）两大类。H_2RA 常用药物有西咪替丁 400 mg，$2\sim3$ 次/天；雷尼替丁 150 mg，2 次/天；法莫替丁 20 mg，2 次/天，早、晚餐后服，或 40 mg 每晚睡前服；罗沙替丁 75 mg，2 次/天；尼扎替丁 300 mg 睡前服。不同的 H_2 受体拮抗药抑制胃酸的强度各不相同，西咪替丁最弱，雷尼替丁和罗沙替丁比西咪替丁强 $5\sim10$ 倍，法莫替丁较雷尼替丁强 7.5 倍。这类药主要经肝脏代谢，肾脏排出，因此肝肾功能损害者应减量，75 岁以上老人服用药物剂量应减少。PPI 常用药物有奥美拉唑 20 mg，2 次/天；兰索拉唑 30 mg，1 次/天；雷贝拉唑 10 mg，1 次/天；泮托拉唑 40 mg，1 次/天；埃索美拉唑 20 mg，1 次/天。

3.促动力药

促动力药可明显改善与进餐相关的上腹症状，如上腹饱胀、早饱等。常用的促动力剂包括多巴胺受体拮抗药、$5\text{-}HT_4$ 受体激动药及多离子通道调节剂等。多巴胺受体拮抗药常用药物有甲氧氯普胺 $5\sim10$ mg，3 次/天，饭前半小时服；多潘立酮 10 mg，3 次/天，饭前半小时服；伊托必利 50 mg，3 次/天口服。甲氧氯普胺可阻断延髓催吐化学敏感区的多巴胺受体而具有强大的中枢镇吐作用，还可以增加胃肠道平滑肌对乙酰胆碱的敏感性，从而促进胃运动功能，提高静止状态时胃肠道括约肌的张力，增加食管下端括约肌张力，防止胃内容物反流，增强胃和食管的蠕动，促进胃排空及幽门和十二指肠的扩张，加速食物通过。主要的不良反应见于中枢神经系统，如头晕、嗜睡、倦怠、泌乳等，用量过大时，会出现锥体外系反应，表现为肌肉震颤、斜颈、发音困难、共济失调等。多潘立酮为选择性外周多巴胺 D_2 受体拮抗药，可增加食管下端括约肌的张力，增加胃运动，促进胃排空、止吐。不良反应轻，不引起锥体外系症状，偶有流涎、惊厥、平衡失调、泌乳现象。伊托必利通过拮抗多巴胺 D_2 受体和抑制乙酰胆碱酯酶活性起作用，增加胃的内源性乙酰胆碱，促进胃排空。$5\text{-}HT_4$ 受体激动药常用药物为莫沙必利 5 mg，3 次/天口服。莫沙必利选择性作用于上消化道，促进胃排空，目前未见心脏严重不良反应的报道,但对 5-HT$_4$ 受体激动药的心血管不良反应仍应引起重视。多离子通道调节剂药物为马来酸曲美布汀,常用量 100～200 mg,3 次/天口服。该药对消化道运动的兴奋和抑制具有双向调节作用,不良反应轻微。红霉素具有胃动素作用,静脉给药可促进胃排空,主要用于胃轻瘫的治疗,不推荐作为 FD 治疗的首选药物。

4.助消化药

消化酶和微生态制剂可作为治疗消化不良的辅助用药。复方消化酶、益生菌制剂可改善与进餐相关的腹胀、食欲缺乏等症状。

5.根除幽门螺杆菌治疗

根除幽门螺杆菌可使部分 FD 患者症状得以长期改善,对合并幽门螺杆菌感染的 FD 患者,应用抑酸、促动力剂治疗无效时,建议向患者充分解释根除治疗的利弊,征得患者同意后给予根除幽门螺杆菌治疗。根除幽门螺杆菌治疗可使部分 FD 患者的症状得到长期改善,使胃黏膜炎症得到消退,而长期胃黏膜炎症则是消化性溃疡、胃黏膜萎缩/肠化生和胃癌发生的基础病变,根除幽门螺杆菌可预防胃癌前病变进一步发展。

根据 2005 年欧洲幽门螺杆菌小组召开的第 3 次 MaastrichtⅢ共识会议意见,推荐在初级医疗中实施"检测和治疗"策略,即对年龄<45 岁,有持续消化不良症状的成人患者应用非侵入性试验(尿素呼气试验、粪便抗原试验)检测幽门螺杆菌,对幽门螺杆菌阳性者进行根除治疗。包含 PPI、阿莫西林、克拉霉素或甲硝唑每日 2 次给药的三联疗法仍推荐作为首选疗法。包含铋剂的四联疗法,如可获得铋剂,也被推荐作为首选治疗选择。补救治疗应结合药敏试验结果。

对 PPI(标准剂量,2 次/天),克拉霉素(500 mg,2 次/天),阿莫西林(1 000 mg,2 次/天)或甲硝唑400 mg或500 mg 2 次/天,组成的方案,疗程 14 天比 7 天更有效,在克拉霉素耐药率<15%的地区,仍推荐 PPI 联合应用克拉霉素、阿莫西林/甲硝唑的三联短程疗法作为一线治疗方案。其中 PPI 联合克拉霉素和甲硝唑方案应当在

人群甲硝唑耐药率<40%时才可应用,含铋剂四联治疗除了作为二线方案使用外,还可作为可供选择的一线方案。除了药敏感试验外,对于三线治疗不作特别推荐。喹诺酮类(左氧氟沙星、利福霉素、利福布汀)抗生素与 PPI 和阿莫西林合用作为一线疗法,而不是作为补救的治疗,被评估认为有较高的根除率,但利福布汀是一种选择分枝杆菌耐药的抗生素,必须谨慎使用。

6.黏膜保护药

FD 发病原因中可能涉及胃黏膜防御功能减弱,作为辅助治疗,常用的胃黏膜保护药有硫糖铝、胶体铋、前列腺素 E,复方谷氨酰胺等,联合抑酸药可提高疗效。硫糖铝餐前 1 小时和睡前各服1.0 g,肾功不全者不宜久服。枸橼酸铋钾一次剂量 5 mL 加水至 20 mL 或胶囊 120 mg,4 次/天,于每餐前半小时和睡前一次口服,不宜久服,最长 8 周,老年人及肾功能障碍者慎用。已用于临床的人工合成的前列腺素为米索前列醇,常用剂量 200 mg,4 次/天,主要不良反应为腹泻和子宫收缩,孕妇忌服。复方谷氨酰胺,常用量 0.67 g,3 次/天,剂量可随年龄与症状适当增减。

(二)精神心理治疗

抗焦虑、抑郁药对 FD 有一定的疗效,对抑酸和促动力药治疗无效,且伴有明显精神心理障碍的患者,可选用三环类抗抑郁药或5-HT$_4$再摄取抑制药;除药物治疗外,行为治疗、认知疗法及心理干预等可能对这类患者也有益。精神心理治疗不但可以缓解症状还可提高患者的生活质量。

(三)外科手术

经过长期内科治疗无效的严重患者,可考虑外科手术。一般采用胃大部切除术、幽门成形术和胃空肠吻合术。

第六章

小肠、大肠常见病

第一节　急性出血坏死性小肠炎

急性出血坏死性小肠炎(acute hemorrhagic necrotizing enteritis)是小肠的节段性出血坏死性炎症,起病急骤,病情重。四季均可见散发病例,夏秋季高发,我国南方发病率较北方为高,青少年、儿童发病率较成年为高,男性患者较女性为多。

一、病因和发病机制

本病病因不完全清楚,可能与发病有关的因素如下。

(一)感染因素

C 型产气荚膜杆菌(产生 B 毒素的 Welchii 杆菌)感染被认为与发病有关,国内一项 14 例患者粪便培养报告 7 例中有 Welchii 杆菌。该菌为一种专性厌氧菌,其产生的 B 毒素可影响人体肠道的微循环,导致斑片状坏疽性肠道病变。另有部分患者的血及粪培养中发现有大肠埃希菌等革兰阴性菌、葡萄球菌或链球菌,也可能与病程中的化脓性病变有关。

(二)胰蛋白酶减少或活性减低

实验证明,胰蛋白酶在防止本病发病中起重要作用,胰蛋白酶能降解 Welchii 杆菌产生的 B 毒素。某些影响胰蛋白酶的因素可诱发本病:①长期的低蛋白饮食肠道内的胰蛋白酶处于较低水平。②某些食物,如生甘薯,生大豆粉等含有耐热性胰蛋白酶抑制因子,大量进食此类食物可使胰蛋白酶活性降低。③肠内蛔虫感染可产生一种胰蛋白酶抑制物,据统计约 80% 的本病患者合并肠蛔虫症。

(三)饮食不当

进食被病原菌污染的肉食及由素食习惯突然改变为肉食为主时,肠道内的生态环境发生改变,易于 Welchii 杆菌繁殖并产生大量毒素而致病。

(四)变态反应

根据起病迅速,患者粪、血培养中未能确定专一的病原菌,肠道病变为肠末端小动脉壁内纤维素样坏死和嗜酸性粒细胞浸润,有学者认为本病的发病与变态反应有关。

二、病理

病变最易发生在空肠下段和回肠,也可累及十二指肠、结肠和胃。可单发或多发,病变常发生于肠系膜对侧缘,与正常组织界限清楚,呈节段性分布,多发者病变肠段为"跳跃式"。

病理改变主要为肠壁小动脉内类纤维蛋白沉着,血栓形成造成小肠坏死出血。病变始于黏膜层,表现为水肿,散在片状出血,溃疡形成,表面坏死覆盖灰绿色假膜,病灶周围有大量嗜酸性粒细胞、中性粒细胞及单个核细胞浸润,逐渐向肌层发展甚至累及浆膜层以至腹腔内有混浊的血性渗出。病变肠道增厚变硬,严重者可致肠溃疡穿孔造成腹膜炎。肠壁肌间神经丛营养不良。肠系膜水肿可有淋巴结肿大软化。肠道外器官有时也发生病变,常见肝脂肪变,脾、肺间质炎变,肺水肿,偶有肾上腺灶性坏死。

三、临床表现

本病起病急骤,病前多有不洁饮食史,主要表现为腹疼、腹胀、腹泻、便血及全身毒血症。

(一)腹痛

本病起病时首先表现为脐周及左上腹痛,渐遍及全腹,腹痛为绞痛,初为阵发性,渐至持续痛,阵发加剧。

(二)腹泻

随腹痛出现腹泻,初为糊样便,渐至黄水样便,每天排便数次至

10 余次,无里急后重。

(三)便血

腹泻中多有便血,为血水样,果酱样便,重者可有暗红色血块,血便中常混有腐烂组织,有恶臭味。出血量不等,重者每天可达数百毫升,便血时间持续不等,可间断发作,长者达 1 个月。部分患者腹疼不重,以血便为主,病情较轻者仅有少量便血或便潜血阳性。

(四)腹胀呕吐

腹疼后多有腹胀。恶心,呕吐频繁,呕咖啡样或血水样物,常混有胆汁,部分患者可呕出蛔虫。

(五)全身中毒症状

起病时可有寒战,发热,体温一般 38~39 ℃,少数可达 41~42 ℃,持续 4~7 天。全身不适,虚弱,重者有嗜睡、谵妄、抽搐、昏迷,出现中毒性休克。

(六)体格检查

腹胀,腹肌紧张,肠型可见,有时可触及压痛性腹块,腹部压痛明显,可有反跳痛,有腹水时可叩出移动性浊音,早期肠鸣音亢进,有肠麻痹及腹水时肠鸣减弱或消失。中毒性休克时精神淡漠,神志障碍,皮肤呈花斑样,肢端湿冷,血压下降。

(七)并发症

本病并发症可有麻痹性肠梗阻、肠穿孔、腹膜炎等。

四、实验室及影像学检查

外周血白细胞升高达$(12~20)×10^9/L$,中性粒细胞增多伴核左移。便隐血阳性,细菌培养部分患者可有大肠埃希菌、葡萄球菌、链球菌等生长,厌氧菌培养偶可发现产气荚膜杆菌。

X 线以平片检查为主,可见小肠扩张积气或液平面,肠坏死穿孔可有气腹征,急性期钡餐造影易致肠穿孔,应为禁忌。急性期后钡餐可见肠管狭窄、扩张、僵直,肠间隙增宽,蠕动减弱或痉挛,肠壁增厚,黏膜粗糙,可有肠囊肿样充气。

五、诊断

可根据腹痛、便血、发热、休克等症状结合 X 线平片诊断。应与中毒性菌痢、急性克罗恩病、急性阑尾炎、Meckel 憩室炎、阿米巴病、肠套叠、肠梗阻、过敏性紫癜等鉴别,本病常伴发蛔虫症,亦应注意鉴别。

六、治疗

本病主要采用内科治疗,结合中医治疗多可取得良效,必要时可行外科手术治疗。

(一)内科治疗

1.症状治疗

(1)支持疗法:患者应卧床休息并禁食(中药不禁),症状明显好转时可逐渐过渡到流质饮食,软食以至普通膳食,进食的时机应根据病情适时选择,过早进食病情可能反复,过迟则会使病情迁延。禁食中为保证机体的需要,应补充足够的热量、水、电解质及维生素。静脉补充葡萄糖和生理盐水,一般每天儿童补液量为 80~100 mL/kg,成人 2 500~3 000 mL,补液量要根据丢失液体及失血加生理需要来决定。患者消耗较重,补液应以葡萄糖为主,占补液量的 2/3~3/4,必要时可加输血浆、水解蛋白、氨基酸制剂、脂肪乳剂等。经补液治疗每天尿量可达 1 000 mL。便血严重及贫血时应输新鲜血,输血前可肌内注射苯海拉明20 mg防止输血反应。

(2)抗休克治疗:抢救休克是治疗成功的关键,应采取多种措施积极治疗。

补液纠正有效循环血容量不足:可输注生理盐水,林格氏液等晶体液或羧甲淀粉,血浆,清蛋白及新鲜全血,原则上晶体和胶体液交替使用。输液速度应适当以防肺水肿。

应用升压药:在补足血容量后如血压仍不升可考虑使用升压药。常用的升压胺类能增加心排血量,收缩外周小血管纠正休克。药物有间羟胺、多巴胺、去甲肾上腺素等,用药剂量、输液浓度及速度可依据病情和用药后血压情况来定。如同时存在酸中毒应及时纠正以提高血管对升压药的敏感性。

应用胆碱能受体阻滞剂:胆碱能受体阻滞剂可扩张小动脉改善

微循环灌注,升高血压纠正休克;同时还能解除平滑肌痉挛,减少肠黏膜缺血;缓解腹痛;稳定溶酶体膜减轻组织坏死程度。近年来有人主张大剂量使用。常用山莨菪碱成人 20 mg,小儿 0.5 mg/kg 稀释后静脉滴注,根据病情于 5～20 分钟后可重复给药至皮肤花斑消失,肢端转温,血压回升时逐渐减量并延长给药间隔,疗效较好,不良反应为心率增快,青光眼患者忌用。前列腺增生者慎用。

动脉输血:对中毒明显的顽固性休克或经输血补液及应用血管活性药物后血压仍不升高者可使用动脉输血。

人工冬眠:可调整血管舒缩反应,减少氧的消耗,减少毒素吸收,稳定病情。可试用于烦躁、谵妄、高热患者,应注意呼吸抑制的不良反应。

应用肾上腺皮质激素:激素能拮抗内毒素减轻毒血症;增强心肌收缩力,扩血管降低外周循环阻力,抗休克;稳定溶酶体膜减少渗出,抑制炎症介质,抗变态反应。一般主张早期、大剂量经静脉短时间应用。常用氢化可的松儿童 4～8 mg/kg,成人 200～300 mg 或地塞米松儿童 1～2.5 mg 成人 5～10 mg 每天 1 次静脉滴注,连用 3～5 天休克控制后及时停药,肾上腺皮质激素有加重肠道出血和促发肠穿孔的危险,应予注意。

抗休克治疗中宜依血流动力学监测结果,如中心静脉压及动脉压来选择药物。在血压上升并稳定后可给呋塞米 40 mg 静脉注射或 20％甘露醇 250 mL 快速静脉滴注(20 分钟内滴入)利尿,以防发生急性肾衰竭。

(3)纠正电解质、酸碱平衡失调:由于呕吐腹泻及禁食可出现低血钾和代谢性酸中毒,针对此二项治疗也很重要。

1)补钾:肠液一般含 K^+ 30 mmol/L,严重腹泻是缺钾的重要原因。血 K^+ 由 4 mmol/L 降至 3 mmol/L 时机体失 K^+ 200～400 mmol,每天应补钾 3～5 g,血 K^+ 降至 2 mmol/L 时机体失 K^+ 量 400～800 mmol,每天应补钾 8～12 g。补钾时最好保证尿量在 1 000 mL/d 以上,补钾浓度宜在 0.3％以下,速度勿过快。肾功能不全者应慎重。宜用心电监护间接了解血钾情况。

2)纠正酸中毒:可输注 5‰碳酸氢钠,根据酸中毒程度决定用量。在酸中毒伴低血钾时存在细胞内低钾,酸中毒纠正后 K^+ 转移至细胞内,加重低血钾,应注意及时补充。

(4)对症治疗:高热烦躁者可予解热镇静剂,物理降温或中药紫雪散;腹胀明显者,可用胃肠减压;便血严重者可试用静脉注射对羧基苄胺、酚磺乙胺、巴曲酶及维生素 K 等,亦可试用凝血酶口服。腹疼明显者可注射山莨菪碱或配合针刺治疗。

2.病因治疗

尽管确切的病因尚不清楚,针对可能的病因治疗临床上有效。

(1)抗感染。①抗生素治疗:本病发病与细菌感染有关,选用适当的抗生素可控制肠道内细菌,减轻病损,一般选用对革兰阴性菌敏感的抗生素。如氨苄西林每天 4～14 g;氯霉素儿童 30～50 mg/kg,成人1.0～1.5 g;庆大霉素儿童4 000～8 000 U/kg,成人160 000～240 000 U;卡那霉素儿童 20～30 mg/kg,成人1.0～1.5 g,多黏菌素 1.0～2.5 g,头孢唑啉,头孢噻肟,头孢曲松等亦可选用。甲硝唑对厌氧菌有较好抗菌作用,一般用 7.5 mg/kg 每天 4 次静脉滴注或 400 mg,每天 4 次口服,效果较好。抗生素治疗应早期、足量、联合使用,尽量静脉给药,一般选用 2 种作用机制不同的药物联用。使用中注意某些药物的变态反应,耳、肾毒性及骨髓抑制等不良反应。②抗血清治疗:Welchii 杆菌感染与发病关系较密切,使用 Welchii 杆菌抗血清42 000～85 000 U 静脉注射,有较好疗效。③驱虫治疗:本病合并蛔虫感染的患者很多,呕出蛔虫或粪中查到蛔虫卵者可加用驱虫药。如噻嘧啶每天 10 mg/kg 或枸橼酸哌吡嗪儿童150 mg/kg成人3.0～3.5 g,与左旋咪唑 150 mg 每天 2 次联用,连服 2 天。

(2)胰蛋白酶治疗:胰蛋白酶浓度减低及(或)活性减低与发病有关,补充胰蛋白酶可降解 Welchii 杆菌产生的 B 毒素并可清除肠内坏死组织。可用胰蛋白酶 0.6～0.9 g 每天 3 次口服,重者另加1 000 U每天1次,肌脉滴注,对减轻病情有利。

(3)抗变态反应治疗:色苷酸钠通过抑制磷酸二酯酶使 cAMP

浓度增加,稳定肥大细胞膜,阻止肥大细胞脱颗粒,从而抑制组胺、5-羟色胺、慢反应物质等变态反应介质的释放,并选择性抑制 IgE 与变应原结合,对Ⅰ型和Ⅲ型变态反应有良好的预防及治疗作用。用量为 100～600 mg,每天 3 次。

3.中医学治疗

近年来采用中西医结合治疗本病取得了很好的疗效。本病中医学属于肠痈热毒壅滞,热毒结腑范畴,在采用西药治疗的同时可根据不同征象,辨证施治。治则以清热解毒,凉血止血,通里攻下,补气摄血为主,方用黄连解毒汤,大承气汤,小承气汤,据证加减。病变后期则以健脾益气为主,方用竹叶石膏汤加减。亦可采用针刺治疗。

(二)外科治疗

一般内科中西医结合治疗即可,危重患者或内科治疗效果不著,病情加剧伴严重并发症时常需外科手术治疗。

1.手术指征

(1)反复大量肠出血,经中西医结合治疗无效休克不能纠正。

(2)已有肠穿孔或严重腹胀经胃肠减压无效有肠穿孔危险。

(3)肠道毒素持续吸收出现败血症、感染性休克用中西医结合治疗无效。

(4)腹膜炎有大量脓性血性腹水或腹腔脓肿需手术引流。

(5)不能排除其他需手术解决的急腹症。

对有明显指证者争取早期手术效果较好。

2.手术方法

手术方法宜根据患者的全身情况及病变程度决定手术方法。

(1)以肠管充血、黏膜下出血为主,无肠坏死或肠穿孔者可用 0.25％普鲁卡因做肠系膜局部封闭改善病变肠段微循环,促进肠蠕动。

(2)病变较重有范围局限的肠坏死,可做坏死肠段的彻底切除,(切除范围应大于坏死范围),后行肠端端吻合。

(3)肠坏死病变广泛,肠穿孔者行肠段切除,穿孔修补或肠外置术,无法切除者行造口术,腹膜炎行相应处理。

术后应继续行内科治疗。

七、预后

休克为本病的重要死亡原因之一,病死率因被观察患者的病情不同报道不一,在5%～50%。我国发病病情以南方为重,少年儿童较青壮年为重。疾病过程严峻,但如治疗得当,度过危险期可以痊愈,一般不再复发,不留后遗症。

第二节　溃疡性结肠炎

一、病因和发病机制

(一)病因

本病病因尚不十分明确,可能与基因因素、心理因素、自身免疫因素、感染因素等有关。

(二)发病机制

肠道菌群失调后,一些肠道有害菌或致病菌分泌的毒素、脂多糖等激活了肠黏膜免疫和肠道产酪酸菌减少,引起易感患者肠免疫功能紊乱造成的肠黏膜损伤。

二、临床表现

(一)临床症状

本病多发病缓慢,偶有急性发作者,病程多呈迁延发作与缓解期交替发作。

1.消化系统表现

腹泻、腹痛和便血为最常见症状。初期症状较轻,粪便表面有黏液,以后大便次数增多,粪中常混有脓血和黏液,可呈糊状软便。重者腹胀、纳差、恶心、呕吐,体检可发现左下腹压痛,可有腹肌紧张、反跳痛等。

2.全身表现

全身表现可有发热、贫血、消瘦和低蛋白血症、精神焦虑等。急性暴发型重症患者,出现发热、水与电解质失衡、维生素和蛋白质从肠道丢失、贫血、体重下降等。

3.肠外表现

肠外表现可有关节炎、结节性红斑、口腔黏膜复发性溃疡、巩膜外层炎、前葡萄膜炎等。这些肠外表现在结肠炎控制或结肠切除后可以缓解和恢复;强直性脊柱炎、原发性硬化性胆管炎及少见的淀粉样变性等可与溃疡性结肠炎共存,但与溃疡性结肠炎本身的病情变化无关。

(二)体征

轻型患者除左下腹有轻压痛外,无其他阳性体征。重症和暴发型患者,可有明显鼓肠、腹肌紧张、腹部压痛和反跳痛。有些患者可触及痉挛或肠壁增厚的乙状结肠和降结肠,肠鸣音亢进,肝脏可因脂肪浸润或并发慢性肝炎而肿大。直肠指检常有触痛,肛门括约肌常痉挛,但在急性中毒症状较重的患者可松弛,指套染血。

(三)并发症

并发症主要包括中毒性巨结肠、大出血、穿孔、癌变等。

三、诊断要点

(一)症状

有持续或反复发作的腹痛、腹泻,排黏液血便,伴里急后重,重者伴有恶心、呕吐等症状,病程多在 6 周以上。可有关节、皮肤、眼、口及肝胆等肠外表现。需再根据全身表现来综合判断。

(二)体征

轻型患者常有左下腹或全腹压痛伴肠鸣音亢进。重型和暴发型患者可有腹肌紧张、反跳痛,或可触及痉挛或肠壁增厚的乙状结肠和降结肠。直肠指检常有压痛。

(三)实验室检查

血常规示小细胞性贫血,中性粒细胞增高。血沉增快。血清蛋白降低,球蛋白升高。严重者可出现电解质紊乱,低血钾。大便外观有黏液脓血,镜下见红、白细胞及脓细胞。

(四)放射学钡剂检查

急性期一般不宜做钡剂检查。特别注意的是重度溃疡性结肠炎在做钡灌肠时,有诱发肠扩张与穿孔的可能性。钡灌肠对本病的诊断和鉴别诊断有重要价值。尤其对克罗恩病、结肠恶变有意义。临床静止期可做钡灌肠检查,以判断近端结肠病变,排除克罗恩病者宜再做全消化道钡餐检查。钡剂灌肠检查可见黏膜粗糙水肿、多发性细小充盈缺损、肠管短缩、袋囊变浅或消失呈铅管状等。

(五)内镜检查

临床上多数病变在直肠和乙状结肠,采用乙状结肠镜检查很有价值,对于慢性或疑为全结肠患者,宜行纤维结肠镜检查。内镜检查有确诊价值,通过直视下反复观察结肠的肉眼变化及组织学改变,既能了解炎症的性质和动态变化,又可早期发现恶变前病变,能在镜下准确地采集病变组织和分泌物以利排除特异性肠道感染性疾病。检查可见病变,病变多从直肠开始呈连续性、弥漫性分布,黏膜血管纹理模糊、紊乱或消失、充血、水肿、质脆、出血、脓性分泌物附着,亦常见黏膜粗糙,呈细颗粒状等炎症表现。病变明显处可见弥漫性、多发性糜烂或溃疡。重者有多发性糜烂或溃疡,缓解期患者结肠袋囊变浅或消失,可有假息肉或桥形黏膜等。肠镜图片见图 6-1、图 6-2。

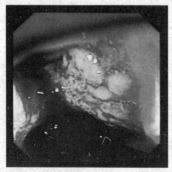 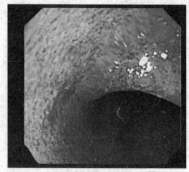

图 6-1 溃疡性结肠炎(一)   图 6-2 溃疡性结肠炎(二)

(六)黏膜活检和手术取标本

1.黏膜组织学检查

本病活动期和缓解期有不同表现。

(1)活动期表现:①固有膜内有弥漫性慢性炎性细胞、中性粒细胞、嗜酸性粒细胞浸润。②隐窝有急性炎性细胞浸润,尤其是上皮细胞间有中性粒细胞浸润及隐窝炎,甚至形成隐窝脓肿,脓肿可溃入固有膜。③隐窝上皮增生,杯状细胞减少。④可见黏膜表层糜烂、溃疡形成和肉芽组织增生。

(2)缓解期表现:①中性粒细胞消失,慢性炎性细胞减少。②隐窝大小、形态不规则,排列紊乱。③腺上皮与黏膜肌层间隙增宽。④潘氏细胞化生。

2.手术切除标本病理检查

手术切除标本病理检查可根据黏膜组织学特点进行。

(七)诊断方法

在排除细菌性痢疾、阿米巴痢疾、慢性血吸虫病、肠结核等感染性结肠炎及结肠克雷恩病、缺血性结肠炎、放射性结肠炎等疾病基础上,具体诊断方法如下。

(1)具有临床表现、肠镜检查及放射学钡剂检查三项之一者可拟诊。

(2)如果加上黏膜活检或手术取标本做病理者可确诊。

(3)初发病例、临床表现和结肠镜改变均不典型者,暂不诊断为溃疡性结肠炎(UC),但须随访 3～6 个月,观察发作情况。

(4)结肠镜检查发现的轻度慢性直、乙状结肠炎不能与溃疡性结肠炎(UC)等同,应观察病情变化,认真寻找病因。

四、治疗原则

UC 的治疗应掌握好分级、分期、分段治疗的原则。分级指按疾病的严重度,采用不同药物和不同治疗方法;分期指疾病分为活动期和缓解期,活动期以控制炎症及缓解症状为主要目标,缓解期应继续维持缓解,预防复发;分段治疗指确定病变范围以选择不同给药方法,远段结肠炎可采用局部治疗,广泛性结肠炎或有肠外症状者则以系统性治疗为主。溃疡性直肠炎治疗原则和方法与远段结肠炎相同,局部治疗更为重要,优于口服用药。

(一)一般治疗

休息,进柔软、易消化富营养的食物,补充多种维生素。贫血严重者可输血,腹泻严重者应补液,纠正电解质紊乱。

(二)药物治疗

1.活动期的治疗

(1)轻度 UC:可选用柳氮磺吡啶(SASP)制剂,每天 3～4 g,分次口服;或用相当剂量的 5-氨基水杨酸(5-ASA)制剂。病变分布于远端结肠者可酌用 SASP 栓剂 0.5～1.0 g,2 次/天。氢化可的松琥珀酸钠盐100～200 mg保留灌肠,每晚 1 次。亦可用中药保留灌肠治疗。

(2)中度 UC:可用上述剂量水杨酸类制剂治疗,疗效不佳者,适当加量或改口服类固醇皮质激素,常用泼尼松 30～40 mg/d,分次口服。

(3)重度 UC:①如患者尚未用过口服类固醇激素,可用口服泼尼松 40～60 mg/d,观察 7～10 天。亦可直接静脉给药。已使用者应静脉滴注氢化可的松 300 mg/d 或甲泼尼龙 48 mg/d。②肠外应用广谱抗生素控制肠道继发感染,如氨苄西林、硝基咪唑及喹诺酮类制剂。③应嘱患者卧床休息,适当补液、补充电解质,防止电解质紊乱。便血量大者应考虑输血。营养不良病情较重者进要素饮食,必要时可给予肠外营养。④静脉类固醇激素使用 7～10 天后无效者可考虑应用环孢素静脉滴注,每天 2～4 mg/kg。应注意监测血药浓度。⑤慎用解痉剂及止泻剂,避免诱发中毒性巨结肠。如上述药物治疗效果不佳时,应及时予内外科会诊,确定结肠切除手术的时机与方式。

综上所述,对于各类型 UC 的药物治疗方案可以总结,见表 6-1。

表 6-1　各类型溃疡性结肠炎药物治疗方案

类型	药物治疗方案
轻度 UC	柳氮磺吡啶片 1.0 g,po,qid 或相当 5-ASA
中度 UC	柳氮磺吡啶片 1.0 g,po,qid 或相当 5-ASA 醋酸泼尼松片 10 mg,Po,bid
重度 UC	甲泼尼龙 48 mg/d(或者氢化可的松 300 mg/d)静脉滴注 广谱抗生素(喹诺酮或头孢菌素类＋硝基咪唑类)

2.缓解期的治疗

症状缓解后,维持治疗的时间至少 1 年,一般认为类固醇激素无维持治疗效果,在症状缓解后逐渐减量,应尽可能过渡到用 SASP 维持治疗。维持治疗剂量一般为口服每天 1.0～3.0 g,亦可用相当剂量的 5-氨基水杨酸类药物。6-巯基嘌呤(6-MP)或巯唑嘌呤等用于对上述药物不能维持或对类固醇激素依赖者。

3.手术治疗

大出血、穿孔、明确的或高度怀疑癌变者;重度 UC 伴中毒性巨结肠,静脉用药无效者;内科治疗症状顽固、体能下降、对类固醇激素耐药或依赖者应考虑手术治疗。

第三节　肠易激综合征

肠易激综合征(irritable bowel syndrom,IBS)是一种常见的、病因未明的功能性疾病。好发于中青年,女性多见。其突出的病理生理变化为肠运动功能异常和感觉过敏。临床上以腹痛或腹部不适伴排便习惯改变为特征。本征患者的生活质量明显低于健康人,耗费大量的医疗资源。近年来,本征病理生理、诊断与治疗均取得了长足进展。

一、流行病学

因本征目前仍然是根据症状及排除器质性病症来进行诊断,流行病学调查又多未用问卷的方式进行,故存在标准不统一、文化背景差异等方法学上的问题。有可能目前的流行病学数据存在一定的偏差,但学者们仍认为其还是能反映其基本的流行病学趋势。IBS 的流行病学特征有以下几方面。

(1)欧美等经济、文化发达地区发病率较高,达8%~23%,而亚非等经济发展中地区较低,为5%~10%。

(2)中青年人好发,女性较男性更易罹患,唯有印度有报道男性多见。

(3)就社会经济情况而论,受教育程度高者、经济收入较高者为发病危险因素。在我国,城市人口的发病率高于农村。

(4)本征仅有少部分患者就医,就医率为 10%~50%。但在消化病专科门诊中20%~40%为 IBS 患者。

二、病因与发病机制

(一)病因

本征的病因不明。可能的高危因素有精神因素、应激事件、内分泌功能紊乱、肠道感染性病后、食物过敏、不良生活习惯等。

(二)发病机制

迄今,仍未发现 IBS 者有明显的形态学、组织学、血清学、病原生物学等方面的异常,但近来功能性磁共振及正电子体层扫描(PET)的研究发现,IBS 患者在脑功能代谢方面不同于对照组。

目前认为 IBS 的主要病理生理改变可归纳为胃肠动力异常和感觉功能障碍两大类。

1.胃肠动力异常

迄今为止,一方面,已发现的 IBS 胃肠动力异常有多种类型,但没有一种见于所有的 IBS 患者,也没有一种能解释患者所有的症状。另一方面,部分患者在不同的时期可能出现不同的动力学异常。胃肠动力紊乱与 IBS 的临床类型有关。在便秘型 IBS 慢波频率明显增加;高幅收缩波减少;回-盲肠通过时间延长。而在腹泻型IBS 则正好相反。

2.感觉异常

IBS 感觉异常的研究是最近的热点之一。研究涉及末梢神经、脊神经直至中枢神经系统。IBS 直肠容量感觉检查的结果表明,患者对容量的感知、不适感觉的阈值均明显低于正常对照组。脊髓对末梢神经传入的刺激可能存在泛化、扩大化、易化的作用。功能性磁共振和正电子体层扫描的研究表明,IBS 患者脑前扣带回、前额叶及边缘系统的代谢活性明显高于对照组,而这些区域与感觉功能密切相关。

三、临床表现

本征起病隐匿,部分患者发病前曾有细菌性痢疾病史,少数患者幼年时可能有负性心理事件史。症状反复发作或慢性迁延,病程可长达数十年之久。本征虽可严重影响患者的生活质量,耗费大量的卫生资源,但对患者的全身健康状况却影响不大。精神因素、饮食不当、劳累等是症状发作或加重的常见原因。常见的临床表现为腹痛及排便习惯和粪便性状的异常。

(一)腹痛

腹痛多位于左下腹、下腹或脐周,不固定且定位不精确。其性质多为隐痛,程度较轻。也有呈绞痛、刺痛,程度较重者。腹痛几乎不发生在夜间入眠后。腹痛多发生在餐后或便前,排便或排气后腹痛可缓解或减轻。

(二)排便习惯及粪便性状改变

本征之排便习惯改变分便秘、腹泻、腹泻便秘交替3 种类型。便秘者,多伴排便困难,其粪便干结成团块状,表面可附有黏液。腹泻者,一般每天排便 3～5 次,呈稀糊至稀水样。便秘腹泻交替者,可交替出现上述便秘腹泻的特征。

还有部分患者,在一次排便中,初起为干结硬便,随后为稀糊,甚至稀水样便。也有患者述伴有排便不尽感和排便窘迫感。

(三)其他症状

部分患者可有失眠、焦虑、抑郁、疑病妄想等精神症状或头昏、头痛等。但不会有贫血、消瘦、营养不良等全身症状。其他腹部症状还有腹胀、腹鸣、嗳气等。

(四)体征

本征无明显体征,多仅有腹痛相应部位的压痛,但绝无肌紧张和反跳痛。肠鸣音多正常或稍增强。

四、诊断与分型

目前,在临床实践中,IBS的诊断仍然是建立在医师对症状评价的基础之上。但对伴有发热、体重下降、便血、贫血、腹部包块、血沉增快等报警征象者,应行相应检查,以排除器质性疾病。必须强调,对临床诊断或拟诊IBS的患者,无论有无报警征象。无论其对治疗的反应如何,都应随访,以排除潜在的器质性疾病。目前,国际上流行的诊断标准为1999年提出的罗马Ⅱ标准,但学者们仍然认为Manning标准和Kruis标准有一定价值。

(一)罗马Ⅱ标准

(1)在过去的12个月中,至少累计有12周(不是必须连续的)腹痛或腹部不适,并伴有以下3项症状中的2项:①腹痛或腹部不适在排便后缓解。②腹痛或腹部不适发生伴有粪便次数的改变。③腹痛或腹部不适发生伴有粪便性状的改变。

(2)以下症状不是诊断所必备,但属IBS的常见症状,这些症状越多则越支持IBS的诊断:①排便频率异常,每天排便超过3次或每周排便少于3次。②粪便性状异常(块状/硬便或稀水样便)。③排便过程异常(费力、急迫感、排便不尽感)。④黏液便。⑤胃肠胀气或腹部膨胀感。

(3)缺乏可解释症状的形态学改变或生化异常。

(4)分型:根据临床症状,分为腹泻型(IBS-D)、便秘型(IBS-C)和腹泻便秘交替型(IBS-A)。分型诊断的症状依据如下。①每周排便少于3次。②每天排便超过3次。③块状或硬便。④稀便或水样便。⑤排便费力。⑥排便急迫感。

腹泻型:符合②④⑥项中之1项或以上,而无①③⑤项;或有②④⑥项中之2项或以上,可伴有①⑤项中1项,但无③项。

便秘型:符合①③⑤项中之1项或以上,而无②④⑥项;或有①③⑤项中之2项或以上,可伴有②④⑥项中之1项。

腹泻便秘交替型:上述症状交替出现。

(二)Manning 标准

其标准包括以下6项内容。

(1)腹痛便后缓解。

(2)腹痛初起时排便频率增加。

(3)腹痛初起时排稀便。

(4)腹胀。

(5)黏液便。

(6)排便不尽感。

(三)Kruis 计分诊断标准

Kruis 计分诊断标准见表6-2。

表6-2　Kruis 计分诊断标准

临床表现	计分
(1)以腹痛,腹痛或排便异常为主诉就诊	+34
(2)上述症状反复发作或持续,>2年	+16
(3)腹痛性质多样:烧灼样、刀割样、压迫感、钝痛、厌烦、剧痛或隐痛	+23
(4)便秘与腹痛交替	+14
(5)具有诊断其他疾病的阳性病史与体征	−47
(6)血沉>20 mm/h	−13
(7)白细胞计数>10×10^9/L	−50
(8)血红蛋白:男<140 g/L,女<120 g/L	−98
(9)血便史	−98

注:总积分≥44时可诊断 IBS。

五、治疗

IBS 治疗应强调综合治疗和个体化治疗的原则。治疗药物的选择主要在于能祛除或阻止诱因,阻断发病机制的某个环节,纠正病理生理变化,缓解症状。

(一)一般治疗

建立相互信任的医患关系,教育患者了解本病的本质、特点及治疗等相关知识,是 IBS 治疗的基础。建立良好的生活习惯,是 lBS 治疗的第一步。

一般而言,IBS 者的食谱应清淡、易消化、含有足够的营养物质,应避免可能引起过敏的食物,便秘者应摄入高纤维素食物,腹胀者应少摄取豆类等易产气的食品。

(二)按临床类型治疗

1.腹泻型的治疗

可选用吸附剂蒙脱石散(商品名思密达)、药用炭等。5-羟色胺 $3(5-HT_3)$ 受体抑制剂阿洛司琼对腹泻型有较好疗效,但伴发缺血性肠病的发生率较高,目前美国 FDA 仅限于在医师的严密观察下使用,此药尚未在我国上市。小檗碱和微生态制剂也可用于此型的治疗,但需更多的研究来评价其有效性。

应该强调,如无明显继发感染的证据,不应使用抗菌药物。洛派丁胺等止泻剂仅用于腹泻频繁、严重影响生活者,切忌大剂量、长期应用。匹维溴铵、曲美布汀对腹泻型或便秘型都有一定疗效。

2.便秘型的治疗

并非所有的泻剂都适合于便秘性 IBS 的治疗。大量的研究结果推荐用 $5-HT_4$ 受体部分激动剂替加色罗、渗透性或容积性泻剂来治疗便秘型。刺激性泻剂,特别是含蒽醌类化合物的中药,如大黄、番泻叶等,长期应用能破坏肠神经,不能长期使用。

临床研究表明替加色罗片 6 mg,每天 2 次,不仅对女性便秘型有较好的疗效,而且对男性患者也是安全有效的。常用的渗透性泻剂有聚乙二醇 4 000 和乳果糖,但部分患者可引起腹泻。容积性泻剂可用甲基纤维素等。

(三)对症治疗

1.腹痛

腹痛是 IBS 最常见的症状,也是就诊的主要原因。匹维溴铵、曲美布汀这些作用于胃肠道平滑肌细胞膜上离子通道的药物对腹痛有较好疗效。替加色罗对便秘型伴腹痛者效果较好,对以腹痛为主者也有一定疗效。抗胆碱能药阿托品、山莨菪碱也可用于腹痛者,但不良反应较多。对顽固性腹痛,上述药物治疗效果不佳者,可试用抗抑郁药或行为疗法。

2.腹胀

饮食疗法至关重要,应尽可能少摄入豆类、乳类等易产气的食品,摄入易消化的食物。有夜间经口呼吸者,应予以纠正。匹维溴铵、曲美布汀、替加色罗对这一症状也有一定疗效。微生态制剂也可选用,常用者有金双歧、双歧三联活菌、丽珠肠乐等。

3.抗抑郁治疗

对有明显抑郁、焦虑、疑病等精神因素者,或是对其他治疗无明显疗效者,可行抗抑郁治疗。

临床较为常用者为三环类药物(如丙米嗪、阿米替林、多塞平、阿莫沙平等)及 5-羟色胺再摄取抑制剂(如氟西汀、帕罗西汀等)。此类药物缓解 IBS 症状起效较慢,多在 1～2 周以后起效,故在施行此疗法前,应与患者沟通,说明用药的必要性,取得患者的信赖,增加其依从性,对于长期失眠的患者,可给予催眠、镇静治疗。

第四节 大 肠 癌

大肠癌(colorectal carcinoma,CRC)包括结肠癌和直肠癌,是常见的消化道恶性肿瘤。我国大肠癌发病率升高趋势明显,尤其城市。且发病年龄以 40～50 岁居多,发病中位年龄约为 45 岁。男性大肠癌的发病率高于女性,约为 1.6∶1。

一、病因

(一)生活方式

研究认为,吸烟、食用红肉和加工肉类、饮酒、低运动量以及肥胖/高体质指数是大肠癌发病的危险因素。

(二)遗传因素

遗传因素在大肠癌发病中具有相当重要的角色。约 20％的大肠癌归因危险度与遗传背景有关。近亲中有患大肠癌者,其本身患此病的危险度增加,更多亲属有此病的危险度更大。目前已有两种遗传性易患大肠癌的综合征被确定:第一为家族性腺瘤性息肉病(familial adenomatous polyposis,FAP);第二为遗传性非息肉病性大肠癌(hereditary nonpolyposis colorectal cancer,HNPCC)。

大肠癌的发生、发展是一个多阶段涉及多基因改变的逐渐积累的复杂过程,即由正常上皮转化为上皮过度增生、腺瘤的形成,腺瘤伴不典型增生,并演进至癌及癌的浸润与转移,先后发生了许多癌基因的激活、错配修复基因(MMR)的突变以及抑癌基因的失活与缺如。最常见的有:APC、MCC 基因的突变,MMR 基因失活,K-ras基因突变,抑癌基因DCC 的缺失,抑癌基因$P53$ 的突变与缺失,以及nm 23 改变等(图 6-3)。

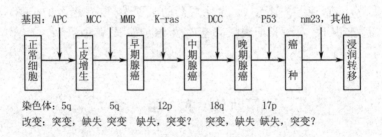

图 6-3 大肠癌发生、发展的分子遗传学模式

(三)大肠腺瘤

从腺瘤演变为大肠癌需要 5 年以上,平均 10～15 年,但也可终生不变。根据腺瘤中绒毛状成分所占比例不同,可分为管状腺瘤(绒毛成分在 20％以下)、混合性腺瘤(绒毛成分占 20％～80％)和绒毛状腺瘤(绒毛成分在 80％以上,又称乳头状腺瘤)。临床发现的腺瘤中管状腺瘤约占 70％,混合性腺瘤和绒毛状腺瘤分别占 10％与

20%。管状腺瘤、混合性腺瘤及绒毛状腺瘤的癌变率分别为5%～9%、20%～30%及40%～45%。

(四)大肠慢性炎症

炎症性肠病(如溃疡型结肠炎、克罗恩病)患者的结直肠癌风险升高。慢性非特异性溃疡性结肠炎,特别是合并有原发性硬化性胆管炎的患者大肠癌发生率比正常人高出5～10倍,病程越长癌变率愈高。血吸虫病、慢性细菌性痢疾、慢性阿米巴肠病以及克罗恩病发生大肠癌均比同年龄对照人群高。

(五)其他因素

亚硝胺类化合物中致癌物也可能是大肠癌的致病因素之一。宫颈癌放疗后患直肠癌的风险提高,放射后15年危险性开始上升。胆囊切除术后的患者大肠癌发病率显著高于正常人群,而且多见于近端结肠。原发性与获得性免疫缺陷症也可能与本病发生有关。

二、病理

大肠癌绝大部分为单个,少数病例同时或先后有一个以上癌肿发生,即多原发大肠癌。据文献资料,2%～9%的大肠癌患者为多原发大肠癌。大肠癌最好发部位是直肠与乙状结肠,占75%～80%,其次为盲肠及升结肠,再其次为结肠肝曲、降结肠、横结肠及结肠脾曲。大肠癌的大体形态随病期而不同,可分为早期大肠癌和进展期大肠癌:

(一)早期大肠癌

早期大肠癌是指原发灶肿瘤限于黏膜下层者(pT1)。其中限于黏膜层者为黏膜内癌。由于黏膜层中没有淋巴管,很少发生淋巴结转移。癌限于黏膜下层但未侵及肠壁肌层者为黏膜下层癌,也属早期大肠癌,但因黏膜下层内有丰富的脉管,因此部分黏膜下层癌可发生淋巴结转移或血道转移。早期大肠癌大体分类可分为3型:①息肉隆起型(Ⅰ型)又可进一步分为有蒂型(1p)、广基型(1s)两个亚型,此型中多数为黏膜内癌;②扁平隆起型(Ⅱ)肿瘤如分币状隆起于黏膜表面,此型中多数为黏膜下层癌;③扁平隆起伴溃疡型

（Ⅲ型）肿瘤如小盘状，边缘隆起，中心凹陷，此型均为黏膜下层癌。

（二）进展期大肠癌

当癌浸润已超越黏膜下层而达肠壁肌层或更深层时归于进展期大肠癌。其大体分型可分为 4 型，其中以隆起型和溃疡型多见，胶样型少见。

1.隆起型

癌体大，质软，又称髓样癌，肿瘤的主体向肠腔内突出，呈结节状、息肉状或菜花样隆起，境界清楚，有蒂或广基，可发生于结肠任何部位，但多发于右半结肠和直肠壶腹部，特别是盲肠。

2.溃疡型

癌体一般较小，早期形成溃疡，溃疡底可深达肌层，穿透肠壁侵入邻近器官和组织，好发于直肠与远段结肠。

3.浸润型

肿瘤向肠壁各层弥漫浸润，伴纤维组织异常增生，肠壁增厚，形成环形狭窄，易引起肠梗阻，好发于直肠、乙状结肠及降结肠。

4.胶样型

癌体较大易溃烂，外观及切面均呈半透明胶冻状，好发于右侧结肠及直肠。

组织病理学类型有腺癌（管状腺癌、乳头状腺癌、黏液腺癌、印戒细胞癌）、未分化癌、腺鳞癌、鳞癌、小细胞癌和类癌。临床上以管状腺癌最多见，约占 67%，鳞癌少见，见于直肠与肛管周围。

大肠癌转移途径。①直接浸润：癌肿浸润浆膜层而累及附近组织或器官，并可能发生直肠-膀胱瘘和胃-结肠瘘；②淋巴转移：大肠癌如侵犯黏膜肌层，就有淋巴转移的危险；③血行转移：大肠癌发生血行转移的情况相当常见。癌肿侵犯血管（主要是静脉）后，癌栓易通过门静脉转移到肝脏，也可经体循环到肺、脑、肾、肾上腺、骨骼等处；④癌肿浸润大肠浆膜层时，脱落癌细胞可种植到所接触的组织，如直肠膀胱或直肠子宫陷窝，或手术肠吻合口等处。广泛种植时可出现癌性腹水。

三、分期

TNM 分期参照美国癌症联合委员会（AJCC）/国际抗癌联盟（UICC）关于结直肠癌 TNM 分期系统（2010 年第七版），以及《中国结直肠肿瘤筛查、早诊早治和综合预防共识意见（2012 年)》。

四、临床表现

早期大肠癌常无症状，随着癌肿的增大或并发症的发生才出现症状。主要症状如下。①排便习惯与粪便性状改变：常为最早出现的症状，多表现为排便次数增加，腹泻，便秘，或腹泻与便秘交替；有黏液便、血便或脓血便，里急后重，粪便变细；②腹痛：由于癌肿糜烂、继发感染刺激肠道，表现为定位不确切的持续隐痛，可仅为腹部不适或腹胀感；③腹部肿块：大肠癌腹部肿块以右腹多见，肿块质硬，结节状；④肠梗阻症状：一般为大肠癌晚期症状，多表现为低位不完全性肠梗阻，可出现腹胀、腹痛和便秘。完全梗阻时，症状加剧；⑤全身症状：由于慢性失血、癌肿溃烂、感染、毒素吸收等，患者可出现贫血、消瘦、乏力、低热等；⑥肿瘤外侵、转移的症状：肿瘤扩散出肠壁在盆腔广泛浸润时，可引起腰骶部酸痛、坠胀感，当浸润腰骶神经丛时常有腰骶尾部持续性疼痛。肿瘤通过血道、淋巴道及种植转移时，可出现肝、肺、骨转移，左锁骨上、腹股沟淋巴结转移，直肠前凹结节及癌性腹水。晚期可出现黄疸、水肿等。据国内资料，大肠癌患者的首诊主诉症状以便血最多（48.6%），尤其是直肠癌患者，其次为腹痛（21.8%），以结肠癌患者为多。

（一）右侧结肠癌

右侧结肠腔径较大，以吸收功能为主，肠腔内粪汁稀薄。故右侧结肠癌时，可有腹泻、便秘，腹泻与便秘交替、腹胀、腹痛、腹部压痛、腹块、低热及进行性贫血。晚期可有肠穿孔、局限性脓肿等并发症。以肝内多发转移为首发表现也不在少数。

（二）左侧结肠癌

由于左侧结肠腔不如右侧结肠宽大，乙状结肠腔狭小并与直肠形成锐角，且粪便在左侧结肠已形成，因此左侧结肠癌时容易发生慢性进行性肠梗阻。由于梗阻多在乙状结肠下段,所以呕吐较轻或缺如,而腹胀、腹痛及肠型明显。

(三)直肠癌

大便次数增多,粪便变细,带黏液或血液,伴有里急后重或排便不净感。当癌肿蔓延至直肠周围而侵犯骶丛神经,可出现剧痛。如癌肿累及前列腺或膀胱,则可出现尿频、尿急、尿痛、排尿不畅和血尿等症状,并可形成通向膀胱或女性生殖器的瘘管。

(四)肛管癌

便血及疼痛,疼痛于排便时加剧。当癌侵犯肛门括约肌时,可有大便失禁。肛管癌可转移至腹股沟淋巴结。

五、诊断

大肠癌除早期可无症状之外,绝大多数均有不同程度的症状存在。详细询问病史、认真体格检查辅以实验室、内镜和 X 线检查,确诊一般并无困难。大肠癌检查手段如下。

(一)直肠指诊

直肠指诊简便易行,一般可发现距肛门 7~8 cm 以内的中下段直肠肿瘤。是早期发现直肠癌的重要检查方法,应引起临床重视。

(二)内镜检查

多采用全结肠镜检查,可观察全部结肠,直达回盲部,并对可疑病变进行组织学检查,有利于早期及微小结肠癌的发现。对内镜检查发现的病灶,除需要活检确定性质之外,可采用病灶上下缘金属夹定位,有利进一步治疗。

(三)钡灌肠 X 线检查

应用气钡双重造影技术,可清楚显示黏膜破坏,肠壁僵硬、结肠充盈缺损、肠腔狭窄等病变,现多为肠镜检查替代。但腹部平片检查对判断肠梗阻的作用不可忽略。

(四)腔内超声、CT、MRI

结直肠腔内超声扫描可清晰显示肿块范围大小、深度及周围组织情况,可分辨肠壁各层的微细结构。可作为中低位直肠癌分期诊断依据。CT 及 MRI 检查对了解肿瘤肠管外浸润程度以及有无淋巴结或远处转移更有意义。CT 检查提供结直肠恶性肿瘤的分期；发现复发肿瘤；评价肿瘤对各种治疗的反应。MRI 检查提供直肠癌的术前分期；结直肠癌肝转移的评价；腹膜以及肝被膜下病灶。

(五)大便隐血检查(FOBT)

对本病的诊断虽无特异性，但方法简便易行，可作为大规模普查时的初筛手段，或提供早期诊断的线索。

(六)血清癌胚抗原(CEA)测定

CEA 非结肠癌所特有，但多次检查观察其动态变化，对大肠癌的预后估计及监测术后复发有一定的意义。

(七)PET/CT

不推荐常规使用，但对于常规检查无法明确的转移复发病灶可作为有效地辅助检查。

在鉴别诊断上，右侧结肠癌应与阑尾脓肿、肠结核、血吸虫病肉芽肿、肠阿米巴病以及克罗恩病相鉴别。左侧结肠癌的鉴别诊断包括血吸虫肠病、慢性细菌性痢疾、溃疡性结肠炎、结肠息肉病、结肠憩室炎等。直肠癌应与子宫颈癌、骨盆底部转移癌、粪块嵌塞等相区别。

六、预防

对高危人群进行结肠镜筛查是早期诊断的重要措施。高危人群可以包括定期粪隐血试验阳性人群。预防措施包括改变生活方式如戒烟、保持体质指数、锻炼身体增加纤维膳食，积极防治癌前病变如炎症性肠病、处理结肠及直肠腺瘤和息肉病。化学药物阿司匹林、塞来昔布等尚未常规推荐。

七、治疗

(一)手术治疗

根治手术，包括癌肿、足够的两端肠段及区域淋巴结清扫。区域淋巴结清扫必须包括肠旁、中间和系膜根部淋巴结三站。

1.结肠癌

结肠具有宽长系膜,易将整个相关的系膜淋巴引流系统全部切除,预后较直肠癌为好。手术方法和范围的选择取决于肿瘤部位、拟切除肠段及其动脉血供范围和淋巴引流范围。腹腔镜下结肠切除术已经被列为治疗结肠癌的一种手术方式。对于结肠癌手术淋巴结的清扫是非常重要的,至少应该检测到 12 枚淋巴结。对于 pN0 患者,若初始检查不能找到 12 枚淋巴结,推荐病理医师重新解剖标本。被判定为 N0 但是送检淋巴结少于 12 枚的患者分期是未达到标准的,视为高危人群。

2.直肠癌

直肠癌原发灶的手术治疗方法众多,主要取决于肿瘤的部位以及肿瘤的广泛程度。这些手术方法包括局部切除法,如经肛门局部切除和经肛门显微手术(TEM);经腹手术方法,包括低位前切术(LAR),行结肠-肛管吻合的全直肠系膜切除术(total mesorectal excision,TME)或腹会阴联合切除术(APR)。术前新辅助放化疗可能使肿瘤体积缩小,让保肛手术成为可能。TME 可使中下段直肠癌术后复发率由传统的 12%~20%降至 4%左右。

3.肝转移的处理

确诊大肠癌时,15%~25%已有肝转移。在大肠癌切除后的患者随访中另有 20%~30%将发生肝转移。如果大肠癌患者除肝脏转移外无其他远处转移,原发灶又能做根治性切除者,则应对肝脏转移灶作积极的治疗。判定肝转移瘤是否适合手术在于保留正常肝储备功能的基础上,是否能获得阴性手术切缘。

对于肝转移灶无法根治手术的患者选择以肝脏为导向的治疗方法作为补充或替代。主要方法如下:肝脏动脉灌注(HAI);经动脉的化疗栓塞(TACE);肿瘤消融术。消融技术包括射频消融(RFA)、微波消融、冷冻消融、经皮无水酒精注射和电凝固技术。同时以肝脏为导向的放疗方法包括微球体动脉放射栓塞术以及适形(立体)外照射放疗。

4.并发症的处理

结直肠癌发生完全性肠梗阻占 8%～23%,患者预后一般较差,死亡率及并发症发生率也较高。梗阻时,应当在进行胃肠减压、纠正水和电解质紊乱以及酸碱失衡等准备后,早期施行手术。右侧结肠癌,可行右半结肠切除一期回肠结肠吻合术。如患者情况不许可,则先作盲肠造口解除梗阻,二期手术行根治性切除。如肿瘤已不能切除,可切断末端回肠,行近切端回肠横结肠端侧吻合,远切端回肠断端造口。左侧结肠癌并发急性肠梗阻时,一般应在梗阻部位的近侧作横结肠造口,在肠道充分准备的条件下,再二期手术行根治性切除。对肿瘤已不能切除者,则行姑息性结肠造口。

近年来内镜技术得到肯定和广泛应用,结肠梗阻尤其左半结肠梗阻的患者,可在灌肠等准备后经内镜行结肠支架放置术或结肠引流,解除梗阻,减少肠壁水肿,在梗阻解除 1～2 周后再行Ⅰ期肿块切除＋肠吻合术。

结直肠癌穿孔的手术和围术期的并发症发生率和死亡率均较高,5 年生存率低于 10%。可能与穿孔后结肠癌细胞在腹腔种植有关。手术原则与结直肠癌性梗阻相同。

(二)化学药物治疗

临床诊断的大肠癌患者中,20%～30%已属晚期,手术已无法根治,必须考虑予以化疗。化疗药物为 5FU/LV、伊立替康、奥沙利铂、卡培他滨和靶向药物,包括西妥昔单抗(推荐用于全 RAS 基因野生型患者)、贝伐珠单抗、帕尼单抗、瑞戈非尼及阿柏西普。治疗的选择主要取决于治疗目标、既往治疗的类型和时限以及治疗方案构成中各种药物不同的毒不良反应谱。在考虑不同给药方案对具体患者的疗效和安全性时,不但要考虑药物构成,还要考虑药物的剂量、给药计划和途径,以及外科根治的潜在性和患者的身体状况。对于适合接受高强度治疗的转移性患者(即,对该方案能够良好耐受,而获得的高治疗反应性可能具有潜在的临床获益),推荐 5 个化疗方案作为初始治疗的选择:FOLFOX(即 mFOLFOX6),FOLFIRI,CapeOX,输注 5-FU/LV 或卡培他滨,或 FOLFOXIRI。

术后辅助化疗选择根据分期而定。Ⅰ期患者不需要辅助化疗。Ⅱ期患者是否需要辅助化疗存在争议。存在高危因素的Ⅱ期大肠癌患者可以从辅助化疗中获益。高危Ⅱ期患者定义：T4、组织学分化差(3/4 级)、脉管浸润、神经浸润、肠梗阻、肿瘤部位穿孔、切缘阳性或情况不明、切缘安全距离不足、送检淋巴结不足 12 枚。证据表明微卫星不稳定性(MSI)是Ⅱ期结肠癌预后良好的一个标志物，也是患者不能从氟尿嘧啶单药辅助化疗获益的疗效预测指标。对于存在临床高危因素且非 MSI-H 的Ⅱ期肠癌患者可选择的化疗方案包括 5FU/LV、卡培他滨、FOLFOX 或卡培他滨/奥沙利铂(CapeOx)或 FLOX 方案。Ⅲ期患者根治手术后进行 6 个月的辅助化疗。方案可选：FOLFOX 或 CapeOX。对于不能使用奥沙利铂的患者可选择卡培他滨或 5-FU/LV。含伊立替康的方案不适合作为术后辅助治疗方案。不推荐贝伐珠单抗、西妥昔单抗作为辅助治疗选择。

$T_{3~4}$ 或 $N_{1~2}$ 据肛缘≤12 cm 的直肠癌，推荐术前新辅助放化疗，如术前未行新辅助放疗，建议术后辅助放化疗，其中同步化疗方案推荐氟尿嘧啶类单药。术中或术后区域性缓释化疗与腹腔热灌注化疗目前不常规推荐。

(三)放疗

直肠癌放疗或放化疗为辅助治疗和姑息治疗，适应证为肿瘤局部区域复发和/或远处转移。对于某些不能耐受手术或保肛意愿强烈的患者，可以尝试根治性放疗或放化疗。

(四)内镜下治疗

限于黏膜层的早期大肠癌，腺瘤癌变，采用内镜下黏膜切除术(EMR)或者内镜下黏膜剥离术(ESD)可将癌变腺瘤完整切除；直肠类癌局限病变也可以考虑内镜下治疗。在不能进行手术治疗的晚期病例，可通过内镜放置金属支架预防或者解除肠腔狭窄和梗阻。

(五)其他治疗

基因治疗、导向治疗、免疫治疗、中医中药治疗，均作为辅助疗法。

八、预后

大肠癌预后与其生物学行为有关。结肠癌根治术后 5 年生存率达到 60％以上,直肠癌 5 年生存率也达到 50％以上。年龄小、浸润型和胶样型、分化程度低的大肠癌预后较差。结肠癌的预后比直肠癌好,直肠癌位置越低,局部复发率越高。除针对肿瘤治疗外,积极处理并发症可提高患者生存质量和延长患者的寿命。

第七章

肝、胆、胰常见病

第一节　细菌性肝脓肿

一、流行病学

细菌性肝脓肿通常指由化脓性细菌引起的感染,故亦称化脓性肝脓肿。本病病原菌可来自胆管疾病(占 16%～40%),门静脉血行感染(占 8%～24%),经肝动脉血行感染报道不一,最多者为 45%,直接感染者少见,隐匿感染占 10%～15%。致病菌以革兰阴性菌最多见,其中 2/3 为大肠埃希菌,粪链球菌和变形杆菌次之;革兰阳性球菌以金黄色葡萄球菌最常见。临床常见多种细菌的混合感染。细菌性肝脓肿 70%～83% 发生于肝右叶,这与门静脉分支走行有关。左叶者占 10%～16%;左右叶均感染者为 6%～14%。脓肿多为单发且大,多发者较少且小。少数细菌性肝脓肿患者的肺、肾、脑及脾等亦可有小脓肿。尽管目前对本病的认识、诊断和治疗方法都有所改进,但病死率仍为 30%～65%,其中多发性肝脓肿的病死率为 50%～88%,而孤立性肝脓肿的病死率为 12.5%～31%。本病多见于男性,男女比例约为 2∶1。但目前的许多报道指出,本病的性别差异已不明显,这可能与女性胆管疾病发生率较高,而胆源性肝脓肿在化脓性肝脓肿发生中占主导地位有关。本病可发生于任何年龄,但中年以上者约占 70%。

二、病因

肝由于接受肝动脉和门静脉双重血液供应,并通过胆管与肠道相通,发生感染的机会很多。但是在正常情况下由于肝的血液循环丰富和单核-吞噬细胞系统的强大吞噬作用,可以杀伤入侵的细菌并且阻止其生长,不易形成肝脓肿。但是如各种原因导致机体抵抗力下降时,或当某些原因造成胆管梗阻时,入侵的细菌便可以在肝内重新生长引起感染,进一步发展形成脓肿。化脓性肝脓肿是一种继发性病变,病原菌可由下列途径进入肝。

(一)胆管系统

这是目前最主要的侵入途径,也是细菌性肝脓肿最常见的原因。当各种原因导致急性梗阻性化脓性胆管炎,细菌可沿胆管逆行上行至肝,形成脓肿。胆管疾病引起的肝脓肿占肝脓肿发病率的$21.6\%\sim51.5\%$,其中胆管结石并发肝脓肿更多见。胆管疾病引起的肝脓肿常为多发性,以肝左叶多见。

(二)门静脉系统

腹腔内的感染性疾病,如坏疽性阑尾炎、内痔感染、胰腺脓肿、溃疡性结肠炎及化脓性盆腔炎等可均引起门脉属支的化脓性门静脉炎,脱落的脓毒性栓子进入肝形成肝脓肿。近年来由于抗生素的应用,这种途径的感染已大为减少。

(三)肝动脉

体内任何部位的化脓性疾病,如急性上呼吸道感染、亚急性细菌性心内膜炎、骨髓炎和痈等,病原菌由体循环经肝动脉侵入肝。当机体抵抗力低下时,细菌可在肝内繁殖形成多发性肝脓肿,多见于小儿败血症。

(四)淋巴系统

与肝相邻部位的感染如化脓性胆囊炎、膈下脓肿、肾周围脓肿、胃及十二指肠穿孔等,病原菌可经淋巴系统进入肝,亦可直接侵及肝。

(五)肝外伤后继发感染

开放性肝外伤时,细菌从创口进入肝或随异物直接从外界带入肝引发脓肿。闭合性肝外伤时,特别是中心型肝损伤患者,可在肝内形成血肿,易导致内源性细菌感染。尤其是合并肝内小胆管损伤,则感染的机会更高。

(六)医源性感染

近年来,由于临床上开展了许多肝脏手术及侵入性诊疗技术,如肝穿刺活检术、经皮肝穿刺胆管造影术(percutaneous transhepatic cholangiography,PTC)、内镜逆行胰胆管造影术(endoscopic retrograde cholangiopancreatography,ERCP)等,操作过程中有可能将病原菌带入肝形成肝的化脓性感染。肝脏手术时由于局部止血不彻底或术后引流不畅,形成肝内积血积液时均可引起肝脓肿。

(七)其他

有一些原因不明的肝脓肿,如隐源性肝脓肿,可能肝内存在隐匿性病变。当机体抵抗力减弱时,隐匿病灶"复燃",病菌开始在肝内繁殖,导致肝的炎症和脓肿。Ranson 指出,25％隐源性肝脓肿患者伴有糖尿病。

三、病理

细菌性肝脓肿的病理变化与细菌的感染途径、种类、数量、毒性、患者全身情况和治疗及时与否等因素密切相关。化脓性细菌侵入肝脏后,发生炎症反应,或形成许多小脓肿,在适当的治疗下,散在的小脓肿多能吸收机化,但在病灶较密集部位由于肝组织的破坏,小的脓肿可融合成一个或数个较大的脓肿。细菌性肝脓肿可以是多发的,也可以是单发的。从病因角度来看,血源性感染者常为多发性,病灶多见于右叶或累及全肝;胆源性肝脓肿亦常为多发且与胆管相通;外伤性和隐源性脓肿多属单发性。细菌性肝脓肿常有肝增大,重量增加,肝包膜有炎性改变,常与周围脏器如膈肌、网膜粘连,脓腔大小不一,相互融合,坏死区域可构成蜂窝状外观。显微镜下见门脉炎症,静脉壁有圆形细胞浸润,管腔内存在白细胞及细胞碎片,脓腔内含有坏死组织。由化脓性胆管炎所致的多发性脓肿,脓腔内有胆汁性脓液。当脓肿转为慢性后,周围肉芽组织和纤维组织增生,脓肿周围形成一定厚度的纤维组织膜。肝脓肿可侵蚀并穿破邻近脏器,可向膈上穿入胸腔,造成脓肿-肺-支气管瘘;可穿入腹腔导致化脓性腹膜炎;胆源性脓肿可并发胆管出血,脓肿愈合后,可能因门静脉血栓形成而导致门静脉高压症。由于肝脏血供丰富,肝脓肿形成发展过程中,大量细菌毒素被吸收,临床上可表现为严重的全身毒血症,如寒战、高热甚至中毒性休克等一系列全身性感染的表现。

四、临床表现

细菌性肝脓肿并无典型的临床表现,急性期常被原发性疾病的症状所掩盖,一般起病较急,全身脓毒性反应显著。

(一)寒战和高热

寒战和高热多为最早也是最常见的症状。患者在发病初期骤感寒战,继而高热,热型呈弛张型,体温在38~40 ℃,最高可达41 ℃,伴有大量出汗,脉率增快,一天数次,反复发作。

(二)肝区疼痛

由于肝增大和肝被膜急性膨胀,肝区出现持续性钝痛;出现的时间可在其他症状之前或之后,亦可与其他症状同时出现,疼痛剧烈者常提示单发性脓肿;疼痛早期为持续性钝痛,后期可呈剧烈锐痛,随呼吸加重者提示脓肿位于肝膈顶部;疼痛可向右肩部放射,左肝脓肿也可向左肩部放射。

(三)乏力、食欲缺乏、恶心和呕吐

由于伴有全身毒性反应及持续消耗,患者可出现乏力、食欲缺乏、恶心、呕吐等消化道症状。少数患者还出现腹泻、腹胀以及顽固性呃逆等症状。

(四)体征

肝区压痛和肝增大最常见。右下胸部和肝区叩击痛;若脓肿移行于肝表面,则其相应部位的皮肤呈红肿,且可触及波动性肿块。右上腹肌紧张,右季肋部饱满,肋间水肿并有触痛。左肝脓肿时上述症状出现于剑突下。并发于胆管梗阻的肝脓肿患者常出现黄疸。

其他原因的肝脓肿,一旦出现黄疸,表示病情严重,预后不良。少数患者可出现右侧反应性胸膜炎和胸腔积液,可查及肺底呼吸音减弱、啰音和叩诊浊音等。晚期患者可出现腹水,这可能是由于门静脉炎以及周围脓肿的压迫影响门静脉循环及肝受损,长期消耗导致营养性低蛋白血症引起。

五、诊断及鉴别诊断

(一)病史及体征

在急性肠道或胆管感染的患者中,突然发生寒战、高热、肝区疼痛、压痛和叩击痛等,应高度怀疑本病的可能,做进一步详细检查。

(二)实验室检查

白细胞计数明显升高,总数达$(1\sim2)\times10^{10}$/L或以上,中性粒细胞在90%以上,并可出现核左移或中毒颗粒,ALT、碱性磷酸酶升高,其他肝功能检查也可出现异常。

(三)B超检查

B超检查是诊断肝脓肿最方便、简单又无痛苦的方法,可显示肝内液性暗区,区内有"絮状回声"并可显示脓肿部位、大小及距体表深度,并用以确定脓腔部位作为穿刺点和进针方向,或为手术引流提供进路。此外,还可供术后动态观察及追踪随访。能分辨肝内直径2 cm以上的脓肿病灶,可作为首选检查方法,其诊断阳性率可达96%以上。

(四)X线片和CT检查

X线片检查可见肝阴影增大、右侧膈肌升高和活动受限,肋膈角模糊或胸腔少量积液,右下肺不张或有浸润,以及膈下有液气面等。肝脓肿在CT图像上均表现为密度减低区,吸收系数介于肝囊肿和肝肿瘤之间。CT可直接显示肝脓肿的大小、范围、数目相位置,但费用昂贵。

(五)其他

如放射性核素肝扫描(包括ECT)、选择性腹腔动脉造影等对肝脓肿的诊断有一定价值。但这些检查复杂费时,因此在急性期患者最好选用操作简便、安全、无创伤性的 B 超检查。

六、鉴别诊断

(一)阿米巴性肝脓肿

阿米巴性肝脓肿的临床症状和体征与细菌性肝脓肿有许多相似之处,但两者的治疗原则有本质上的差别,前者以抗阿米巴和穿刺抽脓为主,后者以控制感染和手术治疗为主,故在治疗前应明确诊断,阿米巴肝脓肿常有阿米巴肠炎和脓血便的病史,发生肝脓肿后病程较长,全身情况尚可,但贫血较明显。肝显著增大,肋间水肿,局部隆起和压痛较明显。若粪便中找到阿米巴原虫或滋养体,则更有助于诊断。此外,诊断性肝脓肿穿刺液为"巧克力"样,可找到阿米巴滋养体。

(二)胆囊炎、胆石症

此类病有典型的右上部绞痛和反复发作的病史,疼痛放射至右肩或肩胛部,右上腹肌紧张,胆囊区压痛明显或触及增大的胆囊,X 线检查无膈肌抬高,运动正常。B 超检查有助于鉴别诊断。

(三)肝囊肿合并感染

这些患者多数在未合并感染前已明确诊断。对既往未明确诊断的患者合并感染时,需详细询问病史和仔细检查,亦能加以鉴别。

(四)膈下脓肿

膈下脓肿往往有腹膜炎或上腹部手术后感染史,脓毒血症和局部体征较化脓性肝脓肿为轻,主要表现为胸痛,深呼吸时疼痛加重。X 线检查见膈肌抬高、僵硬、运动受限明显,或膈下出现气液平。B 超可发现膈下有液性暗区。但当肝脓肿穿破合并膈下感染者,鉴别诊断就比较困难。

(五)原发性肝癌

巨块型肝癌中心区液化坏死而继发感染时易与肝脓肿相混淆。但肝癌患者的病史、发病过程及体征等均与肝脓肿不同,如能结合病史、B 超和 AFP 检测,一般不难鉴别。

(六)胰腺脓肿

有急性胰腺炎病史,脓肿症状之外尚有胰腺功能不良的表现;

肝无增大,无触痛;B超以及 CT 等影像学检查可辅助诊断并定位。

七、并发症

细菌性肝脓肿如得不到及时、有效的治疗,脓肿破溃后向各个脏器穿破可引起严重并发症。右肝脓肿可向膈下间隙穿破形成膈下脓肿;亦可再穿破膈肌而形成脓肿;甚至能穿破肺组织至支气管,脓液从气管排除,形成支气管胸膜瘘;如脓肿同时穿破胆管则形成支气管胆瘘。左肝脓肿可穿破入心包,发生心包积脓,严重者可发生心脏压塞。脓肿可向下穿破入腹腔引起腹膜炎。有少数病例,脓肿穿破入胃、大肠,甚至门脉、下腔静脉等;若同时穿破门静脉或胆管,大量血液由胆管排除十二指肠,可表现为上消化道大出血。细菌性肝脓肿一旦出现并发症,病死率成倍增加。

八、治疗

细菌性肝脓肿是一种继发疾病,如能及早重视治疗原发病灶可起到预防的作用。即便在肝脏感染的早期,如能及时给予大剂量抗生素治疗,加强全身支持疗法,也可防止病情进展。

(一)药物治疗

对急性期,已形成而未局限的肝脓肿或多发性小脓肿,宜采用此法治疗。即在治疗原发病灶的同时,使用大剂量有效抗生素和全身支持治疗,以控制炎症,促使脓肿吸收自愈。全身支持疗法很重要,由于本病的患者中毒症状严重,全身状况较差,故在应用大剂量抗生素的同时应积极补液,纠正水、电解质紊乱,给予维生素 B、维生素 C、维生素 K,反复多次输入少量新鲜血液和血浆以纠正低蛋白血症,改善肝功能和输注免疫球蛋白。目前多主张有计划地联合应用抗生素,如先选用对需氧菌和厌氧菌均有效的药物,待细菌培养和药敏结果再选用敏感抗生素。多数患者可望治愈,部分脓肿可局限化,为进一步治疗提供良好的前提。多发性小脓肿经全身抗生素治疗不能控制时,可考虑在肝动脉或门静脉内置管滴注抗生素。

(二)B超引导下经皮穿刺抽脓或置管引流术

其适用于单个较大的脓肿,在 B 超引导下以粗针穿刺脓腔,抽吸脓液后反复注入生理盐水冲洗,直至抽出液体清亮,拔出穿刺针。亦可在反复冲洗吸净脓液后,置入引流管,以备术后冲洗引流之用,至脓腔直径＜1.5 cm时拔除。这种方法简便,创伤小,疗效亦满意。特别适用于年老体虚及危重患者。操作时应注意:①选择脓肿距体表最近点穿刺,同时避开胆囊、胸腔或大血管;②穿刺的方向对准脓腔的最大径;③多发性脓肿应分别定位穿刺。但是这种方法并不能完全替代手术,因为脓液黏稠,会造成引流不畅,引流管过粗易导致组织或脓腔壁出血,对多分隔脓腔引流不彻底,不能同时处理原发病灶,厚壁脓肿经抽脓或引流后,脓壁不易塌陷。

(三)手术疗法

1.脓肿切开引流术

适用于脓肿较大或经非手术疗法治疗后全身中毒症状仍然较重或出现并发症者,如脓肿穿入腹腔引起腹膜炎或穿入胆管等。常用的手术途径有以下几种。

(1)经腹腔切开引流术:取右肋缘下斜切口,进入腹腔后,明确脓肿部位,用湿盐水垫保护手术野四周以免脓液污染腹腔。先试穿刺抽得脓液后,沿针头方向用直血管钳插入脓腔,排出脓液,再用手指伸进脓腔,轻轻分离腔内间隔组织,用生理盐水反复冲洗脓腔。吸净后,脓腔内放置双套管负压吸引。脓腔内及引流管周围用大网膜覆盖,引流管自腹壁戳口引出。脓液送细菌培养。这种入路的优点是病灶定位准确,引流充分,可同时探查并处理原发病灶,是目前临床最常用的手术方式。

(2)腹膜外脓肿切开引流术:位于肝右前叶和左外叶的肝脓肿,与前腹膜已发生紧密粘连,可采用前侧腹膜外入路引流脓液。方法是做右肋缘下斜切口或右腹直肌切口,在腹膜外间隙,用手指推开肌层直达脓肿部位。此处腹膜有明显的水肿,穿刺抽出脓液后处理方法同上。

(3)后侧脓肿切开引流术:适用于肝右叶膈顶部或后侧脓肿。患者左侧卧位,左侧腰部垫一沙袋。沿右侧第12肋稍偏外侧做一切口,切除一段肋骨,在第1腰椎棘突水平的肋骨床区做一横切口,显露膈肌,有时需将膈肌切开到达。肾后脂肪囊区。用手指沿肾后脂肪囊向上分离,显露肾上极与肝下面的腹膜后间隙直达脓肿。将穿刺针沿手指方向刺入脓腔,抽得脓液后,用长弯血管钳顺穿刺方向插入脓腔,排出脓液。用手指扩大引流口,冲洗脓液后,置入双套管或多孔乳胶管引流,切口部分缝合。

2.肝叶切除术

肝叶切除术适用于:①病期长的慢性厚壁脓肿,切开引流后脓肿壁不塌陷,长期留有无效腔,伤口经久不愈合者;②肝脓肿切开引流后,留有窦道长期不愈者;③合并某肝段胆管结石,因肝内反复感染、组织破坏、萎缩,失去正常生理功能者;④肝左外叶内多发脓肿致使肝组织严重破坏者。肝叶切除治疗肝脓肿应注意术中避免炎性感染扩散到术野或腹腔,特别对肝断面的处理要细致妥善,术野的引流要通畅,一旦局部感染,将导致肝断面的胆瘘、出血等并发症。肝脓肿急诊切除肝叶,有使验证扩散的危险,应严格掌握手术指征。

九、预后

本病的预后与年龄、身体素质、原发病、脓肿数目、治疗及时与合理以及有无并发症等密切相关。有人报道多发性肝脓肿的病死率明显高于单发性肝脓肿。年龄超过 50 岁者的病死率为 79%,而50 岁以下则为 53%。手术病死率为 10%～33%。全身情况较差,肝明显损害及合并严重并发症者预后较差。

第二节　急性胆囊炎

急性胆囊炎是由于胆囊管梗阻、化学性刺激和细菌感染引起的胆囊急性炎症性病变,95% 以上的患者有胆囊结石,称结石性胆囊炎;5% 的患者无胆囊结石,称非结石性胆囊炎。其临床表现可有发热、右上腹疼痛和压痛,恶心、呕吐、轻度黄疸和血白细胞增多等。

是仅次于急性阑尾炎的常见急腹症。多见于中年以上女性,男女之比为1∶2。

一、病因与发病机制

急性胆囊炎的主要病因是梗阻、感染及缺血。90％的梗阻是由胆结石嵌顿所致。此外尚有蛔虫、梨形鞭毛虫、华支睾吸虫、黏稠炎性渗出物所致梗阻及胆囊管扭转畸形、胆囊管外肿大淋巴结及肿瘤的压迫等原因所致胆囊管梗阻或胆囊出口梗阻。胆囊小结石使胆囊管嵌顿,较大结石可阻塞在胆囊颈部或胆囊壶腹部,使胆囊腔内压力渐次增高,造成严重的胆绞痛。胆囊结石阻塞胆囊颈、管部常发生于进食油腻食物后,当含脂高的食糜通过十二指肠时,十二指肠及上段空肠壁内的细胞分泌胆囊收缩素,可使胆囊发生强有力的收缩,将结石推向颈管部。此外,当患者平卧或向左侧卧位时,胆囊颈管部处于最低位置,结石可滚落到颈部,随着胆囊黏膜分泌黏液,腔内压力增高,将结石嵌入颈管部造成胆绞痛发作。这可理解急性胆囊炎常可由脂肪餐诱发,或在夜间睡眠时发作。当嵌顿结石复位后,胆绞痛可突然缓解;体位的改变,或呕吐时腹内压的改变,有时可促使嵌顿结石复位,如结石持续嵌顿,随着胆囊黏膜对胆汁中水分的吸收,胆汁中有形成分浓度增高,尤其是胆汁酸盐浓度的增加,造成对胆囊壁强烈的化学刺激,使胆囊黏膜水肿和黏液分泌增加,并因胆囊排出障碍而使胆囊膨胀,囊腔内压力增高,囊壁的血管和淋巴管受压而致缺血和水肿加重;胆囊上皮细胞也因炎症损伤而释放出磷脂酶,使胆汁中的卵磷脂变成有毒性的溶血卵磷脂,从而又加重了黏膜上皮的损害,使黏膜屏障遭受破坏。胆囊炎早期以化学性炎症为主,随着病变的发展,胆囊壁缺血和黏膜损伤,胆汁淤滞,可造成继发细菌感染。致病菌多从胆道逆行进入胆囊或血液循环或淋巴途径进入胆囊,在胆汁流出不畅时造成感染。主要是革兰阴性杆菌,以大肠埃希菌最为常见,其次有克雷伯杆菌、粪肠球菌、铜绿假单胞菌等。常合并厌氧菌感染。

急性胆囊炎也可在胆囊内没有结石的情况下发生,称为非结石性胆囊炎。可由胆道感染使细菌逆行侵入胆囊发生,常见于胆道蛔虫症。此外,伤寒沙门菌、布鲁杆菌及梨形鞭毛虫使胆囊胆汁感染,也可引起急性胆囊炎,但较少见。胆囊排空发生障碍时,在胆汁淤滞基础上,身体其他部位的感染灶,通过血运播散到胆囊,也可引起急性胆囊炎,此种情况常见于严重创伤和大手术后。某些神经与精神因素的影响:如迷走神经切断术后、疼痛、恐惧、焦虑等,也可使胆囊排空障碍,而导致胆汁淤积,囊壁受到化学性刺激引起胆囊炎。

二、诊断

(一)临床表现特点

常见的症状如下。①腹痛:2/3 以上患者腹痛发生于右上腹,也有发生于中上腹者。如是结石或寄生虫嵌顿胆囊管引起的急性梗阻性胆囊炎,疼痛一般是突然发作,通常剧烈可呈绞痛样,多于饱餐,尤其是进食高脂肪食物后发生,也可在夜间或深夜突然发作。如短期内梗阻不能解除,则绞痛可呈刀割样,可随体位改变或呼吸运动而加剧。疼痛可放射至右肩部、右肩胛下部。当引起梗阻的结石一旦松动或滑脱,则疼痛可立即缓解或消失。急性非梗阻性胆囊炎早期,右上腹疼痛一般常不剧烈,并多局限于胆囊区,随着病情的发展,当胆囊化脓或坏疽时则疼痛剧烈,可有尖锐刺痛感,疼痛范围扩大,提示炎症加重,且有胆囊周围炎,甚至腹膜炎的可能。老年人因对疼痛敏感性降低,有时可无剧烈腹痛,甚至无腹痛症状。②恶心、呕吐:60%～70%的患者可有反射性恶心、呕吐,呕吐物量不多,可含胆汁,呕吐后疼痛无明显减轻。胆囊管或胆总管因结石或蛔虫梗阻者呕吐更频繁。严重的呕吐可造成脱水及电解质紊乱。③寒战、发热:热度与炎症范围和严重程度有关。发病初期常为化学性刺激引起的炎症,因而不发热或有低热,随着细菌在淤滞胆汁中繁殖,造成细菌性感染,炎症逐渐加重,体温随之升高。当发生化脓性或坏疽性炎症时,可出现高热。

1.症状

患者多呈急性病容,严重呕吐者可有失水和虚脱征象。约 20%

的患者有轻度黄疸,多由胆囊炎症、肿大胆囊、结石或乏特乳头水肿阻碍胆汁排出所致。严重黄疸是胆总管结石性梗阻的重要征象。严重病例可出现周围循环衰竭征象。腹部检查可见右上腹部稍膨胀,腹式呼吸受限,右肋下胆囊区有腹肌紧张、压痛、反跳痛、墨菲(Murphy)征阳性。有 1/4~1/3 的患者在右上腹可扪及肿大的胆囊和炎性包块(胆囊炎症累及网膜及附近肠管而形成的包块)。当腹部压痛及腹肌紧张扩展至腹部其他区域或全腹时,则提示已发生胆囊穿孔、急性弥漫性腹膜炎或急性出血坏死型胰腺炎等并发症。

2.体征

延至腹部其他区域或全腹时,则提示胆囊穿孔,或有急性腹膜炎、重症急性胰腺炎等并发症存在。少数患者有腹部气胀,严重者可出现肠麻痹。

急性胆囊炎经过积极治疗,或嵌顿于胆囊管中的结石发生松动,患者的症状一般于 12~24 小时后可得到改善和缓解,经过 3~7 天后症状消退。如果有胆囊积脓,则症状持续数周。如急性胆囊炎反复迁延发作,则可转为慢性胆囊炎。

急性非结石性胆囊炎通常在严重创伤、烧伤、腹部非胆道手术如腹主动脉瘤手术、脓毒症等危重患者中发生。其病理变化与急性结石性胆囊炎相似,但病情发展更迅速。致病因素主要是胆汁淤滞和缺血,导致细菌的繁殖且供血减少,更易出现胆囊坏疽、穿孔。本病多见于男性、老年患者。临床表现与急性胆囊炎相似,腹痛症状常因患者伴有其他严重疾病而被掩盖。因此,临床上对危重的、严重创伤及长期应用肠外营养支持的患者,出现右上腹痛并伴有发热时应警惕本病的发生。若右上腹压痛及腹膜刺激征,或触及肿大的胆囊、墨菲征阳性时,应及时做进一步检查以明确诊断。

(二)辅助检查

一般均增高。白细胞总数和病变的严重程度及有无并发症有关,如白细胞计数 $>20\times10^9$/L,且有显著核左移,应考虑并发胆囊穿孔或坏死的可能。

1.白细胞计数及分类

应在未使用抗生素前,先做血培养和药物敏感试验。在超声引导下细针穿刺胆囊中胆汁做细菌培养和药物敏感试验是最有价值的确定病菌的方法。

2.细菌学检查

可测定胆囊和胆道大小、囊壁厚度、结石、积气和胆囊周围积液等征象,对急性胆囊炎的诊断准确率为$85\%\sim95\%$。

3.B超检查

对诊断胆囊肿大、囊壁增厚、胆管梗阻、周围淋巴结肿大和胆囊周围积液等征象有一定帮助,尤其对并发穿孔和囊壁内脓肿形成价值最大。

4.CT和MRI检查

对黄疸不严重、肝功能无严重损害者,可实行静脉胆道造影检查:静脉注射30%胆影葡胺20 mL,如胆管及胆囊均显影,则可排除急性胆囊炎;胆管显影而经4小时后胆囊仍不显影时,可诊断急性胆囊炎;若胆管、胆囊均不显影,多数为急性胆囊炎。

5.胆道造影

对症状不典型的患者,^{99m}Tc-EHIDA检查诊断急性胆囊炎的敏感性97%,特异性87%,由于胆囊管的梗阻,胆囊不显影;如胆囊显影,95%的患者可排除急性胆囊炎。

(三)诊断注意事项

右上腹急性疼痛伴发热、恶心、呕吐,体检右上腹有肌抵抗压痛,墨菲征阳性,白细胞计数增高,B超检查有胆囊壁水肿,放射性核素扫描阳性,即可诊断为本病,如过去有胆绞痛病史,则诊断更可肯定。应注意与以下几种疾病鉴别:急性胰腺炎患者常有饮酒、暴食、腹部外伤等诱因,疼痛为持续刀割样。压痛、肌紧张、反跳痛都集中表现在中上腹部偏左部位。血、尿淀粉酶增高。胆囊结石排入胆总管并在壶腹部嵌顿时,可诱发急性胰腺炎,谓之胆石性胰腺炎。此时患者主要临床表现为急性胰腺炎,可伴发或无急性胆囊炎。B超检查和CT扫描对急性胰腺炎的诊断

1.急性胰腺炎

急性胰腺炎既往病史中常有溃疡病的临床表现,如反酸、胃部不适、规律性疼痛及季节性发病的特点;而胆囊结石常表现为餐后饱胀、嗳气及脂餐诱发胆绞痛时的"胃痛"症状。两者的"胃痛"表现各有特点。溃疡病急性穿孔时腹痛为突发性上腹部剧烈胀痛,并迅速扩散至全腹,出现气腹、板状腹、移动性浊音阳性等体征;而急性胆囊炎体征多局限在右上腹部,很少发生弥散性腹膜炎,因而急性胆囊炎发作时患者辗转不安,不断变动体位,而溃疡病穿孔时患者因疼痛而保持平卧,并拒绝改变体位。两者依据临床特点和辅助检查不难鉴别。

2.溃疡病穿孔

胆囊结石患者心血管病的发病率较高。急性胆囊炎发作时可在原来心血管病的基础上,出现暂时性心电图改变,易误诊为心绞痛或心肌梗死。而急性心肌梗死患者可有上腹部疼痛的表现;或当出现急性心力衰竭时,肝脏急性淤血肿胀,引起 Glisson 鞘的被动牵拉,导致上腹部出现疼痛、压痛、肌紧张等症状和体征,在既往有胆囊结石病史或胆绞痛病史的患者,易误诊为急性胆囊炎而行急诊手术。因此,对此类患者应常规行心电图检查。

3.冠心病(心绞痛和急性心肌梗死)

急性重症黄疸型肝炎可有右上腹压痛和肌卫,发热,白细胞计数增高,诊断时应注意鉴别。

4.急性病毒性肝炎

尚应注意鉴别的疾病有高位阑尾炎、右下肺炎或胸膜炎、右侧带状疱疹等。青年女性患者应与淋菌性肝周围炎相鉴别,这是由生殖器官的淋病奈瑟菌感染扩散至右上腹,引起肝周围炎,可有发热、右上腹部疼痛,易误诊为急性胆囊炎。如妇科检查发现附件有压痛,宫颈涂片可见淋病奈瑟菌可资鉴别;如鉴别有困难则可行腹腔镜检查,在本病可见肝包膜表面有特殊的琴弦状粘连带。膈面胸膜炎也可有胆囊区触痛,这也是流行性胸痛的特征。

三、治疗

(一)非手术治疗

卧床休息,轻者可给予清淡流质饮食或暂禁食,严重病例禁食饮,并下胃管进行持续胃肠减压,避免食物及胃酸流经十二指肠时,刺激胆囊收缩素的分泌。应静脉补充营养、水及电解质。

1.一般处理

(1)药物:可选用阿托品 0.5 mg 或山莨菪碱 10 mg 肌内注射,或硝酸甘油0.3~0.6 mg舌下含化;疼痛剧烈者可加用哌替啶 50~100 mg 肌内注射。

(2)针灸:针刺足三里、阳陵泉、胆囊穴、中脘、合谷、曲池,采用泻法,留针20~30分钟。

2.解痉止痛

口服 50%硫酸镁 5~10 mL,3 次/天;去氢胆酸片 0.25 g 或胆酸片 0.2 g,3 次/天;消炎利胆片或利胆片亦可服用。

3.利胆药物

运用抗生素是为了预防菌血症和化脓性并发症,应选择在血和胆汁中浓度较高的抗生素。通常选用氨苄西林、克林霉素、氨基糖苷类、第二、第三代头孢菌素和喹诺酮类抗生素。因常伴有厌氧菌感染宜加用甲硝唑或替硝唑。

4.中医药治疗

用大柴胡汤加减,方剂组成:柴胡 9 g、黄芩 15 g、姜半夏 9 g、木香 9 g、广郁金 12 g、生大黄(后下)9 g,热重加板蓝根 30 g、黄檗 9 g,有黄疸者加茵陈蒿 15 g,待呕吐稍减后煎汤服用。

(二)手术治疗

行胆囊切除术是急性胆囊炎的根本治疗。急诊手术指征:①发病在 48~72 小时者;②经非手术治疗无效或病情恶化者;③有胆囊穿孔、弥散性腹膜炎、并发急性化脓性胆管炎、急性重症胰腺炎等并发症者。手术方法有胆囊切除术、部分胆囊切除术、胆囊造口术、超声导引下经皮经肝胆囊穿刺引流术(percutaneous transhepatic gallbladder drainage,PTGD)等。

约 30% 的患者于诊断明确，经补充水、电解质和抗生素治疗后 24～48 小时行胆囊切除术；约 30% 的患者因一时不能确诊，则需做进一步检查；约 30% 的患者因伴有严重心、肺或其他疾病只能先行综合性内科保守治疗；约 10% 的患者在住院观察期间发生急性胆囊炎的并发症(胆囊积脓、气肿性胆囊炎、胆囊穿孔等)而行紧急胆囊造瘘术，以引流脓液及去除结石，一般经过 6～8 周，病情稳定后再行择期切除胆囊。肝硬化患者比正常人群更容易发生胆囊结石。失代偿肝硬化合并胆囊结石患者多伴有门静脉高压和凝血功能障碍，行胆囊切除术治疗风险很高。对失代偿肝硬化合并胆囊结石患者先做脾切除加经网膜右静脉插管，埋置骨髓输注装置。做自体骨髓输注，改善肝功能。一般 3 个月后肝功能基本恢复正常，影像学检查肝脏体积增大，肝硬化程度降低。如果患者没有胆囊结石的症状，可以长期观察。如果胆囊结石合并胆绞痛经常发作，待肝功能重建以后再次手术切除胆囊，手术的风险将明显降低。

第三节　慢性胰腺炎

慢性胰腺炎(chronic pancreatitis,CP)是指各种病因引起的胰腺组织和功能不可逆的慢性炎症性疾病，其病理特征为胰腺腺泡萎缩、破坏和间质纤维化。临床以反复发作的上腹部疼痛和/或胰腺外、内分泌功能不全为主要表现，可伴有胰腺实质钙化、胰管扩张、胰管结石和胰腺假性囊肿形成等。CP 的基本病理变化包括不同程度的腺泡破坏、胰腺间质纤维化、导管扩张、囊肿形成等。结合临床表现和影像学检查可以确诊。治疗的主要目的是缓解临床症状，改善患者的生活质量。治疗方法包括内科药物治疗、内镜介入和外科手术。

一、流行病学

CP 的发病率为 $0.04\%\sim5.00\%$，地区间差别很大，欧美国家和日本发病率较高，CP 在美国患病率为 42/10 万，法国为 26/10 万，日本为 33/10 万，印度最高，为 $(114\sim200)$/10 万。据我国 1994－2004 年间对 22 家医院共 2008 例 CP 的调查显示，患病率约为 13/10 万，且有逐年增多的趋势，男女性别比例为 1.86∶1，发病年龄 5～85 岁，平均年龄为 (48.9 ± 15.0) 岁。

二、病因和发病机制

CP 病因复杂，在绝大多数国家，慢性酒精中毒是 CP 的最常见病因，占全部病因的 $70\%\sim80\%$。其他病因包括遗传、自身免疫、梗阻等因素。一部分无明确病因者称为特发性胰腺炎。最新的大规模临床流行病学统计结果显示慢性酒精中毒已成为我国 CP 最主要病因，占 35.4%。

CP 的发病机制目前还不清楚，近来提出的假说主要有毒素代谢理论、氧化应激假说、结石导管梗阻理论以及坏死纤维化假说。最近研究发现遗传因素和自身免疫也在 CP 的发病机制中起重要作用。

三、病理

CP 的基本病理变化包括不同程度的腺泡破坏，胰腺间质纤维化，导管扩张，囊肿形成等。不同因素导致的 CP 病理改变类似，但病变程度可轻重不一，主要取决于病程的长短。CP 按其病理变化可分为慢性钙化性胰腺炎、慢性梗阻性胰腺炎和慢性炎症性胰腺炎 3 类。

(一)慢性钙化性胰腺炎

慢性钙化性胰腺炎是 CP 中最多见的一型，表现为散发性间质纤维化及腺管内蛋白栓子、结石及腺管的损伤。酒精是引起此型胰腺炎的主要原因。

(二)慢性阻塞性胰腺炎

由于主胰管局部阻塞，导管狭窄，近端扩张，腺泡细胞萎缩，由纤维组织取代，扩张导管内无结石形成，阻塞最常见的原因是胰头部肿瘤,少见原因包括导管内黏液性乳头状瘤,某些囊性或内分泌肿瘤,先天性或获得性胰管狭窄等。

(三)慢性炎症性胰腺炎

主要表现为胰腺组织纤维化和萎缩及单核细胞浸润。此型常合并自身免疫性疾病,如干燥综合征、原发性胆汁性肝硬化等。

CP 的病理改变早期可见散在的灶状脂肪坏死,小叶及导管周围纤维化,胰管分支内有蛋白栓及结石形成。在进展期,胰管可有狭窄、扩张改变,主胰管内可见嗜酸性蛋白栓和结石。导管上皮萎缩、化生乃至消失,并可见大小不等的囊肿形成,甚至出现小脓肿。随着纤维化的发展,可累及小叶周围并将实质小叶分割成不规则结节状,而被纤维组织包裹的胰岛体积和数量甚至会有所增加,偶尔会见到残留导管细胞芽生所形成的类似于胚胎发生时的胰岛细胞样组织,类似于肝硬化时假小叶的形成。晚期,病变累及胰腺内分泌组织,导致大部内分泌细胞减少,少数细胞如 A 细胞和 PP 细胞相对增生,随着病变的进一步发展,多数胰岛消失,少数病例胰岛细胞显著增生,呈条索状和丛状。

四、临床表现

(一)腹痛

70%以上的 CP 患者有腹痛症状。部分 CP 患者早期主要表现为反复发作的急性胰腺炎,后期则以持续性或间断性腹痛为主。疼痛通常在上腹部,钝痛而非阵发性,以放射至背部最具特征性,也可放射至上腹部两侧,偶放射至下腹部,让患者坐起躯干前倾或俯卧可使疼痛减轻,躺卧则可使疼痛加重。腹痛可持续发作若干天,其后有无痛间歇期,也可持续疼痛而无缓解期。进食使疼痛加剧,饮酒也可加剧腹痛。在病程中,腹痛可持续、减轻乃至完全消失。疼痛消失常见于胰实质钙化、脂肪泻和糖尿病发生时,通常发生于 CP 起病后 5~8 年。约 15%的患者无腹痛或腹痛甚轻。特发性胰腺炎时无痛的病例较之酒精性胰腺炎为多。相对于患者主诉的腹痛,腹部体征相对轻缓,可表现为上腹部压痛,反跳痛和腹肌紧张少见,这是 CP 的特征性表现。

(二)胰腺外分泌功能不足表现

在严重 CP 时,如果胰酶分泌量降至正常最大排出量的 5% 以下,可发生食物脂肪、蛋白质和碳水化合物的消化不良,大便中可出现未吸收的脂肪和蛋白。未吸收的淀粉在结肠内被细菌代谢,因此不会过量出现于大便中。通常脂肪吸收不良发生较早,且较蛋白质或碳水化合物消化不良为严重,这是因为:①小肠内脂肪消化主要取决于胰脂肪酶和辅脂肪酶,胃脂肪酶仅水解食物中 17.5% 的甘油三酯;②进行性胰功能不全时,胰脂肪酶分泌受损较其他胰酶早且严重;③胰功能不全时,碳酸氢盐分泌减少,引起十二指肠内 pH 降低,在低 pH 环境下,脂肪酶受抑较之其他酶更甚,进一步影响脂肪的消化;④在健康人和胰功能不全患者,脂肪酶较其他酶更易在小肠内被降解,其中糜蛋白酶对脂肪酶的降解起特别重要作用。

(三)胰源性糖尿病

虽然 CP 的早期即有葡萄糖耐量减低,但症状性糖尿病却发生于病程的较后期。约 60% 的 CP 患者最终会发生胰岛功能不全。偶有慢性无痛性胰腺炎患者早期以糖尿病为主要表现。并发酮症酸中毒和糖尿病性肾病者罕见,但视网膜和神经病变发生率与一般的糖尿病时相似。

(四)体重减轻

体重减轻在 CP 患者中较为常见,原因如下:①进食是腹痛的诱发因素,禁食可缓解腹痛症状,导致 CP 患者总摄入量减少;②腹痛反复发作致食欲降低;③胰腺外分泌功能不足导致营养吸收不良;④糖尿病。

(五)其他临床表现

(1)黄疸:常继发于胰腺压迫胆总管,或由于原有的胆系疾病。

(2)胰源性腹水或胸腔渗液:是由于胰分泌物从破裂的胰管或假性囊肿泄漏入腹腔或胸腔。

(3)疼痛性结节:常发生于下肢,系脂肪性坏死的后果。

(4)多关节炎:常发生于手的小关节。

(5)胰腺癌的相关表现:部分 CP 患者可发展为胰腺癌,从而表现为明显消瘦、肿瘤转移等症状。如患者有假性囊肿、腹水或胸腔积液,往往有相应的体征。

五、实验室及其他检查

(一)实验室检查

1.血液检查

CP 急性发作时血清淀粉酶和脂肪酶升高,而腹痛发作间期血清胰酶浓度多保持正常,并发有感染时血象可增高。

2.外分泌功能检测

(1)粪便试验:主要有显微镜检查粪便脂肪及肌纤维、粪便脂肪和氮排泄量的测定、粪便糜蛋白酶测定和粪便弹力蛋白酶 1 测定等。

(2)直接试验:胰泌素试验对 CP 的敏感性为 $75\% \sim 90\%$,特异性为 $80\% \sim 90\%$。轻度胰腺外分泌功能不足时结果正常。因此胰泌素试验无助于早期 CP 的诊断,而且因其有创性也限制了广泛应用。方法是按 1 U/kg 体重静脉注射胰泌素后,收集十二指肠内容物,测定胰液分泌量及碳酸氢钠的浓度。CP 患者 80 分钟内的胰液分泌量<2 mL/kg 体重(正常值为 2 mL/kg 以上),碳酸氢钠浓度<90 mmol/L(正常值为 90 mmol/L 以上)。

(3)间接试验:主要有 Lundh 试餐试验、血、尿苯甲酰酪氨酸对氨基苯甲酸(BTPABA)试验、胰月桂酸试验(PLT)和核素胰腺外分泌功能试验等。目前,应用于临床上的主要有尿 BTPABA 试验和 PLT。BTPABA 试验主要反映胰腺分泌糜蛋白酶的能力,是诊断中重度胰腺外分泌功能不全敏感性较高的方法。PLT 反映胰腺分泌芳香酯酶的能力,较 BTPABA 试验可能更敏感和特异,但方法较复杂。

以上各种胰腺外分泌功能检测均对中、重度胰功能不全有诊断意义,而轻度胰腺外分泌功能不全往往难于发现。所以此类检查对病因诊断仅有参考意义,单独根据这些试验往往无法明确 CP 的诊断。

3.内分泌功能检测

(1)血糖:增高,提示患者有胰腺内分泌功能不全。检测方法如下。①空腹血糖:至少禁食8小时以上,晨起后空腹状态测定血葡萄糖水平;②饭后2小时血糖:进食2小时后测定血糖。

(2)葡萄糖耐量试验:对糖尿病具有很大的诊断价值。对空腹血糖正常或略偏高及(或)有糖尿病的患者,以及餐后2小时血糖升高等疑似糖尿病的患者,都必须进行葡萄糖耐量试验才能做出最后诊断。但空腹及(或)餐后血糖明显增高,糖尿病诊断已明确者,大量葡萄糖可加重患者胰岛负担,应予免试。临床葡萄糖耐量试验有口服葡萄糖耐量试验(OGTT)、静脉葡萄糖耐量试验、甲苯磺丁脲试验、可的松葡萄糖耐量试验等方法,其中口服葡萄糖耐量试验最为常用。

(3)胰岛素释放试验:进行口服葡萄糖耐量试验时可同时测定血浆胰岛素浓度以反映胰腺疾病时胰岛 β 细胞功能的受损程度。葡萄糖刺激后如胰岛素水无明显上升或低平,提示 β 细胞功能低下。

(4)C肽测定:C肽是胰岛素在合成过程中产生的,其数量与胰岛素的分泌量有平行关系,且其半衰期为 10～11 分钟,明显比胰岛素(仅 4.8 分钟)要长,因此测定血中 C 肽含量可更好地反映 β 细胞的分泌功能。而且测定 C 肽时不受胰岛素抗体所干扰,与测定胰岛素无交叉免疫反应,也不受外来胰岛素注射的影响,故近年来已利用测定血 C 肽水平或 24 小时尿排泄量以反映 β 细胞分泌功能。

(5)糖基化血红蛋白(HbA1c)测定:可反映测前 8～12 周总体血糖水平。

(二)影像学检查

1.腹部 X 线平片

腹部 X 线平片发现胰腺钙化即可确诊 CP。

2.超声检查

(1)体表 B 超检查:CP 的体表 B 超所见包括胰腺体积增大或萎缩、边缘不整;胰腺实质回声变化、团块、钙化;胰管扩张、假性囊肿等。B 超对 CP 的敏感性为 48%～96%,特异性为 80%～90%。由于无创、经济,可作为 CP 首选的检查方法。

（2）超声内镜（EUS）检查：EUS 在胃或十二指肠腔内基本能观察到胰腺整体，且与胰腺接近，声像图清晰。EUS 可以显示胰管异常、胰石和/或钙化等变化。其敏感性和特异性均＞85％，阳性预测值 94％，阴性预测值 75％。EUS 引导下细针穿刺可以获得胰腺组织，进一步提高诊断率。EUS 诊断 CP 的诊断标准如下。

胰腺实质所见：①不规则球状结构；②胰腺边缘有直径局灶回声兼容区；③强回声病灶或条带（钙化）；④胰腺囊肿；⑤小叶化或凸现小叶结构；⑥小囊肿或空洞。

胰管所见：①形状不规则；②管径扩张；③管腔不规则；④侧支显现扩张；⑤侧支增多；⑥管壁回声增强（纤维化）；⑦腔内回声（钙化、蛋白质栓子）；⑧主胰管狭窄伴扩张；⑨主胰管或其分支破裂。有 2 项以上表现时，其阳性预测值＞85％。

（3）胰管内超声（IDUS）：是将超声探头经十二指肠乳头逆行插至主胰管中，对主胰管内局灶性狭窄病变进行鉴别诊断。IDUS 对 CP 的诊断率为 64.7％～95.5％。

3.计算机断层扫描（CT）

CP 的 CT 影像学特征：①胰腺萎缩（54％）；②胰管扩张（66％）；③胰腺钙化形成（50％）；④胰腺假性囊肿形成（34％）；⑤胆道扩张（29％）；⑥胰周脂肪密度增高或胰周筋膜增厚（16％）。CT 诊断 CP 的敏感性为 75％～90％，特异性 49％～100％。

4.磁共振成像（MRI）和磁共振胰胆管显影术（MRCP）

MRI 对 CP 的形态学改变较 CT 敏感，而且 MRI 能了解胰腺纤维化的程度。但对钙化和结石显示不如 CT 清楚。MRCP 对主胰管扩张、狭窄、走行、胰管分支、假性囊肿以及胰管内充盈缺损等征象显示良好，可基本取代诊断性 ERCP。

5.ERCP

ERCP 仍是目前诊断 CP 的最佳方法。常见主胰管边缘不规则、胰管扩张、粗细不均呈串珠样改变；部分有不规则狭窄或中断；胰管内结石；胰管走行异常；胰管汇流异常如胰腺分裂等。ERCP 对 CP 诊断的敏感性为 71％～93％，特异性 89％～100％。日本胰腺学会 CP 的 ERCP 诊断标准:①多发性、非一致的分支胰管不规整扩张;②主胰管由于胰石,非阳性胰石及蛋白栓等导致胰管中断或狭窄时,乳头侧主胰管或分支胰管不规整扩张。

ERCP 显示 CP 胰管 Cremer 分类。①Ⅰ型(轻度):主胰管正常或轻度不整,分支胰管杆状扩张;②Ⅱ型(局限性):头、体或尾部一个或多个分支胰管呈大的囊状扩张;③Ⅲ型(弥漫性):主胰管不规则狭窄;④Ⅳ型:胰头主胰管不全性阻塞,远端胰管均一扩张;⑤Ⅴ型:胰头主胰管完全性阻塞,远端主胰管不显影。

根据 ERCP 胰管像对 CP 严重程度的分类如下。

(1)正常:胰腺无异常所见;境界:分支胰管异常<3 支。

(2)轻度:3 支以上分支胰管异常,主胰管正常。

(3)中度:3 支以上分支胰管异常和主胰管狭窄及扩张。

(4)重度:中度异常加以下列征象 1 项以上:①>10 mm 直径的囊肿;②胰管内充盈缺损像;③结石/胰腺钙化;④胰管闭塞或狭窄;⑤胰管高度扩张或不整。

6.胰管镜检查

胰管镜检查可以直接观察胰管内病变,并能明确病变部位,同时可以取活检、收集胰液和细胞学刷检。对不明原因的胰腺损坏尤其是胰管改变而胰腺实质正常的患者有重要诊断价值。

六、诊断和鉴别诊断

(一)诊断标准与分期

根据 CP 的病程,其临床表现可分为 4 型,见表 7-1。腹痛虽然是 CP 的主要临床症状,但 3%~20%的患者可无明显腹痛,仅体检时或出现Ⅲ、Ⅳ型症状时才确诊为 CP。CP 的诊断标准和分期如下。

表 7-1 CP 的临床表现分型

分型	主要表现
Ⅰ型(急性发作型)	急性上腹痛,伴血淀粉酶升高和影像学急性炎症改变

续表

分型	主要表现
Ⅱ型(慢性腹痛型)	间歇性或持续性上腹部疼痛
Ⅲ型(局部并发症型)	假性囊肿、消化道梗阻、左侧门脉高压症、腹水、胰瘘等并发症
Ⅳ型(内外分泌功能不全型)	消化吸收不良、脂肪泻、糖尿病和体重减轻等症状

1.**诊断标准**

(1)典型的临床表现(反复发作上腹痛或急性胰腺炎等)。

(2)影像学检查提示胰腺钙化、胰管结石、胰管狭窄或扩张等。

(3)病理学有特征性改变。

(4)有胰腺外分泌功能不全表现。

具备(2)或(3)可确诊;具备(1)和(4)为拟诊。

2.**临床分期**

根据 CP 的临床表现和合并症进行分期,对治疗选择具有指导意义。1 期:仅有Ⅰ型或Ⅱ型临床表现;2 期:出现Ⅲ型临床表现;3 期:出现Ⅳ型临床表现。

CP 的诊断应尽可能明确病因,并进行分期及预后判断。

(二)鉴别诊断

1.**胆道系统疾病**

其与 CP 常同时存在,并互为因果。鉴别的关键是在作出胆道疾病诊断时应想到 CP 存在的可能。临床需依靠 B 超、胆道造影、ERCP 等进行鉴别。

2.**胰腺癌**

胰腺癌常合并 CP,而 CP 也可演化为胰腺癌。鉴别诊断较困难,甚至在术中也难以鉴别。通常依靠肿瘤标志物 CA199、CT、ERCP、选择性动脉造影及活体组织检查等加以鉴别。

3.**消化性溃疡及慢性胃炎**

两者的临床表现与 CP 有相似之处,依靠病史、消化道造影及胃镜等检查,鉴别一般不困难。

4.肝脏疾病

肝炎、肝硬化与肝癌的临床表现与晚期 CP 相似。特别是 CP 患者出现腹水、黄疸、脾大时,需依靠有关器官的各项功能化验、B 超、CT 及腹水淀粉酶测定加以鉴别。

5.佐林格-埃利森综合征

佐林格-埃利森综合征(Zollinger-Ellison 综合征)为胃泌素瘤引起的上消化道顽固性溃疡与腹泻,与 CP 表现有相似之处。依靠消化道造影、胃镜、胃液分析和血清胃泌素测定,不难作出鉴别。

6.小肠性吸收功能不良

小肠性吸收功能不良主要指原发性吸收不良综合征及 Whipple 病。原发性吸收不良综合征包括热带性斯泼卢、非热带性斯泼卢及小儿乳糜泻,临床主要表现为三联症,即脂肪泻、贫血与全身衰竭(恶病质),可伴有腹部不适或疼痛、腹胀、胃酸减少或缺乏,舌炎、骨质疏松、维生素缺乏、低血钙、低血钾等表现。Whipple 病患者多为 40~60 岁的男性、主要呈现为 4 大症状,即脂肪泻、多发性关节炎、消瘦与腹痛。血象可显示淋巴细胞增多。应用 D 木糖试验有助于鉴别诊断,小肠性吸收不良者示吸收障碍,而 CP 患者则为正常。

7.原发性胰腺萎缩

原发性胰腺萎缩多见于 50 岁以上的患者,临床表现可类似无痛性胰腺炎但无胰腺钙化,B 超无胰腺肿大,也无回声空间。主要临床表现常为脂肪泻、体重减轻、食欲减退与全身水肿。如作剖腹探查时可见胰腺缩小,显微镜下可见腺泡细胞完全消失,胰岛明显减少,均被脂肪组织替代,纤维化病变较少,无钙化、炎症细胞浸润或假性囊肿形成。

七、治疗

(一)一般治疗

患者需绝对戒酒、避免暴饮暴食。慎用某些可能与发病有关的药物,如柳氮磺胺吡啶、雌激素、糖皮质激素、吲哚美辛、氢氯噻嗪、甲基多巴等。在发作期间应给予高热量、高蛋白饮食,严格限制脂肪摄入。必要时应给予静脉营养或肠内营养治疗。对长期脂肪泻患者,应注意补充脂溶性维生素及维生素 B_{12}、叶酸,适当补充各种微量元素。

(二)缓解腹痛

1.内科治疗

(1)补充胰酶:其作用机制是肠腔中存在胰酶抑制胰液分泌的负反馈机制。有研究显示,经十二指肠输入胰蛋白酶可通过抑制胆囊收缩素(CCK)的释放而降低胰腺外分泌。据认为有一种肠肽可刺激 CCK 的释放。胰酶可灭活该肠肽,从而防止 CCK 释放。胰腺分泌的降低可减轻患者的疼痛。胰酶可作为 CP 的起始治疗,特别适用于有小胰管疾病的 CP 患者或特发性胰腺炎患者。

(2)抗氧化剂:研究显示,酒精性胰腺炎患者体内的抗氧化剂水平低于正常,可能与饮食摄入不足有关。体内抗氧化剂水平下降可加重由自由基介导的胰腺组织损伤。补充抗氧化剂使酒精性胰腺炎患者的镇痛剂需求量明显降低。

(3)止痛剂:对严重疼痛的患者可用止痛剂,但在应用时应注意以下几点。①尽量先用小剂量非成瘾性类止痛药;②积极配合其他治疗;③如症状缓解应及时减药或停药,尽可能间歇交替用药;④警惕止痛药成瘾或药物依赖性,避免长期大量用成瘾性止痛药。

2.介入治疗

CP 内镜介入治疗的目的在于解除胰管梗阻,缓解胰管内高压引发的临床症状。治疗方法包括内镜下胰管括约肌切开、胰管取石、胰管狭窄扩张、胰管内支架植入等。

EUS 联合 ERCP 可以进行胰腺假性囊肿的内引流以及内脏神经阻滞术等治疗。对内镜取出困难的、>5 mm 的胰管结石,可行体外冲击波碎石术(ESWL)。ESWL 碎石成功率可达 95% 以上,结合内镜治疗时结石清除率可达 70%~85%。

3.外科治疗

目前对 CP 的手术适应证比较一致的意见:①反复发作的顽固

性疼痛,内科或者介入治疗无效;②伴有严重并发症,如十二指肠梗阻、门静脉栓塞导致左侧门脉高压症等;③胰腺肿块不能除外胰腺癌。手术方式主要有胰管减压引流、切除病变的胰腺组织和阻断支配胰腺的感觉神经等。

(三)脂肪泻

脂肪泻是 CP 胰腺外分泌功能不全时的主要表现。由于脂肪消化酶的分泌功能减弱或丧失,致使脂肪吸收障碍造成脂肪泻的产生,患者出现消瘦、营养不良及脂溶性维生素缺乏等症状。脂肪泻的治疗首先要注意饮食。另外提高食物中中链甘油三酯的百分比不仅能提供热量,而且促进脂溶性维生素的吸收和减少脂肪泻。其次,在应用胰酶替代治疗的同时,可加用 H_2 受体拮抗剂或其他抗酸剂抑制胃酸的分泌,常可增加疗效。

(四)糖尿病

CP 是胰腺内分泌功能不全的表现,即为糖尿病,约 50% CP 患者发生隐性糖尿病。对于糖尿病的治疗首先要限制糖的摄入,提倡糖尿病饮食。尽量口服降糖药替代胰岛素,因为 CP 时常同时存在胰高糖素的缺乏,小剂量的胰岛素也可诱发低血糖的发生。

参 考 文 献

[1] 魏海荣.实用消化内科护理[M].哈尔滨:黑龙江科学技术出版社,2020.

[2] 盛红.消化内科诊疗与内镜治疗技术[M].青岛:中国海洋大学出版社,2019.

[3] 罗梅.实用消化内科护理学[M].昆明:云南科技出版社,2020.

[4] 马立兴,张诒凤,王超颖,等.消化内科诊疗常规[M].哈尔滨:黑龙江科学技术出版社,2022.

[5] 林晔.现代消化内科疾病诊疗学[M].昆明:云南科技出版社,2020.

[6] 黄明河.实用消化内科疾病基础与临床[M].天津:天津科学技术出版社,2020.

[7] 马军萍.消化系统疾病内科诊疗学[M].昆明:云南科技出版社,2019.

[8] 李曙晖,杨立东,单靖.精编消化内科疾病诊疗学[M].长春:吉林科学技术出版社,2019.

[9] 沙金平.消化内科疾病临床诊治学[M].南昌:江西科学技术出版社,2020.

[10] 董向军.消化内科疾病诊疗思维[M].天津:天津科学技术出版社,2019.

[11] 庞艳雷.现代实用内科诊治学[M].长春:吉林科学技术出版社,2019.

[12] 陈晓庆.临床内科诊治技术[M].长春:吉林科学技术出版

社,2020.

[13] 周平红,钟芸诗,姚礼庆.消化内镜治疗学[M].上海:复旦大学出版社,2020.

[14] 方千峰.常见内科疾病临床诊治与进展[M].北京:中国纺织出版社,2020.

[15] 苗秋实.现代消化内科临床精要[M].北京:中国纺织出版社,2021.

[16] 张国欣,张莉,柳朝晴.消化内科常见疾病治疗与护理[M].北京:中国纺织出版社,2021.

[17] 玄进,边振,孙权.现代内科临床诊疗实践[M].北京:中国纺织出版社,2020.

[18] 王毅.现代内科临床研究[M].长春:吉林科学技术出版社,2020.

[19] 金庆涛.临床常见消化病诊治精要[M].长春:吉林科学技术出版社,2019.

[20] 张春梅.新编内科临床诊疗[M].哈尔滨:黑龙江科学技术出版社,2020.

[21] 高蕊,张秋艳.消化内镜技术用于早期食管癌的诊断价值分析[J].中国冶金工业医学杂志,2023,40(1):82-83.

[22] 彭铃,傅燕,向培正.经内镜逆行胰胆管造影术后胆总管结石复发危险因素研究进展[J].中国现代医药杂志,2021,23(5):105-108.

[23] 刘京首.磷酸铝凝胶联合奥美拉唑治疗消化性溃疡的临床效果[J].中国基层医药,2021,28(1):35-39.

[24] 李薇薇,王玉龙,丁倩男,等.大肠息肉和胃息肉的临床特点及病理特征回顾性分析[J].中华全科医学,2022,20(12):2050-2054.

[25] 张丽萍,陈欣欣.奥美拉唑与兰索拉唑治疗胃食管反流病效果的 meta 分析[J].中国现代应用药学,2023,40(2):254-260.